Visiones de la enfermedad

Ricardo de la Fuente Ballesteros / Blanca García Gómez /
Elena Jiménez García (eds.)

Visiones de la enfermedad

Estudios interdisciplinares

Información bibliográfica publicada por la Deutsche Nationalbibliothek
La Deutsche Nationalbibliothek recoge esta publicación en la Deutsche Nationalbibliografie; los datos bibliográficos detallados están disponibles en Internet en http://dnb.d-nb.de.

Catalogación en publicación de la Biblioteca del Congreso
Para este libro ha sido solicitado un registro en el catálogo CIP de la Biblioteca del Congreso.

Este libro se ha editado con el patrocinio de la Facultad de Educación de Soria y la Cátedra de Conocimiento e Innovación de Caja Rural de Soria.

ISBN 978-3-631-88417-1 (Print)
E-ISBN 978-3-631-88426-3 (E-PDF)
E-ISBN 978-3-631-88427-0 (EPUB)
DOI 10.3726/b19929

© Peter Lang GmbH
Internationaler Verlag der Wissenschaften
Berlin 2023
Todos los derechos reservados.

Peter Lang – Berlin · Bruxelles · Lausanne · New York · Oxford

Esta publicación no puede ser reproducida, ni en todo ni en parte, ni registrada en o transmitida por un sistema de recuperación de información, en ninguna forma ni por ningún medio, sea mecánico, fotoquímico, electrónico, magnético, electroóptico, por fotocopia, o cualquier otro, sin el permiso previo por escrito de la editorial.

Esta publicación ha sido revisada por pares.

www.peterlang.com

Tabla de contenido

Lista de contribuyentes 7

Ricardo de la Fuente Ballesteros
Intertextos patológicos: Rubén Darío 11

Susana Gil-Albarellos
Voice hearer en la novela gráfica española 27

Beatriz Valverde Olmedo
Darío y el lenguaje patológico decimonónico 41

Francisco José Francisco Carrera
La distopía como enfermedad social en el videojuego we happy few. Una propuesta didáctica desde la enseñanza de la lengua inglesa 51

Marina Bianchi
La herida interior: sobre unos poemas inéditos de Rafael Ballesteros 63

Jesús Pérez-Magallón
Almodóvar, el SIDA y la difícil identidad 77

Graciela E. Tissera
Reflejos del poder del inconsciente en las técnicas cinematográficas 85

Lorena V. Mosquera
La enfermedad en la *Plaza De Diamante* 95

Elena Jiménez García
Aproximaciones didácticas del alzheimer y el teatro: Propuestas educativas intergeneracionales e interdisciplinares 105

Alberto Soto, Patricia Gasalla, Raquel Lozano-Blasco y Matías López
Enfermedad, psicología y aprendizaje: El fenómeno de anticipación de la náusea en pacientes con cáncer que reciben quimioterapia 119

Laura Esteban García
Análisis y caracterización de los fenómenos *Pinkwashing, Purpplewashing y Cripwashing* como supuestas estrategias sociales, políticas y económicas de apoyo a colectivos tradicionalmente desfavorecidos. 131

Borja Romero-González, Carolina Mariño-Narváez, María Isabel Peralta-Ramírez y José A. Puertas-González
Embarazo y adversidad: repercusión en las etapas de educación infantil y primaria 145

Carolina Mariño-Narváez, Nerea Hernández-Ramos, María Isabel Peralta-Ramírez y Humbelina Robles-Ortega
Impacto psicológico del confinamiento por COVID-19: estrés, síntomas psicopatológicos y estado de salud 155

José A. Puertas-González, Borja Romero-González, María Isabel Peralta-Ramírez y Carolina Mariño-Narváez
Embarazo durante la COVID-19: Factores de riesgo y aspectos protectores 169

Diego Fernández Lázaro
Pandemias, Salud Integral: Oportunidad para un Nuevo Humanismo 179

Blanca García Gómez y Alfonso Gómez Aguirre
Internet como medio de información sobre salud. Herramientas y motivaciones de búsqueda por perfiles de individuos 189

Joaquín Hidalgo Saavedra
La enferma genialidad del (primer)*wittgenstein* de derek jarman. 1889-1929: Lógica, paseos, silbidos y depresiones. 207

Soledad Atienza Valero
Patologías musicales: Beethoven y la sinestesia 221

Susana Gómez-Redondo, Juan R. Coca, María Yolanda Ahedo, Montserrat Cabrejas y Ana María Santamaría
Entorno y barreras socioeducativas del alumnado con enfermedades raras: una aproximación a la visión de las familias 237

Lista de contribuyentes

Soledad Atienza Valero
Universidad de Valladolid

Marina Bianchi
Università degli Studi di Bergamo

Montserrat Cabrejas
Centro de Referencia Estatal de Atención a personas con Enfermedades Raras y sus Familias (CREER)

Juan R. Coca
Unidad de Investigación Social en Salud y Enfermedades Raras, UNISSER- Universidad de Valladolid

Laura Esteban García
Universidad Loyola Andalucía

Ricardo de la Fuente Ballesteros
Universidad de Valladolid

Diego Fernández Lázaro
Universidad de Valladolid

Grupo de Investigación en Neurobiología. Facultad de Medicina. Universidad de Valladolid

Blanca García Gómez
Universidad de Valladolid)

Patricia Gasalla
Cardiff University

Susana Gil-Albarellos
Universidad de Valladolid

Alfonso Gómez Aguirre
Universidad de Valladolid

Susana Gómez-Redondo
Unidad de Investigación Social en Salud y Enfermedades Raras, Unisser- Universidad de Valladolid

Nerea Hernández-Ramos
Residencia de Personas Mayores de Maracena (Grupo Reifs). Maracena. Granada

Joaquín Hidalgo Saavedra
Universidad de Extremadura

María Isabel Peralta-Ramírez
Centro de Investigación Mente, Cerebro y Comportamiento (CIMCYC), Universidad de Granada

Elena Jiménez García
Universidad de Valladolid

Francisco José Francisco Carrera
Universidad de Valladolid

Matías López
Universidad de Oviedo

Raquel Lozano-Blasco
Universidad de Zaragoza

Carolina Mariño-Narváez
Centro de Investigación Mente, Cerebro y Comportamiento (CIMCYC), Universidad de Granada

Carolina Mariño-Narváez
Centro de Investigación Mente, Cerebro y Comportamiento. Universidad de Granada

Carolina Mariño-Narváez
Universidad de Valladolid

Lorena V. Mosquera
University of Kansas

Jesús Pérez-Magallón
McGill University

José A. Puertas-González
Centro de Investigación Mente, Cerebro y Comportamiento. Universidad de Granada.

Humbelina Robles-Ortega
Universidad de Granada

Borja Romero-González
Universidad de Valladolid

Ana María Santamaría
Centro de Referencia Estatal de Atención a personas con Enfermedades Raras y sus Familias (Creer)

Alberto Soto
Universidad de Valladolid

Graciela E. Tissera
Clemson University

Beatriz Valverde Olmedo
Fu Jen Catholic University (Taiwán)

María Yolanda Ahedo
Centro de Referencia Estatal de Atención a personas con Enfermedades Raras y sus Familias (CREER)

Ricardo de la Fuente Ballesteros

Intertextos patológicos: Rubén Darío

Este trabajo tratará de dar cuenta de una de las crónicas más famosas de Rubén Darío, la que realiza del francés Paul Verlaine (1844–1896) en su libro *Los raros* (1896 y 1905) y cómo la modelización del texto se conecta con el paradigma de la época, de manera que este predetermina el resultado final del esbozo presentado[1].

El siglo XIX representará en la historia de la medicina un desarrollo de tal índole que supone un avance abismal frente a los 18 siglos anteriores. Las ciencias médicas en esta época suponen una revolución con su desarrollo de las técnicas diagnósticas, la fisiología patológica, los nuevos métodos quirúrgicos, la anestesia, la asepsia, la etiología, el conocimiento de la transmisión de las enfermedades infecciosas y su terapia, el comienzo de la bacteriología y el desarrollo de vacunas, los instrumentos exploratorios (el endoscopio, el laringoscopio, la radiografía), etc.

La interacción entre medicina y escritura es exitosa y rápida, como se puede comprobar en la *Madame Bovary* de Flaubert, o el vocabulario científico que incorpora en su poesía Rimbaud, o la riqueza del léxico médico que forma parte de *Les fleurs du mal* (1857) de Baudelaire.

En cualquier caso, la incardinación del progreso médico en la sociedad también tiene sus resistencias por la doble actitud que se aprecia: por un lado, los evangelistas de la ciencia, convertida en una nueva religión, y los que la rechazan, *in toto* o *in parte*, por motivos variopintos –puesta en cuestión de alguno de sus logros o por cuestiones ideológicas, como sucede con el evolucionismo darwiniano–.

Este es el contexto en el que hay que colocar la obra de Rubén que tiene que enfrentarse primero a un antiguo tópico, ya desde Aristóteles: el artista es una persona especial –algo con lo que estaría de acuerdo y que recalca con su idea de los *aristos*–, si bien, su potencia de vate le hace estar fuera de la razón, parece que les falta un tornillo.

---

1   Este trabajo es, en parte, una reelaboración de mi artículo "Verlaine y Rubén Darío" (2020).

Ya Moreau Tours había establecido la conexión entre creatividad y locura, encontrando crisis monomaníacas en los artistas. Si bien, será Cesare Lombroso quien establecerá que el hombre genial padece una psicosis epileptoide. Lombroso establece tres grandes tipos de anormalidades: el hombre de genio, el criminal y la mujer. El genio es un monstruo porque se sale de la norma, por su diferencia y singularidad frente las demás personas. Por eso no es un ser normal sino una excepción. Es anormal por el simple hecho de que ve lo que los demás no pueden ver. De esta manera, muchos poetas clásicos parecen destacarse por sus cualidades proféticas, visionarias. Lo mismo pasa con los locos. Por eso no ha de extrañar que los genios frecuentemente tengan estigmas fisiológicos y/o psíquicos (1882, 1894 y 1897). Frente a las cualidades salutíferas que la gente normal tiene, ellos llevan consigo la carga de la enfermedad. Por otro lado, sufren de manías persecutorias, delirios de grandeza, crisis místicas, o son hipocondríacos. Además, es habitual que mueran sin descendencia. Según Lombroso existe una especie de compensación: el exagerado desarrollo del cerebro está equilibrado por la "falta" de otras cosas. Los caracteres degenerativos del hombre de genio a menudo se manifiestan en el físico, así que los grandes espíritus frecuentemente tienen los cuerpos más "desafortunados" (Magli: 381). Pero el gran constructor de la episteme será Max Nordau con su obra *Degeneración*, texto que será utilizado hasta la saciedad por unos y por otros, desde médicos, como Laurent, a escritores, como Pompeyo Gener y sus *Literaturas malsanas*, y con un sinfín de detractores, entre los que se encuentra Rubén Darío.

El asunto es que Nordau en su libro pasa revista a naturalistas, wagnerianos, tolstoianos, prerrafaelitas, simbolistas, etc., y su conclusión es que todos ellos son unos degenerados. Entre estos se encuentra uno de los paladines rubendarianos, Paul Verlaine, al que nuestro autor dedicará un retrato, numerosas menciones en su obra ensayística, versos que se inspiran en la obra de este poeta francés, y varias crónicas más, además de la citada, en las que es protagonista.

La tesis básica de Nordau es que mientras que el hombre sano, con un cerebro vigoroso, es capaz de sacar de sus percepciones claras conclusiones, verdaderas relaciones, en el caso de los degenerados o "místicos", que tienen un cerebro agostado, no llegan más que a realizar representaciones brumosas, confusas (I: 109-111). De aquí, su ansia de evasión, el gusto a fantasear, su interés en la Edad Media, es decir, todo aquello que no es real. Como indica más adelante, los débiles de espíritu son incapaces de "observar y de darse cuenta de los hechos" (I: 129). Es decir, parece que no hay arte si no hay realidad, como se puede conjeturar si leemos lo que dice de los prerrafaelitas: "no pintaron modos de ver sobriamente concebidos, sino emociones; introdujeron, por consiguiente, en sus cuadros, alusiones misteriosas y símbolos obscuros que nada tenían que ver con la reproducción de la realidad visible" (I: 133). Así cuando hable de los simbolistas dirá que son "degenerados e imbéciles sinceros, no pueden pensar sino de una manera mística, es decir, vaga" (I: 184). La realidad no significa nada para ellos, de manera que el lenguaje que sirve para la comunicación concreta, positiva, "no tiene ningún valor para el degenerado" (*ídem*). De ahí que la capacidad de sugestión, base del pensamiento simbolista sea una memez. En fin, Nordau ve en el egotismo el síntoma de la degeneración, es decir, en la falta de representación del mundo exterior, pues el egotista se repliega sobre sí mismo y es insensible a la realidad. Recordemos cómo ya Baudelaire en su *Pintor de la vida moderna* (1864) se dedica en exclusividad a la pintura de la belleza y no de la realidad.

Cuando le toque el turno a Verlaine, aunque considere que alguno de sus poemas es hermoso (I: 198), básicamente hará una patografía, empezando por un estudio fisonómico[2] aprovechando el cuadro que pintó Carrière[3], o el retrato de Huret. Cita Nordau de este último: "Su cabeza de ángel malo envejecido, de barba inculta y escasa, de nariz brusca (?); sus cejas espesas y erizadas como los artistas de espiga que encubren una mirada verde y profunda; su cráneo enorme y oblongo completamente denudado, atormentado por chichones enigmáticos, eligen en esa fisonomía la aparente y chocante contradicción de un ascetismo testarudo y de apetitos ciclópeos" (I: 186). El médico austrohúngaro aprovecha todo esto para conectar ese retrato con las teorías lombrosianas –*L'uomo delinquente* (1876)– en relación con la asimetría del cráneo y los estigmas de los criminales, "la fisonomía mongoloidea, caracterizada por los pómulos salientes, los ojos oblicuos que miran de través y la barba rala, que el mismo sabio considera como estigma de degeneración" (I: 187)[4]. A partir de aquí, el estudio se

---

2   Los estudios sobre la fisonomía parten de los clásicos para, en el s. XIII, formar parte de la medicina relacionándose con los *signa coeli* de Fietro d'Abamo, en el s. XVI, Della Porta con su *De humana physiognomia* (1586). Descartes se demora en las *Pasiones del alma* (1649), Lavater comienza a publicar sus *Physiognomiche Fragmente* (1775) y se desarrolla la frenología con Franz Joseph Gall, hasta llegar a la escuela positivista italiana con Lombroso a la cabeza.
3   El cuadro del pintor francés Henri Carrière (1849-1905), pintado en 1891, se expone en el Musée d'Orsay de París.
4   La persistencia en el tema fisonómico se puede comprobar también en Laurent: "La physiognomie n'est peut-être pas une science vaine. *A vultu vitium*, dissaient les latins; le vieux proverbe toscan dit à son tour: *il ciuffo e nel ceffo*; et nous disont communément que le visage est le miroir de l'âme" (122).

demora en otros elementos que se aprovechan de los dos años que pasó el poeta francés en la cárcel, conectado con ello el erotismo, la lujuria que hacen de él un "esclavo de los sentidos", y, de hecho, la prisión que tuvo que sufrir Verlaine se debe a su "extravío erótico". Por otro lado, es un vagabundo, un "dipsómano paroxístico", "un débil de espíritu, […] un místico por cuya conciencia brumosa cruzan representaciones de Dios y de los santos, y un poeta disparatado cuyo lenguaje incoherente, las expresiones sin significación y las imágenes abigarradas revelan la ausencia de toda idea precisa de espíritu" (I: 200). Como vemos un *totum revolutum* alimentado por diagnósticos recurrentes como que se trata de un "demente circular", según otros conocidos psiquiatras de la época (Legrain y Magnan), de ahí sus accesos de contrición, un vagabundo, incapaz de tener un trabajo, sin domicilio reconocido, salvo el de los hospitales en los que se refugia de vez en vez, un logorreico, en suma, como en los prerrafaelitas y su pintura que equivale al hablar incoherente del imbécil que "charla según va presentando la asociación de las ideas, pasando de un tema a otro y él mismo no sabe adónde va a parar, como tampoco puede hacerlo comprender a los demás. Se trata de un disparatar en pintura, de la ecolalia por medio del pincel" (I: 133). Todo ello sin olvidar el neocatolicismo del autor que escuece profundamente al positivista Nordau, que califica como estigma todo lo que se refiere a la iglesia católica (I: 174).[5]

El retrato que realiza Rubén en *Los raros*, al igual que casi todos los demás incluidos en el libro, tienen mucho que ver con él mismo, con su proyecto literario, su poética.[6] En Darío, lo raro es un principio de reconocimiento, no

---

5   En la misma línea se expresa Laurent para conectar el misticismo de Verlaine con el sensualismo, relacionado también con el sadismo y la locura para, finalmente, desembocar en el tema de su sexualidad periférica –la piedra de toque que siempre aparece unida al poeta francés–: "Il célèbre les amours anormales, perverses, les embarquements pour Sodome ou Lesbos; il chante la gloire monstueuse de Sapho et des 'femmes damnées'. *Homo dúplex!*" (13), y, más adelante, habla de "aberraciones" y "locuras" (53). El misticismo católico no tiene nada que ver con el de las épocas clásicas con ejemplos "sanos" y "robustos", sino lo que manifiestan son "Fleurs pâlottes, morbides, souffreteuses, ont je ne sais quel parfum exquis et tout particulier" (78).

6   Como señala Colombi: "Como Anatole France, Darío sabe que al retratar a otros, se retrata a sí mismo. En las crónicas literarias de Anatole France aparecidas en *Les Temps* de París entre 1886–1893 y publicadas en *La Vie Littéraire* (1893), es decir, muy próximas también a la escritura y publicación de *Los raros*, leemos: 'Para ser franco, el crítico deberá decir: Señores, les hablaré de mí a propósito de Shakespeare, a propósito de Racine, o de Pascal o de Goethe. Es una ocasión bastante buena'. El postulado es una hipérbole del subjetivismo y carácter asistemático del discurso

necesariamente vinculado con lo excéntrico o lo marginal, sino más bien con una estirpe excepcional con la que reconoce la familiaridad de su sensibilidad. El término "raro" no alude únicamente al rasgo del artista reactivo a la sociedad, ensimismado y enfermizo; tampoco en exclusiva al tedio o al *ennui* en tanto que síntomas de la decadencia. También la excepcionalidad del individuo que no se somete a los dictados de una moral aceptada sin un porqué. Él mismo, en su *Autobiografía*, deja constancia de que "al poco tiempo yo era señalado como un ser raro" (Darío, 1990: 19). Asimismo, lo raro había adquirido prestigio desde que Baudelaire en su artículo "Exposición Universal -1855- Bellas artes" recogido en *Salones y otros escritos sobre arte*, lo equiparara con la belleza: "Lo bello es siempre extraño. No quiero decir que sea voluntariamente, fríamente extraño, pues en tal caso sería un monstruo salido de los rieles de la vida. Digo que contiene siempre un poco de rareza, de rareza ingenua, no buscada, inconsciente, y que es esa rareza la que lo convierte particularmente en lo bello" (Baudelaire 202). Es decir, Verlaine es uno de sus raros, pero también lo será Nordau a quien Darío le dedicará un capítulo en su obra. Nordau también, a pesar de sus ideas o precisamente por ello, es tan extraño como cualquiera de los autores incluidos.

    El texto sobre Verlaine es una necrológica donde pasa revista al significado y a la vida del *Pauvre Lelian*, a través de una construcción antitética que tiene su origen en el boceto desarrollado por Enrique Gómez Carrillo en *Esquisses* (1891) –reproducido, de nuevo, en obras como *Sensaciones de arte* (1893) y *Almas y cerebros* (1898) – y vuelto a recrear en "La leyenda de Verlaine" (1907) y "El alma lamentable de Verlaine", artículo incluido en *Hombres y superhombres*-[7], verdadero frecuentador del lírico francés y quien le había presentado al nicaragüense en su primer viaje a París en 1893. Así le vemos, entre el mundo de la poesía, del ideal, y el propio de la miseria humana en el que se desarrolla toda su vida, y que reproduce los tópicos en lo que Nordau se había demorado. Desde el principio, la imagen que se da de él es la del frecuentador de hospitales, asociado con una figura de prestigio, pero que también puede connotar el homoerotismo, "¡Oh lírico Sócrates de un tiempo imposible!", tema por el que el poeta

---

    crítico impresionista, pero permite reforzar la hipótesis. Darío no se incluye en un capítulo autónomo de *Los raros* como Verlaine lo hiciera en *Los poetas malditos*, pero disemina su propio proyecto en cada una de las siluetas convocadas, y esto contribuye también a su coherencia interna" (2004, 74).

7 Sobre este asunto se debe consultar el trabajo de González Martel.

nicaragüense pasará de puntillas (Darío, 2020: 240)[8]. En cualquier caso, en la época en que vive Darío ser Sócrates en cualquier sentido es imposible, dada esa sociedad que va a impedir que un *erastes* tenga su *eromenos*, de ahí también lo que dice sobre Wilde en *Peregrinaciones*, que la "Grecia antigua no es la Gran Bretaña moderna" (Darío, 1901: 123). El asunto ya estaba planteado en Nordau, que explotó el tema de la cárcel que sufrió el autor de *Sagesse*. Lo curioso del asunto es que deberíamos retrotraernos hasta una obra de Lemaitre, que se cita en la obra de Nordau, y que, a buen seguro, le sirvió de guía para establecer y asegurar el diagnóstico sobre el desgraciado Verlaine. En ese trabajo de 1888 el crítico francés se despacha sobre los simbolistas y su neurosis, acompañada de una vida nocturna desordenada con infinitas libaciones. Son unos "ignorantes", y lo ejemplifica con nuestro poeta que "desconoce el significado etimológico de las palabras" (76-78), y, por lo tanto, hace un mal uso de ellas, es un "bárbaro" o un "niño". Descalifica, asimismo, los procedimientos literarios de los que se vale esta escuela, a la vez que denigra la coloración y efectos como el que se manifiesta en el valor de las vocales: el famoso poema de Rimbaud. Para terminar, se dedica a analizar el perfil fisonómico del poeta, según hace Lombroso, es decir, utilizando el aspecto físico para deducir el carácter del sujeto: "cabeza extraña" –la plagiocefalia–, "perfil de Sócrates", frente desproporcionada, cráneo jorobado como una palangana, "rostro de fauno cornudo" (Lemaitre 76)[9], para más adelante verlo detrás de los barrotes como sucedió a Villon, el poeta clásico francés, pero, si aquel fue castigado por su deseo de llevar una vida libre, este lo ha sido por un error de su sensibilidad, por haber "gobernado mal su cuerpo" –es decir, el episodio de Bruselas de 1873–. Para cerrar el estudio con su frecuentación de hospitales y su arrepentimiento cristiano. Como vemos, muy semejante a lo que diría después el austrohúngaro. O lo que leyó Rubén en Carrillo, al que sigue paso a paso, aunque siempre con su propia voz, si bien ninguno, como estos dos positivistas *avant la lettre*, utilizarán los argumentos morales para normativizar a un escritor y patologizarlo. Lemaitre ve literatura "enferma" hasta en el Renacimiento, a principios del s. XVIII, en la época de

---

8   "En la vida de Verlaine hay una nebulosa leyenda que ha hecho crecer una verde pradera en que ha pastado a su placer el *pan-muflisme*. No me detendré en tales miserias. En estas líneas escritas al vuelo, y en el momento de la impresión causada por su muerte, no puedo ser tan extenso como quisiera" (Darío 2020: 244).

9   De nuevo se repetirá esta imagen, como podemos leer en Gómez Carrillo "viejo bohemio de las barbas de fauno" (*Treinta años de mi vida* II, 1919: 227) o en el propio Rubén en su autobiografía, consigna que "cierta noche, en el café D'Harcourt, encontramos al Fauno" (1990: 70).

Luis XIII, en los románticos y en los parnasianos, si bien lo que los salva es que eran fácilmente comprensibles. En suma, los clásicos están sanos pues se los entiende, y todo aquello que es alambicado, obscuro, predica la enfermedad –como no se deja de señalar en Verlaine (99)–.

Como digo, Gómez Carrillo abundará en el diseño de Lemaitre, según se cita a continuación, aunque su mirada hacia Verlaine siempre será admirativa. En cualquier caso, para el guatemalteco, la crítica de Lemaitre se alinea con la de Brunetière y ninguno de los dos harán escuela, pues la crítica del mañana desciende de Anatole France (Gómez Carrillo 2009: 75). Es decir, France sería el apóstol de la nueva crítica impresionista, frente a Brunetière o Lemaitre que pretenden hacerla científica (Levaillant: 295–300), mientras que lo que él significa es la libertad en el arte. Esta crítica se basa en las sensaciones personales ante un texto, pues para Gómez Carrillo la labor de un crítico debe ser su percepción individual de la obra que comenta, nada de valores establecidos, sus impresiones, en diálogo directo con la obra comentada –algo extensible a Darío–.

En cualquier caso, Carrillo usará el retrato de Lemaitre para su esbozo de Verlaine. Lo primero es visitarlo en el Hospital Broussais, para comenzar a describir su rostro "enorme y simpático". "Su nariz pequeña se dilataba a cada momento para aspirar con delicia el humo del cigarro. Sus labios gruesos, que se entreabren, para recitar con amor las estrofas de Villon[10] o para maldecir contra los poemas de Ronsard, conservan siempre su mueca original, en donde el vicio y la bondad se mezclan para formar la expresión de la sonrisa" (Gómez Carrillo 2009: 79).

De idéntica forma procede Rubén, comienza a desarrollar la imagen de un Verlaine "leproso" que toma de Byvanck y Bloy —así es el título del último capítulo dedicado a Verlaine en su libro *Un brelan d'excommuniés*—. Imagen asociada al dolor, no solo en el cuerpo, sino en el alma —"llena de cicatrices y de horribles heridas incurables" (Darío, 2020: 240-241)—. Asimismo, el nicaragüense cita expresamente a Alfred Ernst quien le compara con Benoit Labre, "viviente símbolo de enfermedad y de miseria"[11] –al fin y al cabo, uno de los

---

10 François Villon (1431–1463). Este francés autor de baladas y canciones, además de "Petit Testament" y "Le Grand Testament". De vida irregular y siempre en la linde de la ley, por la que conoció la prisión. El que le invoque aquí Gómez Carrillo es como contraste al clásico Ronsard. También lo recoge Laurent dentro de su capítulo titulado "La ceguera moral" y donde le pinta como ludópata, obsesionado por el sexo y alcoholizado (89–90).
11 Se refiere Darío a la comparación que Alfred Ernst (1868–1898) establece entre Paul Verlaine y Saint Benoît-Joseph Labre, conocido como "Vagabond de Dieu", a quien

significados básicos del texto rudendariano-. Este estigma del dolor, de la infelicidad, que provoca en el cronista un "doloroso cariño" junto a la "admiración" por el "maestro" es un retrato que se extiende a otros muchos de los personajes que aparecen en el libro. Es el caso de Villiers, Lautréamont, Poe, Ibsen, ejemplos de la literatura portuguesa y Martí. El artista es un ser incomprendido, cuya sagrada misión es llevada a cabo a través del sufrimiento ante una sociedad que no sabe apreciar ni corresponder al genio.

Al mismo tiempo, muestra su lucha entre el vicio y la bondad y su claudicación ante la carne:

> Verlaine fue un hijo desdichado de Adán, en el que la herencia paterna apareció con más fuerza que en los demás. De los tres Enemigos, quien menos mal le hizo fue el Mundo. El Demonio le atacaba; se defendía de él, como podía, con el escudo de la plegaria. La Carne sí, fue invencible e implacable. Raras veces ha mordido cerebro humano con más furia y ponzoña la serpiente del Sexo. Su cuerpo era la lira del pecado. Era un eterno prisionero del deseo. (Darío 2020: 242-243)

Como ya vimos antes en Lemaitre y en Nordau, el bamboleo entre el vicio y la virtud era un claro indicio de enfermedad. En Gómez Carrillo se recoge: "Paul Verlaine es uno de esos espíritus desequilibrados por la neurosis, que se pasan la mañana en oración ante un altar de Cristo y que luego, por la noche, se emborrachan y blasfeman" (Gómez Carrillo 2009: 83). Rubén, por su lado, hace que la lujuria dé paso al ambiente cristiano para poder terminar el artículo con una oración, mostrando los sufrimientos del escritor, más que por su enfermedad física por la febril experiencia que suponen sus versos. En suma, hace patente la *charitas* al citar los versos atribuidos a Adriano de "Almita mía, mi querida, huésped y compañera del cuerpo, te marchas sin saber dónde, pálida, rígida, temblorosa, y ya no te entregarás a tus juegos", y Rubén termina por invocar el perdón para el difunto:

> "Esta pata enferma me hace sufrir un poco: me proporciona, en cambio, más comodidad que mis versos, que me han hecho sufrir tanto! Si no fuese por el reumatismo yo no podría vivir de mis rentas. Estando bueno, no lo admiten a uno en el hospital".
> Esas palabras pintan al hermano trágico de Villon.

Pauvre Lelian dedicó un poema con el mismo nombre que en uno de sus versos dice: "Fit de la Pauvreté son épouse et sa reine", en *Amour* (París: Léon Vanier-Éditeur, 1888): 99. Alfred Ernst firmó esta semejanza en el artículo "Paul Verlaine", en donde afirma: "Vous l'avez croisé peut-être, aux étroites ruelles de la Montagne Sainte-Geneviève, pauvre, lamentable avec sa lente démarche boiteuse –une façon de Benoît Labre de la poésie contemporaine- vivant symbole de la maladie et la misère", publicado en *La Nouvelle Revue*, vol. LXIII, Novembre-Décembre 1891: 305.

> No era mala, estaba enferma su *animula, blandula, vagula*... ¡Dios lo haya acogido en el cielo como en un hospital! (Darío 2020: 245).

Otra de las líneas que desarrolla el retrato y que le conecta con el "Responso" es la identificación de Verlaine con un sátiro. Algo que nos devuelve a Lemaitre, pero también a otros autores contemporáneos que desarrollan este motivo a la hora de hablar del *Pauvre Lelian* (Thorel-Cailleteau: 309; Courapied). Dice en *Los raros*:

> Al andar, hubiera podido buscarse en su huella, lo hendido del pie. Se extraña uno no ver sobre su frente los dos cuernecillos, puesto que en sus ojos podían verse aún pasar las visiones de las blancas ninfas, y en sus labios, antiguos conocidos de la flauta, solía aparecer el rictus del egipán. (Darío 2020: 243)

Y más adelante:

> ... mitad cornudo flautista de la selva, violador de hamadriades, mitad asceta del Señor, eremita que, extático, canta sus salmos. El cuerpo velloso sufre la tiranía de la sangre, la voluntad imperiosa de los nervios, la llama de la primavera, la afrodisia de la libre y fecunda montaña; el espíritu se consagra a la alabanza del Padre, del Hijo, del Santo Espíritu, y, sobre todo, de la maternal y casta Virgen. (Darío 2020: 243)

En el poema-epitafio de Rubén, Verlaine es representación del propio Pan:

> Padre y maestro mágico, liróforo celeste
> que al instrumento olímpico y a la siringa agreste
> diste tu acento encantador;
> ¡Panida! Pan tú mismo, que coros condujiste
> hacia el propíleo sacro que amaba tu alma triste,
> ¡al son del sistro y del tambor! (Darío 2018: 464)

> Si bien, como en el retrato, el poema se cierra con el Sátiro contemplando:

> una cruz que se eleve cubriendo el horizonte
> ¡y un resplandor sobre la cruz! (Darío 2018: 466)

Los dos primeros párrafos del retrato también hay que comentarlos, pues nos ponen en una doble pista, la primera se refiere a la conexión del poeta francés con Saturno[12] y la segunda se enfoca en su carácter giróvago, errabundo, indigente, que ya se había señalado tanto en Nordau, como en Lemaitre o en Gómez Carrillo.

---

12 Lemaitre llama la atención sobre este poema de *Sagesse* y realiza algunos comentarios al mismo (79–80).

Y al fin vas a descansar; y al fin has dejado de arrastrar tu pierna lamentable y anquilótica, y tu existencia extraña llena de dolor y de ensueños, ¡oh pobre viejo divino! Ya no padeces el mal de la vida, complicado en ti con la maligna influencia de Saturno. Mueres, seguramente en uno de los hospitales que has hecho amar a tus discípulos, tus "palacios de invierno", los lugares de descanso que tuvieron tus huesos vagabundos, en la hora de los implacables reumas y de las duras miserias parisienses. (Darío 2020: 240).

Darío habla de la influencia de Saturno, a mi parecer, por dos razones. La primera es evidente, pues sería una cita del propio Verlaine, autor de *Poèmes saturniens* (1866) –poema que cita en su artículo Carrillo– que se abre con un primer poema que explica ese título

> Los sabios de otros tiempos, doctos en brujería.
> Creyeron –y es un caso confuso todavía–
> saber la suerte humana por los celestes rastros,
> porque están los espíritus ligados con los astros.
> Ha habido siempre un vulgo escéptico y burlón
> que no ha tomado en serio la humana tradición
> que explica los enigmas del misterio nocturno.
> Así, pues, los que nacen bajo el signo *Saturno*,
> el planeta siniestro que aman los nigromantes,
> en su horóscopo tienen estigmas inquietantes,
> según dicen los viejos grimorios ancestrales
> en su raro alfabeto de los signos fatales.
> La desgracia a su lado marcha día tras día
> como un cuervo fatídico; su loca fantasía
> frustra de la razón el discurso sereno;
> en sus venas la sangre, sutil como un veneno,
> como una lava ardiente, corre, fluye y abrasa
> viendo su grande y triste ideal que fracasa.
> Tales los saturnianos deben sufrir y tales
> morir –esto, admitiendo que seamos mortales.
>   Su vida está trazada así, signo por signo,
> por la influencia de un elemento maligno. (Verlaine 1944: 416)[13]

---

13 Les sages d'autrefois, qui valaient bien ceux-ci,
  Crûrent, et c'est un point encore mal éclairci,
  Lire au ciel les bonheurs ainsi que les désastres,
  Et que chaque âme était liée à l'un des astres.
  (On a beaucoup raillé, sans penser que souvent
  Le rire est ridicule autant que décevant,
  Cette explication du mystère nocturne.)

Efectivamente, Saturno es el planeta maléfico que con su débil luz connota la desgracia del sujeto que está bajo su influencia. Otra cosa es imaginar, como hace Montero ("Modernismo y *degeneración*") que esa influencia de Saturno se refiriese a Rimbaud y todo el asunto de esa relación, cuando de lo que se trata es, simplemente, de la vejez y de la cojera de Verlaine, que puede también estar conectada con Hefesto, el dios, feo, necesitado de un bastón para caminar, pero que consigue bellas y jóvenes mujeres que desean compartir su lecho –algo de lo que nos informa Gómez Carrillo, por ejemplo, para el francés-, aparte de otras virtudes y habilidades.

Por último, tanto Darío como Carrillo muestran sin ambages el alcoholismo del poeta. El segundo se queda con que su "personalidad, a pesar de todo, y aun envuelta, como hoy se nos presenta, en el manto gris del misterio, es la más interesante entre las personalidades modernas. Ninguna figura como la suya, para apasionar los temperamentos enfermizos de nuestro siglo literario. […] Y yo de mí sé decir que, entre todas mis impresiones de juventud, ninguna quedará grabada en mi retina con tintas tan fuertes, como la visión, aún palpitante, de aquella noche de estío en que encontré por primera vez al más genial de los poetas contemporáneos, recostando su cabeza de atleta y de borracho, sobre la ennegrecida mesa de un *cabaret* de París" (Gómez Carrillo 2009: 91), para concluir "Ninguna figura como la suya [Verlaine], para apasionar los temperamentos enfermizos de nuestro siglo literario" (*ídem*). Y el nicaragüense se queda con la gloria y los numerosos discípulos que ha conseguido, es "el más grande poeta de este siglo" (Darío 2020: 244).

De todas maneras, lo que hace Darío con su artículo es poner en entredicho lo que Nordau dice de los artistas —todo el libro tiene como punto de referencia

---

Or ceux-là qui sont nés sous le signe SATURNE,
Fauve planète, chère aux nécromanciens,
Ont entre tous, d'après les grimoires anciens,
Bonne part de malheur et bonne part de bile.
L'imagination, inquiète et débile,
vient rendre nul en eux l'effort de la Raison.
Dans leurs veines le sang, subtil comme un poison,
Brillant comme une lave, et rare, coule et roule
En grésillant leur triste Idéal qui s'écroule.
Tels les saturniens doivent souffrir et tels mourir.
- en admettant que nous soyons mortels,
Leur plan de vie étant dessiné ligne
à ligne. Par la logique d'une Influence maligne. (Verlaine 1962: 57)

a Nordau como ya señalamos Juan Pascual y yo mismo en la introducción a la edición de *Los raros* de 1896—. El médico no entiende la diferencia que significa la capacidad de crear, el poder de la imaginación, puesto que es un normativista, representante del utilitarismo. Se afianza Darío en los juicios de De Amicis contra la ciencia, capaz de descuartizar autores como Tasso o Leopardi (Darío 2020: 244). Nordau utiliza argumentos seudocientíficos para su argumentación, incapaz de entender lo que es el arte, siempre movedizo, siempre en busca de la perfección, pues en cada movimiento hay tornasoles, reflejos del escudo de Apolo:

> Si el simbolismo, repito, ha desaparecido en cuanto agrupación intelectual, los maestros que á su brillo surgieron, no yacen, como cree M. Le Blond y parece creer el Dr. Max Nordau, en un olvido impenetrable. La poesía del fin del siglo XIX está representada en la eternidad del Arte por el triste Lelian y el heroico y misterioso autor del "Après midi d'un Faune". Sin los cañonazos de Hugo el dios, con dos flautas de Pan, con dos siringas, conquistaron el joven corazón del mundo. Llegaron á tiempo. Fueron de su época, de su instante. ¿Quiere esto decir que más allá de ellos no hay nada? No, ellos señalaron un camino, llenaron una vida. El Arte es largo, la vida es breve. Y el hombre sigue en su ascensión infinita. (Darío 2006: 251)

En suma, el retrato de Verlaine exhibe a la par compasión y reconocimiento, piedad y ejemplaridad. Max Nordau –otro de los raros de Darío- es *Tribulat Bonhomet*, personaje de Auguste Villiers de l'Isle Adam, perseguidor y ejemplo del pragmatismo y asesino de cisnes. Frente a personas encastilladas solo pendientes de recluir en un frenopático a aquellos que no comparten sus tesis, se yerguen estos esbozos, trufados de ingentes lecturas y que representan la episteme de la época, degenerados, enfermos, pero con el ideal inmaculado del arte intemporal. Frente al intento de Nordau y los suyos de detener el contagio y aislar a los degenerados, se yerguen retratos como el de Verlaine y reacciones como la de Gómez Carrillo que en el cuento "Psicopatía", recogido en *Almas y cerebros*, nos presenta como personajes de la narración a Nordau y Huysmans. Al primero no se le nombra directamente en el texto, pero está representado claramente por el "doctor" de la historia que había fundado la "ciencia de las enfermedades ideológicas y sensitivas" (35–36) y que descubre en Coriolis (el personaje de los Goncourt) y en Durtal –obvia referencia a Huysmans- una "titilación cerebral" que explica su degeneración, al igual que el escritor protagonista del relato. De Huysmans y su *Là-bas* dice que "busca en la lengua escrita sonoridades bastardas, llenas de languideces agonizantes y de pasiones sobrenaturales…" (42). Lógicamente, el escritor ante el tratamiento que le propone el médico opta por seguir su camino de enfermo, pues, al fin y al cabo, esa patología es lo que le hace diferente, pues la enfermedad es la máxima oposición al filisteísmo burgués, al racionalismo positivista, de manera que hay que cultivar la perversión y la artificialidad: "yo he tomado ya mi determinación definitiva; y puesto que en el mundo de las letras es necesario escoger entre Burguesía y la Enfermedad, me quedo con la Enfermedad" (42).

Bibliografía

Baudelaire, Charles. *Salones y otros escritos sobre arte*. Ed. Guillermo Solana y trad. Carmen Santos. Madrid: Machado Libros, 2005.

Bloy, Léon. *Un brelan d'excommuniés*. París: Albert Savine, 1889.

Byvanck, Willem CornelisCornelis. *Un hollandais à Paris en 1891. Sensations de littérature et d'art*. París: Perrin et Cie., 1892.

Colombi, Beatriz. "En torno a *Los raros*. Darío y su campaña intelectual en Buenos Aires". *Rubén Darío en La Nación de Buenos Aires 1892-1916*, Susana Zanetti (Ed.). Buenos Aires: Eudeba, 2004: 61–82.

Courapied, Romain. "Les pathologies verlainiennes". *Revue Verlaine* 13 (2015): 287–314.

Darío, Rubén. "*Yo soy aquel que ayer no más decía*." *Libros poéticos completos*. Ed. de Ricardo de la Fuente Ballesteros, Francisco Estévez, Alberto Acereda y Juan Pascual Gay. Madrid: FCE, 2018.

Darío, Rubén. *Los raros (1896)*. Ed. Ricardo de la Fuente Ballesteros y Juan Pascual Gay. San Luis Potosí: El Colegio de San Luis, 2013.

Darío, Rubén. "Al Dr. Max Nordau". *La Nación*, 14-V-1903.

Darío, Rubén. *Crónicas desconocidas: 1901-1906*. Günther Schmigalle (ed.). Berlín: Tranvía, 2006.

Darío, Rubén. *Obras Completas*, Madrid: Afrodisio Aguado, 1950-55. 5 vols.

Darío, Rubén. *Peregrinaciones*. Pról. de Justo Sierra. París: Librería de la Viuda de Ch. Bouret, 1901.

Darío, Rubén. "La glorificación de Paul Verlaine (Para *La Nación*)". *La Nación*, 22 de junio de 1911.

Darío, Rubén. "La hija de Verlaine. Realidad y leyenda". *Todo al vuelo*. Madrid: Renacimiento, 1912: 193–201.

Darío, Rubén. *Autobiografía. Oro de Mallorca*. Intr. Antonio Piedra. Madrid: Mondadori, 1990.

Fuente Ballesteros, Ricardo de la. "El artista enfermo. El caso Darío". *Siglo Diecinueve*. 7 (2001): 147–160.

Fuente Ballesteros, Ricardo de la. "Verlaine y Rubén Darío". Eds. Marina Bianchi, Ambra Cimardi, Ricardo de la Fuente y José Manuel Goñi Pérez. *Desde el siglo XIX. Reescrituras, traducciones, transmedialidad*. Valencia: Calambur, 2020: 175–187.

Huret, Jules. *Enquête sur l'evolution littéreraire*. París : José Corti, 1999.

Gómez Carrillo, Enrique. *Almas y cerebros*. Pról. de Leopoldo Alas. París: Garnier Hermanos, 1898.

Gómez Carrillo, Enrique. *Esquisses. Siluetas de escritores y artistas y "El arte de la prosa"*. Ed. Ricardo de la Fuente Ballesteros. San Luis Potosí: El Colegio de San Luis, 2009.

Gómez Carrillo, Enrique. *Sensaciones de arte*. París: G. Richard, 1893.

Gómez Carrillo, Enrique. "El alma lamentable de Verlaine." *Hombres y superhombres*. Madrid: Mundo Latino, 1920: 255–261.

Gómez Carrillo, Enrique. "La leyenda de Verlaine." *El Liberal*, 22.10.1907.

González Martel, Juan Manuel. "Rubén Darío y Enrique Gómez Carrillo difieren ante *la estupenda verdad* de Paul Verlaine." *Revista Internacional d'Humanitats*, (2012): 95–106.

Laurent, Émile. *La Poésie décadente devant la science psychiatrique*. París: Alexandre Maloine, 1897.

Lemaitre, Jules. *Les Contemporains. Études et portraits littéraires (Quatrième série)*. París: Lecène & Oudin, 1888.

Levaillant, Jean. *Les aventures du scepticisme. Essai sur l'evolution intellectuelle d'Anatole France*. París, Armand Colin, 1965.

Lombroso, Cesare. *Genio e follia in rapporto alla medicina legale, alla critica e alla storia*. Turín : Fratelli Bocca, 1882.

Lombroso, Cesare. *L'uomo di genio in rapporto alla psichiatria, alla storia ed all' estetica* [1884]. Turín : Fratelli Bocca, 6.ª ed., 1894.

Lombroso, Cesare. *Genio e degenerazione. Nuovi studi e nuove battaglie*. Milán-Palermo-Nápoles : Sandron, 1897.

Magli, Patrizia. *Il volto e l'anima. Fisiognomica e passioni*. Milán, Bompiani, 1995.

Magnan, V. y Legrain, P. M. *Les dégénérés: état mental etsyndromes épisodiques*. París: Rueff et Cie Éditions; 1895.

Moreau de Tours, Jacques-Joseph. *La Psychologie morbide dans ses rapports avec la philosophiede l'histoire ou De l'influence des névropathies sur le dynamisme intellectuel*. París: Masson, 1859.

Nordau, Max. *Degeneración*. Madrid: Librería de Fernando Fe–Sáenz de Jubera, Hermanos, 1902. *Dégénérescence*, Paris, Félix Alcan, 2 tomes, 1894 [*Entartung*, 1892].

Palacio, Jean. *Figures et formes de la décadence*. París: Séguier, 1994.

Thorel-Cailleteau, Sylvie. "Verlaine silène". *Mythes de la décadence*. Alain Montandon (dir.). Clermont-Ferrand: Presses Universitaires Blaise Pascal, 2001: 307–319.

Verlaine, Paul. *Obras completas en prosa y verso*. Buenos Aires: Edit. Claridad, 1944.

Verlaine, Paul. *Oeuvres poétiques complètes*. Eds. Y. G. Le Dantec y Jacques Borel. París: Gallimard, 1962.

Susana Gil-Albarellos

Voice hearer en la novela gráfica española

Uno de los muchos formatos de los que se ha valido el arte para expresar la enfermedad mental se ha desarrollado en la novela gráfica, que desde mediados del siglo pasado se ha convertido en un recipiente adecuado para la expresión de las distintas variantes de la relación entre la enfermedad y el arte. En este trabajo me voy a referir a un caso concreto de novela gráfica que aborda la enfermedad mental: *Desmesura. Una historia cotidiana de locura en la ciudad*[1], de Fernando Balius y Mario Pellejer, publicada en 2018.

La locura y sus diferentes implicaciones médicas, psicológicas y sociales han sido constantes en el arte y en la literatura universal. Los cambios intrínsecos del sistema literario en la actualidad, unido a los avances médicos, han propiciado otras vías artísticas para expresar las enfermedades mentales que derivan de la combinación de textos clínicos y textos literarios dentro de un humanismo médico (González Cabeza 2017: 14). La aparición de *Desmesura. Una historia cotidiana de locura en la ciudad* y el desarrollo de la enfermedad mental por un cauce icónico-literario no es algo nuevo dentro de la novela gráfica en nuestros días; de hecho, la bibliografía que lo aborda en los últimos años es muy extensa, e insiste en el carácter autobiográfico del género (El Refaie, 2012; Trabado Cabado, 2012: 223-256; González Cabeza, 2017; Trabado Cabado, 2019). La novela gráfica, como forma y como arte, es con asiduidad, y desde los años 70 del pasado siglo, recipiente del discurso autoficcional que, por otro lado, también ha estado presente en la narrativa en los últimos años (Casas, 2012). Por otro lado, es ese carácter autoficcional el que ha favorecido la madurez de la novela gráfica y su inclusión actual en el mundo académico.

Desde 2010, varios guionistas y dibujantes han abordado en sus obras gráficas problemas de índole mental, como la ilustradora Élodie Durand en *Paréntesis* (Sinsentido, 2011), en la que relataba la pérdida de memoria a causa de la epilepsia y de un tumor cerebral, o Ellen Forney, artista diagnosticada de trastorno bipolar y autora de *Majareta* (Ediciones La Cúpula, 2014). En el terreno de la autoficción, solo en el año 2020 se ha publicado una importante nómina

---

1 Ediciones Bellaterra, 2019 (2.ª edición). Todas las referencias de este trabajo siguen esta edición.

de novelas gráficas que muestran, desde el recuerdo en el lenguaje y la memoria gráfica, la propia vivencia existencial, como hace Jorge González en *Llamarada* (ECC), Paco Roca en *Regreso al Edén* (Astiberri), Miguel Gallardo en *Algo extraño me pasó camino a casa* (Astiberri) o Jaime Martín en *Siempre tendremos 20 años* (Norma), y en el ámbito internacional, Nora Krug en *Heimat* (Salamandra Graphic). Son solo algunas muestras de la excelente salud que muestra la novela gráfica cuando, a partir de mediados del siglo pasado, ha salido al paso de la narrativa en literatura, se ha desligado del cómic en su sentido original, y se ha convertido en receptáculo eficaz para destapar el yo de narradores e ilustradores. Así lo apunta Inés González Cabeza cuando afirma:

> En este sentido, el género de la autobiografía, que tuvo considerable relevancia dentro del *comix underground* estadounidense de los 60 y 70, y existe en la novela gráfica desde sus inicios, es uno de los más cultivados dentro del panorama actual. Está presente, por ejemplo, en la aclamada *Maus* de Art Spiegelman, que en 1992 se convirtió en la primera novela gráfica en ganar un Premio Pulitzer, por lo que no solo tuvo una grandísima influencia en la creación de cómic autobiográfico a nivel mundial, sino que inició el camino del reconocimiento de la novela gráfica como un soporte tan válido para tratar este tipo de temas como la narrativa convencional. (19)

En *Desmesura* se reafirma la novela gráfica como uno de los espacios artísticos idóneos para la expresión de problemas o enfermedades mentales, en concreto de una persona que escucha voces –*voice hearer*- y es diagnosticada de esquizofrenia:

> Esto es un cómic sobre la locura. Una forma cualquiera de locura dentro de los miles posibles. Locura en la ciudad. No hay armonía ni sensatez en la parte de mi vida sobre la que escribo. Solo quiero que el resultado sea honesto.
> Os aseguro que es incómodo. La memoria oscila entre la perfección y el desenfoque. Pero ni con esas puedo confirmar que todo haya sucedido tal y como lo narro, quizás esas pequeñas verdades solo tengan validez en el mundo de mis ruidos. En todo caso, eso es lo que importa, ¿no?
> No hay cima que yo pueda ascender para esgrimir una sonrisa desafiante desde las alturas. (44)

Varias líneas se entremezclan en la lectura e interpretación patográfica de *Desmesura. Una historia cotidiana de locura en la ciudad*. Por un lado, se trata de una novela gráfica y no cabe duda de su adscripción, aun cuando la propia etiqueta de novela gráfica sea todavía discutida por autores y críticos (García, 2010; Baetens y Frey, 2015). Por otro lado, se integra en la nómina de narrativa autoficcional, por cuanto se trata de un texto al que acompaña el dibujo de un ilustrador distinto del narrador. Desde otra perspectiva y sin contradecir lo dicho, *Desmesura* podría verse también como una novela de aprendizaje, pues en sus páginas se detalla el proceso de maduración y entrada en la edad adulta de su protagonista-narrador-autor. Y finalmente, es una nueva contribución a la ya numerosa lista de textos literarios y artísticos que abordan el tema de la locura. La obra se adentra en las difusas y complicadas manifestaciones de la enfermedad mental, sufrida en este caso por un escuchador de voces diagnosticado de esquizofrenia. El guionista a través de su narrador, que aparece con el seudónimo de Fernando Bilius, comienza a oír voces con 19 años y continúa en el momento en el que sitúa la escritura, los 35 años. A lo largo de todo ese periodo es sometido a diversos tratamientos psicoclínicos, con la consiguiente medicación, hasta desembocar en el pozo de lo que conocemos como locura.

Desmesura tiene una fuente indudable en la obra de David B. *Epiléptico: la ascensión del Gran Mal*, publicada en 1996 en seis volúmenes que abarcan desde 1996 hasta 2003 (a partir de ese año en un solo volumen), por la editorial francesa *L'Association* (de la que el autor es miembro fundador). Pierre-François Beauchard, verdadero nombre de David. B., cuenta en esta novela gráfica en primera persona la progresión de la enfermedad de epilepsia de su hermano Jean-Christophe. La múltiple focalización bajo la que se trata la búsqueda de una curación para la epilepsia, el Gran Mal, hacen de *Epiléptico* una obra de referencia en el cuestionamiento de la autoficción en el ámbito de la narrativa gráfica, ya que en ella se muestra el punto de vista de David B., pero también de sus familiares: "*Epiléptico*, en su doble faceta verbal y pictórica, establece nuevas vías de aplicación de la autoficción que se escapan a las teorías tradicionales, mas no para contradecirlas, sino para completarlas" (Escalante Varona y Carrillo Santos, 2017: 5–6; Pérez, 2013: 371). Además, como va a ser rasgo común en la relación entre enfermedad y novela gráfica, *Epiléptico* se puede afrontar desde múltiples miradas (psicológica, sociológica, clínico-médica, literaria, iconográfica).

El autor/El ilustrador

Lo poco que sabemos del autor que se enmascara bajo el seudónimo de Fernando Balius se encuentra en la contraportada de *Desmesura* y en una entrevista concedida a TVE el 13 de diciembre de 2019, al ser ganador del Premio Popular Cómic Barcelona 2019.[2] En este medio declara que usa seudónimo para evitar el estigma que supone su circunstancia, ya que trabaja y lleva una vida

---

2   https://www.rtve.es/alacarta/audios/mi-gramo-de-locura/gramo-locura-desmesurade-fernando-balius-13-12-19/5465189/ [Fecha de consulta 17/02/2021].

normal en una ciudad española. A partir de los 19 años comienza a oír voces y, tras casi 21 años, decide contar su relación con ellas. La desestabilización como individuo que le produce este trastorno le lleva a contactar con distintas asociaciones de personas que también oyen voces, refugio donde pueden sentirse escuchadas y apoyadas. Desde el punto de vista médico, ha tenido múltiples diagnósticos que confiesa no compartir, poniendo en tela de juicio tanto los remedios farmacológicos, como los propios tratamientos hospitalarios dentro de la psiquiatría. De sus palabras se concluye que su obra quiere ser una voz de rechazo a los métodos tradicionales que en ocasiones comportan el estigma, el aislamiento y el desplazamiento social del individuo enfermo frente a otras formas de inserción para personas que, como Fernando Balius, escuchan voces. De hecho, la obra tiene una entrada en el portal de Medicina Gráfica (https://medicinagrafica.wordpress.com/), por su aportación al uso de la novela gráfica para la información y divulgación médica.

En cuanto a Mario Pellejer, es licenciado en Bellas Artes y responsable de las ilustraciones de *Desmesura* y de otros libros como *De vuelta a casa*. En su caso, decidió narrar historias con sus dibujos. Con motivo de una exposición en Málaga a propósito del cómic en 2018, Pellejer afirmaba que "Desmesura comenzó hace ya varios años, cuando Fernando me propuso realizar a cuatro manos una novela gráfica para contar su experiencia personal con escuchar voces en su cabeza".[3]

Desmesura. Una historia cotidiana de locura en la ciudad

El título es indicativo del contenido; desmesura hace alusión a la falta de mesura, de comedimiento, a falta de respeto, desatención, descortesía, dice el diccionario de la RAE. Balius lo usa en determinadas ocasiones, además de en el título, con diferente significado y propósito. Así, se refiere a la "desmesura de la psicosis", pero también, como construcción dialógica, a la "desmesura en el amor, en la lucha, en el afecto". Por otro lado, *Una historia cotidiana de locura en la ciudad* desvela una de las claves de la biografía de Balius, ya que su desajuste no procede de sucesos extraordinarios, de hecho, su historia trata de la vida cotidiana. A lo largo de diferentes páginas, Balius expone su propósito:

> No creo que tenga ningún sentido hacer una lista con las razones que me han llevado hasta estas líneas Simplemente, a veces hay que contar ciertas historias, posicionarse. También podéis llamarlo "tomar partido". A mí me gusta esa expresión. (6)

---

[3] https://twitter.com/Demesura_/status/1025784575937658882/photo/1. [Fecha de consulta 17/02/2021].

La escritura como medio de liberación personal y autoconocimiento refleja la intención última, que tiene que ver con el cuestionamiento de los métodos clínicos y farmacológicos aplicados en la curación de las enfermedades mentales, frente a otras formas de convivir con dichas enfermedades a través de remedios de carácter socializador. Desde esta perspectiva, la obra se desarrolla siguiendo tres etapas que revelan el proceso de composición a partir de las vivencias relatadas: presentación de personaje protagonista, locura y aceptación, y no mantienen un orden lineal en su presentación, ya que, como toda narración que se presenta como autoficción, el recuerdo y la memoria se hallan fragmentados y son expuestos tras una selección.

La focalización y voz narradora de *Desmesura* presentan un entramado complejo. Conviene no olvidar que el narrador es Fernando Balius, seudónimo del autor real y, por tanto, creación ficticia, y que guionista y dibujante son personas distintas que trabajan de forma independiente. Toda la obra se presenta como un largo monólogo en el que la voz narradora autodiegética presenta hechos, reflexiones, opiniones, juicios y promesas seleccionados y expuestos con una determinada intención que se advierte desde el comienzo y que está dirigida a obtener el favor del lector. De este modo, se puede afirmar que el guion muestra un interesante juego de voces, que comprende la existencia de un autor implícito o "segundo yo" (Booth 1983, 428-431), que crea la imagen del narrador, Balius en este caso, que se configura como un narrador *no fiable* por cuanto pone en pie un narrador "en primera persona dramatizado, cuyo conocimiento o perspectiva ética resultan ser limitados para el lector" (García Landa 2008), ya que crea una versión en cualquier caso diferente al autor real, aumentada o irónicamente deformada. La selección de sucesos, con constantes saltos temporales y opiniones y disquisiciones personales, unido a la representación icónica, necesitan de la colaboración activa del lector por cuanto lo relatado depende de una única voz narradora. Por otro lado, el ilustrador interpreta la esencia de las palabras a través de las ilustraciones que acompañan al guion, proponiendo al lector un segundo pacto ficcional.

Desmesura comienza con la presentación del personaje: usa seudónimo, tiene 35 años, y basa su descripción física en la acentuación de rasgos negativos a través de las ilustraciones que acompañan a la prosopografía, principalmente primeros planos de signo expresionista, realidad aumentada y deformada que muestra solo aquella parte de la fisonomía a la que se refiere, subrayando la negación de la imagen fragmentada que proyecta, siempre desde fuera, ya que la ilustración no puede mostrar marcas pronominales. Afirma Susana Arroyo, siguiendo a McCloud, que "cuanto más sencillos o icónicos sean los rasgos del dibujo de un personaje, más difícil será otorgarle una personalidad distintiva, separada de la de otros personajes, pero más fácil resultará que el lector pueda ponerse en su lugar, reflejarse en él" (2012, 113). También en esta línea argumenta Trabado Cabado (2012: 225-226):

> No sólo es una reflexión sobre la forma narrativa que tiene el discurso del yo sino que habrá de vérselas con otra cuestión: cómo representar gráficamente ese "yo". Podría decirse, en consecuencia, que el cómic autobiográfico esboza una doble poética: una de índole narrativa y otra de tipo icónico representativa que podría tener sus puntos de contacto con la práctica del autorretrato, habitual dentro del discurso pictórico.

Esa doble poética tiene la peculiaridad, en este caso, de que el autor de la parte icónica es Pellejer, por lo que el lector debe interpretar el signo lingüístico del guionista y clausurar las ilustraciones del dibujante con el fin de alcanzar el significado completo del mensaje. Estas viñetas necesitan decodificación por parte del lector para la composición abstracta y mental del rostro del protagonista, y el uso de primeros planos de partes faciales deformadas que ocupan toda la página contribuye a la creación de un espacio emocional por encima del informativo.

En otro orden de datos, señala unas coordenadas espacio-temporales muy concretas: está en Madrid y es 2014, que, si bien se ajustan a la realidad del autor, se convierten en una estrategia cronotópica cuya finalidad es reforzar el necesario pacto de ficción con el lector, ya que le propone el relato de una vida "real", ajustada a dichos componentes de espacio y tiempo. Esa voz autodiegética se sitúa en tiempo y espacio concretos y afianza de veracidad de lo relatado. Aun con todo, el lector entra en un peculiar juego de pacto ficcional por la propia voz narradora cuestiona la veracidad de lo relatado: "La memoria oscila entre la perfección y el desenfoque. Pero ni con esas puedo confirmar que todo haya sucedido tal y como lo narro, quizás esas pequeñas verdades solo tengan validez en el mundo de mis ruidos" (44). En este sentido, la lectura de *Desmesura* necesita de la participación activa del receptor para aceptar una narración icónico-verbal, la que se le ofrece, frente a otras muchas posibles dependientes no solo de la elección formal, sino de los estados de la memoria en relación con la cordura/locura.

El ajuste estructural en aras de la verosimilitud exige del narrador de una etopeya intensa, que se halla dispersa a lo largo de la obra, y siempre en función de la enfermedad mental. Así, recurre al *flash back*, tan común en este tipo de obras, y refiere una infancia normal en la que destaca la austeridad: "Mi familia emocionalmente es austera" (11), por lo que de esta etapa consta que no pasó necesidades materiales, aunque se intuye que sí afectivas. Páginas después, Balius referirá el comportamiento familiar cuando ya esté dentro de una espiral psiquiátrica: "Lo más normal es que la familia (casi siempre los padres) estigmatice esta experiencia. Y hay muchas maneras de hacerlo. En mi caso, que no es ni mucho menos el más jodido de todos los que he acabado conociendo, mi familia se limitó a negar lo que sucedía" (53).

Con la entrada en la adolescencia surgen los primeros síntomas de aislamiento, propios por otro lado, de esa etapa vital, y destaca el pronombre repetido yo, yo, yo, yo, yo. Y si bien supo entrar en esa singularidad absoluta que suele darse en la adolescencia, el problema surgió cuando no supo salir de ella. Con 19 años está en Londres con trabajos menores y es esa edad la que marca el comienzo de la caída, que sucede en forma de brotes, y que, como luego él mismo explica, hunde sus raíces en la soledad y el aislamiento. Las voces, ya se anticipa en el libro, son la consecuencia de la inadaptación:

> Vuelvo al principio: oigo voces. Las oigo dentro de mi cabeza. En Inglaterra se acuñó el término *voice hearer*, "escuchador de voces", que no suena tan mal como todo lo demás. Psicosis, alucinación auditiva, esquizofrenia ... *Voice hearer*, simple descripción. (9)

Esta circunstancia marca el paso del límite de la cordura: "Antes de cumplir los veinte comencé a tener serios problemas para distinguir entre lo que pensaba sobre la realidad y lo que la realidad era" (15). Las ilustraciones que retratan esta primera etapa de locura son enormes, desdibujadas, atormentadas, con figuras intuidas entre la masa, con cabezas que se agitan en un movimiento desesperado y con predominio del color negro. La caída es expresada en términos e ilustraciones muy significativas: como una gran ola que se cierne sobre uno mismo, y entonces, aparece la palabra desmesura. Los dibujos son elocuentes y describen al personaje con un flotador y una gran ola detrás, luego, el flotador solo; en la página siguiente, el protagonista se hunde en la profundidad de las aguas. Es perfecta la asociación de la locura con la caída y la muerte, y en este caso, es más elocuente la ilustración que el texto. La imagen del agua es fundamental porque aparece en diversas partes de la novela como metáfora visual del proceso de adaptación de Balius. De este modo, al hundimiento y ahogo representados en los primeros dibujos acuáticos (18,19, 20), les siguen otros que representan precisamente el surgimiento del protagonista de las aguas (103). De hecho, no solo el relato de los acontecimientos fundamentales de la vida de Balius expresan la locura, sino que de forma más contundente en ocasiones lo hacen las ilustraciones, si bien necesitan de un proceso hermenéutico más complejo por cuanto la necesaria clausura de las mismas se consigue a través de la lectura completa del volumen y no a través de su sucesión secuencial (de izquierda a derecha y de arriba abajo). McCloud definió el cómic como "Ilustraciones yuxtapuestas y otras imágenes en secuencia deliberada, con el propósito de transmitir información y obtener una respuesta estática del lector" (1993, 17). La respuesta del lector implica la comprensión lectora del código verbal y la clausura de las ilustraciones, ya que su naturaleza es híbrida al componerse de códigos diferentes. Así, la metáfora del agua como hundimiento y surgimiento se produce a través de ilustraciones no continuadas, sino separadas entre sí por varias páginas, que empiezan en la 18 y se clausuran en la 103. O el dibujo del monstruo que representa las voces que oye el protagonista, el cual aparece como su sombra al comienzo del volumen, y vencido y diseccionado en la página 99.

Las voces son representadas de forma fantástica como un monstruo, amarillo y moteado, que en las ilustraciones acompaña, a modo de doble, al protagonista en su descenso a la locura; es en este momento en el que la medicina y la farmacología entran a formar parte de su vida. Desde el punto de vista estructural, esta parte es fundamental, ya que entendemos todo lo anterior como presentación del tema de *Desmesura*, la locura: "A partir de ese primer contacto con el sistema de salud mental = diagnóstico/ tratamiento+ (breve) ingreso hospitalario, empezaron mis peregrinaciones al centro de salud mental de zona y los cambios constantes de medicación" (30). Las ilustraciones, en blanco y negro como todas las referidas a la enfermedad, muestran al protagonista en tamaño reducido sentado sobre numerosas y enormes cajas de fármacos en una actitud de desconcierto, de manera que ayudan al lector a comprender la magnitud del problema. A medida que la locura toma protagonismo, es evidente la reducción del texto, la progresiva difuminación de los dibujos, el predominio del negro y el juego constante con el tamaño de las personas y objetos. Así, por ejemplo, el narrador queda reducido al tamaño de un niño (35), representando icónicamente, por un lado, el sentimiento empequeñecedor de la enfermedad para el que la sufre, y por otro, la incapacidad para ser adulto a ojos de los demás. El dibujante hace suyo el relato de Balius y lo reinterpreta de forma sencilla, con dibujos de trazo grueso, a veces abstractos, jugando con las proporciones, con el fin de que en el cierre llevado a cabo por el lector resalte el componente de angustia y terror que produce la descripción icónica de la enfermedad mental. Incluso los efectos físicos provocados por los remedios psicofarmacológicos son representados a través de ilustraciones de gran tamaño, de trazo negro y grueso, esperpénticos a veces por deformes y con numerosos primeros planos que ayudan al lector a experimentar el horror y el miedo ante una situación descontrolada:

> Es cuestión de intensidades, y de gravedad. Dientes que se aprietan hasta mellarse, mandíbula colapsada contracturas musculares, espasmos, susurros, alaridos,

sacudidas eléctricas de punta a punta, extremidades crepitando, la respiración tan acelerada que acaba por inmovilizarte, incontinencia. (33)

Frente a la caída mental y física, Balius introduce sus contrarios. Amor y humor son dos elementos que pronto se asocian a los resquicios de cordura y que el guionista valora especialmente en el relato de su experiencia: "... Amor y humor son mis refugios, y no fue sencillo dar con ellos, hacerlos propios y apuntalarlos" (37). Las ilustraciones que muestran estos dos atributos son coloreadas y en ellas el protagonista aparece rodeado de personas. Por otro lado, el humor y la autoparodia son comunes en las autoficciones gráficas, como se ve desde la obra de Robert Crumb *My Trouble with Women* (1980), considerada, entre otras, obra fundamental del autobiografismo en la novela gráfica.

En la descripción de los síntomas y tratamientos con psicofármacos e ingresos en diferentes hospitales, Balius introduce un inciso (59), que es importante para comprender el proceso de composición de *Desmesura*. Se trata, como él mismo señala, de un paréntesis en el relato autobiográfico, para mediante la apelación directa a los lectores, señalar las desventuras sufridas en el periodo de composición de la novela: la enfermedad de su novia y el accidente del dibujante. Esta parte central contiene una extraordinaria digresión en la que el yo narrador explica qué es la locura y cuántas son sus formas, de acuerdo a su experiencia; asimismo, hay una reflexión acerca de cómo la sociedad y el medio asumen la enfermedad mental. Y Balius recuerda dos componentes necesarios para lograr aprender a vivir en sus circunstancias: la atención a la sociedad y la autoobservación:

> Más o menos en los últimos 15 años hemos descubierto mucho más del papel que pueden jugar los acontecimientos vitales en muchas personas, en particular la pobreza y el trauma. Parece que, como en otros problemas, tales como la ansiedad y la depresión, la principal causa de muchas experiencias psicóticas radica en lo que ha sucedido en la vida de las personas, y cómo esto les ha afectado. (https://consaludmental.org/publicaciones/Comprender-psicosis-esquizofrenia.pdf, 47).

Pero va más allá en la identificación del padecimiento en una cita sumamente ilustrativa que diferencia locura de enfermedad mental:

> La locura puede ser algo casi indefinible, y sin embargo nos remite a un dolor, a un lugar que no conocemos, pero de donde se puede entrar y se puede salir... La enfermedad mental es otra cosa, una creencia firme en que de alguna manera irremediable -pese a que no se puede concretar objetivamente- estoy escacharrado y no puedo hacer nada al respecto. Solo esperar el fin. (65)

Diversas ilustraciones, aparentemente inconexas y de gran tamaño, que representan una cuerda de funambulista, una partida de ajedrez, un hombre fragmentado en dos dibujos y una gran entrada negra necesitan de la colaboración del lector para que se descifre su significado en el trascurso de la historia. Tras una ilustración que ocupa toda la página (74), en la que el protagonista emerge de las aguas, metáfora lábil de resurgimiento personal y apertura, la novela se encamina hacia la etapa de aceptación de la enfermedad. Se introduce a través del primer congreso mundial de escuchadores de voces, celebrado en Maastricht en 2009. Las ilustraciones son elocuentes, con muchas conversaciones cruzadas de asistentes al evento, a color, con muchas intervenciones que describen, por boca de otros, las mismas sensaciones que él experimenta.[4] Y de forma muy explícita, tanto en texto como en dibujo, se suceden una serie de páginas que concentran el objetivo de toda la obra, esto es, explicar la propia vivencia de que es posible rescatar a un loco sin métodos hospitalarios y psicofarmacológicos. La descripción de lo que supone la toma de medicación para los trastornos mentales y sus efectos es excepcional, por valiente y descriptiva, e implica al lector en un cuestionamiento de orden social, médico, político y personal:

> Las pastillas (y, por supuesto, las inyecciones, gotas, inhaladores...) crean un estado cerebral anómalo. Afectan al sistema nervioso y alteran la forma de pensar, de sentir, de comportarse. La medicación aturde: baja el nivel de actividad física, mental y emocional. Las alucinaciones y los delirios pueden verse atenuados. Lo que hace más sencillo poder descansar. La posible agitación da paso al embotamiento, algo celebrado por doctores y familiares con demasiada frecuencia. (93)

El ingreso psiquiátrico en centros especializados, así como la medicación no son, en el caso de Balius, remedios frente a su locura: "Podría incluso escribir un breve tratado que recogiera mi recorrido por las drogas psiquiátricas que me ha proporcionado el Estado", dirá con cierta ironía. En este sentido, *Desmesura* se desprende del relato puramente autobiográfico para tomar partido de su adscripción a los nuevos movimientos dentro de la psiquiatría, que se desarrollan a partir de los años 60 del siglo pasado. La llamada antipsiquiatría (Cooper, 1967) cuestiona y en ocasiones niega la existencia de la psiquiatría y sus métodos como parte de la rama médica, hasta el punto de que uno de sus representantes más influyentes, el húngaro Thomas S. Szasz afirma:

> There are no objective medical tests for mental illnesses and pathologists have not found lesions pathognomonic of such diseases. When pathologists discover such lesions in patients or cadavers, the lesions are considered evidence of physical

---

4 A lo largo de todo el libro, las intervenciones de los otros aparecen en mayúsculas, mientras que las del protagonista lo hacen en minúscula.

disease, not "mental disorder." *Credo quia absurdum est* [*from Ideas on Liberty* (szasz.com)].

En sentido contrario al tratamiento de la locura institucional, considerada un acto político y de poder, se manifiesta Michel Foucault en *Historia de la locura en la época clásica*, publicada en 1961 y revisada en 1972, así como en *Enfermedad mental y personalidad*, en la que se puede leer (1979: 87):

> Nuestra sociedad no quiere reconocerse en ese enfermo que ella encierra y aparta o encierra; en el mismo momento en que diagnostica la enfermedad, excluye al enfermo. Los análisis de nuestros psicólogos y de nuestros sociólogos, que hacen del enfermo un desviado y que buscan el origen de lo morboso en lo anormal son, ante todo, una proyección de temas culturales. En realidad, una sociedad se expresa positivamente en las enfermedades mentales que manifiestan sus miembros; cualquiera sea el status que otorga a sus formas patológicas.

La pospsiquiatría, que cuestiona "las políticas psiquiátricas coercitivas, con el poder y el rol de la psiquiatría en el etiquetaje y la estigmatización en la sociedad" (Markez, 2020), la biopsiquiatría o las recientes propuestas de la psiquiatría alternativa ponen letra médica y académica a lo que Balius relata en su obra:

> El conocimiento clínico no es un conocimiento compartido. Se necesitan espacios colectivos desde donde explorar lo que no ha sido dicho. Ensayar nuevas formas de relación y poner en común todos esos saberes profanos que nos han permitido sobrevivir. Mirar por un resquicio otros mundos donde romperse no sea una derrota ni un delito social… (89)

El escuchador de voces es diagnosticado de esquizofrenia (Álvarez y Colina 2016), y Balius, por encima de etiquetas psiquiátricas, encara el camino hacia el aprendizaje de convivencia en sociedad por otras vías, que gráficamente son elocuentes; así, una ilustración en la última parte del libro que cierra el proceso relatado por Balius e ilustrado por Pellejer, muestra ese monstruo amarillo y moteado que representa a las voces encima de una camilla para ser diseccionado (99). Y aun con todo, es consciente de que es un problema esencialmente de superación individual que requiere de la ayuda de los demás "No obstante, haber sido herido en los procesos de selección social no puede convertirse en una excusa para ser condescendiente con uno mismo. La legitimidad de la víctima excluye la posibilidad del victimismo" (107).

La obra concluye con un curioso, interesante y didáctico anexo en el que escritor e ilustrador, cada uno en su oficio, relatan e ilustran el proceso de percepciones sensoriales, las relaciones personales, actividad psíquica, los síntomas físicos, los indicios y las pautas para afrontar la situación.

Desmesura, como afirma María Alonso en el Boletín de la Asociación Madrileña de Salud Mental (2018):

> [...] tiene que estar en todos los centros de salud mental, en los centros de rehabilitación psicosocial, en las unidades de hospitalización. Lo tienen que leer todos los profesionales. Y estar a mano para aquellos que están teniendo experiencias psicóticas. Es más, diría que tendría que estar en los institutos, en las bibliotecas, en los cafés. En plan preventivo. Prevenir contra el estigma, el miedo y aislamiento.

Conclusión

Como advertimos en la introducción, varios puntos convergen en el valor de esta obra. El tema de *Desmesura* es la locura, ya que su narrador y protagonista, Fernando Balius, es escuchador de voces, tratado y diagnosticado por esta psicosis. El relato autorreferencial del desajuste mental se acompaña de las ilustraciones de Mario Pellejer, complementando cada tramo del viaje vital que emprende el narrador desde los primeros síntomas del trastorno hasta su aceptación. Texto e ilustración conforman un todo necesario para la descripción de un proceso mental de locura-caída-salida. El hecho de que se trate de una narración autoficcional en forma de novela gráfica implica que la locura, concepto de por sí abstracto, se representa en la combinación e interrelación de un código verbal y otro icónico. El uso de este doble código exige, por un lado, la ratificación del pacto de ficción, puesto que se muestra como autoficción, y por el otro, la clausura de las ilustraciones, que se aparecen en un orden no lineal, por lo que el proceso hermenéutico se torna doblemente complejo.

Finalmente, cabe destacar que *Desmesura* es una contribución al cada vez más desarrollado cauce de la narrativa gráfica para abordar temas de humanismo médico.

Bibliografía

Álvarez, José María y Colina Fernando. *Las voces de la locura*. Barcelona: Xoroi, 2016.

Arroyo Redondo, Susana. "Formas híbridas de narrativa: reflexiones sobre el cómic autobiográfico" *Escritura e imagen*. Vol. 8 (2012): 103–124.

Baetens, Jan, y Frey, Hugo. *The Graphic Novel. An Introduction*. Nueva York: Cambridge University Press, 2015.

Booth, Wayne C. *The rhetoric of fiction*. Chicago: Chicago UP, 1983: 428–431.

Beauchard, David. *Epiléptico (La Ascensión del Gran Mal)*. Madrid: Sins Entido, 2013.

Casas, Ana (ed.). *La autoficción. Reflexiones teóricas*. Madrid: Arco Libros, 2012.

Cooper, David. *Psiquiatría y antipsiquiatría*. Londres: Tavistock Publications, 1967.

El Refaie, Elisabeth. *Autobiographical Comics: Life Writing in Pictures*. Jackson: Univ. Press of Mississippi, 2012.

Escalante Varona, Alberto y Carrillo Santos, Jorge Juan. "*Epiléptico la ascensión del Gran Mal*. Un acercamiento a la autoficción a través de la novela gráfica europea". *Impossibilia*, N.º 14 (2017) (Ejemplar dedicado a La autoficción en las artes y la literatura II): 1–31.

Foucault, Michel. "La locura la ausencia de obra" en *Michel Foucault 1926–1984. Obras esenciales*. Barcelona: Espasa Libros, ([1972] 1999).

Foucault, Michel. *Enfermedad mental y personalidad*. Barcelona: Paidós, 1979.

García, Santiago. *La novela gráfica*. Bilbao, Astiberri, 2010.

García Landa, José Ángel (2008). *La narración no fiable (Unreliable Narration)*. https://papers.ssrn.com/sol3/papers.cfm?abstract_id=3194101. [Consulta 1 de mayo de 20219].

González Cabeza, Inés. *Imágenes de la enfermedad en el cómic*. León: Servicio de Publicaciones de la Universidad de León: EOLAS, (Grafikalismos n. 3), 2017.

McCloud, Scoot. *Entender el cómic: el arte invisible*. Bilbao, Astiberri, 1993.

Markez, Iñaki. Cambios hacia una nueva psiquiatría alternativa https://www.psicoterapia-afart.com/cambios-hacia-una-nueva-psiquiatria-alternativa/, 2020.

Pérez, Q. "La expresión del Gran Mal". *Epiléptico (La Ascensión del Gran Mal)*. Madrid: Sins Entido, 2013: 371–373.

Szasz, Thomas. *El Mito de la Enfermedad Mental*. Buenos Aires, Amorrortu, 1974.

Trabado Cabado, José Manuel. "Construcción narrativa e identidad gráfica en el cómic autobiográfico: retratos del artista como joven dibujante". *Rilce* 28.1, 2012: 223–256.

Trabado Cabado, José Manuel (ed.). *Género y conciencia autoral en el cómic español (1970–2018)*. León, Servicio de Publicaciones de la Universidad de León, Eolasediciones, 2019.

Beatriz Valverde Olmedo

Darío y el lenguaje patológico decimonónico

1. Introducción

El fin de siglo decimonónico es un periodo de gran complejidad transformativa a todos los niveles –sean estos socioculturales, científicos, históricos, políticos o económicos–. En esta convulsa maraña, destaca el excepcional desarrollo científico-médico de esta etapa, por doquier se producen invenciones que provocaron una profunda metamorfosis tanto del saber médico en general como de la aplicación de los tratamientos y las terapias en particular[1]. Este progreso científico se materializa en una suerte de lenguaje que se extiende más allá de los límites de la ciencia, afectando a las más diversas producciones discursivas de este tiempo, especialmente las literarias; por tanto, en lo que sigue nos referiremos a este fenómeno como medicalización[2] discursiva, siendo esta el eje central sobre el que orbita el presente estudio.

Esta medicalización discursiva decimonónica se produjo especialmente a nivel léxico, esto es, los discursos de índole más variopinta –poéticos, ensayísticos, periodísticos...– se llenan de nomenclatura médica, lo que provocó, entre otras cuestiones, que la sociedad y sus individuos pasasen a clasificarse y describirse en función de esta terminología.

A fin de esclarecer la génesis de este proceso, planteamos las siguientes dos cuestiones: ¿por qué surgió en esta fase histórica concreta esta medicalización

---

1 A modo de ejemplo cabe citar la figura del químico galo Pasteur y sus excepcionales descubrimientos dentro del campo de la microbiología como son, entre otros, la técnica de la pasteurización y la vacuna antirrábica.
2 Para una concienzuda revisión de este concepto, véase el discurso ofrecido por Foucault titulado *Historia de la medicalización* –la cual no debe confundirse con historia de la medicina– en el que sitúa el inicio de este proceso en el siglo XVIII debido principalmente al hiperdesarrollo que experimentó el sistema médico: "*La medicalización,* es decir, el hecho de que la existencia, la conducta, el comportamiento, el cuerpo humano, se incorporaran a partir del siglo XVIII en una red de medicalización cada vez más densa y amplia, que cuanto más funciona menos se escapa a la medicina" (4).

discursiva especialmente vinculada a las enfermedades mentales?, y ¿qué características presenta?

La respuesta a la primera pregunta la hallamos en que en esta época asistimos a un excepcional auge en el terreno de los hallazgos médicos, como hemos indicado anteriormente. Esta revolución médica se ve acrecentada por la importancia que se le otorga a la explicación de cuantos procesos morbosos se conocen y, a la par, se descubren, particularmente en lo tocante a las psicopatologías. A continuación, mencionamos algunas de las novedades médicas que se produjeron en el ámbito de la salud mental en este innovador ciclo finisecular.

El médico galo Morel desarrolló en su *Traité des dégénérescence de l'espèce humaine* (1857) una de las hipótesis científicas más destacadas de la época: la teoría de la degeneración, la cual define en los siguientes términos:

> Il résulte de ce simple exposé, que l'idée la plus claire que nous puissions nous former de la dégénérescence de l'espéce humaine, est de nous la représenter *comme une déviation maladive d'un type primilif* [...] Dégénérescence et déviation maladive du type normal de l'humanité, sont donc dans ma pensée une seule et même chose. (5)

Esta teoría se sustenta sobre el principio de que la transferencia genética hereditaria –*influences héréditaires*– es el factor causativo determinante de las enfermedades mentales, lo que implica una predisposición genética tanto para la locura como la criminalidad: "Le principe *que les êtres dégénérés forment des groupes ou des familles qui puisent leurs éléments distinctifs dans la nature de la cause qui les a faits invariablement ce qu'ils sont en réalité: une déviation maladive du type normal de l'humanité*" [...] (Morel 74).

En esta línea de asociación loco-criminal, destaca la figura de Lombroso, quien en su obra
L'uomo delinquente in rapporto all'antropologia, alla giurisprudenza ed alla psichiatria (cause e rimedi) (1897) funda la rama criminalística dentro del ámbito de la antropología criminal en función de ciertos *stigmate* corporales. Asimismo, fue pionero en emplear terminología psiquiátrica para realizar críticas literarias, focalizándose en la figura de Baudelaire: "He [Baudelaire] was descended from a family of insane and eccentric persons. It was not necessary to be an alienist to detect his insanity" (*The man* 70).

A la mencionada hipótesis de la degeneración y la antropología criminal, se suma la teoría de la decadencia[3], especialmente desarrollada por Nordau. Este médico húngaro, aquejado de "paranoia interpretativa" (Gardes, 190), trasladó

---

3 Una explicación etimológica de los conceptos *décadence, décadente, décadisme* y *décadentisme* que esclarece su diferenciación se halla en el estudio "La *décadence* y

los fundamentos lombrosianos al campo del arte y la literatura en su famosa obra *Entartung* (1892)[4]. En ella habla de la amenaza que suponen los artistas, los cuales deberían *borrarse* de la sociedad mediante el procedimiento quirúrgico de la extirpación por ser considerados unos *degenerados*:

> [...] hay un vasto é importante dominio al cual ni usted [en referencia a Lombroso] ni sus discípulos han llevado todavía, hasta ahora, la luz del método por usted seguido: el dominio del arte y de la literatura. Los degenerados no son siempre criminales, prostituídos, anarquistas ó locos declarados; son muchas veces escritores y artistas. (XVII-XVIII)

Por último, citamos el caso de la teoría de la recencia enunciada por Torrey (1980) y Harrey (1988). Si bien se escapa de la esfera temporal en la que nos movemos, esta incide directamente sobre ella ya que postula que no existen cuadros esquizofrénicos antes de 1800; por consiguiente, en este siglo asistimos al surgimiento de una de las grandes y más desafiantes psicopatologías: la esquizofrenia[5].

En definitiva, estos avances provocaron el caldo de cultivo perfecto que desencadenó la incursión del discurso científico-médico en el ámbito literario.

Sobre la segunda cuestión –¿qué particularidades posee esta medicalización?–, esta se caracteriza por centrarse en enfermedades mentales, como acabamos de ver; de hecho, es en este periodo cuando nacen la moderna psicología y psiquiatría tal y como las conocemos actualmente. El otro rasgo caracterizador, y a nuestro parecer esencial, lo hemos denominado la *medicalización ideológica*, esto es, esta medicalización sobrepasa los límites exclusivamente médicos de modo tal que la básica disyunción excluyente sobre la que se asienta la ciencia médica *sano-enfermo* –o si se prefiere *salud-enfermedad*– se aplica al comportamiento de los individuos en la sociedad, lo que produce que se establezcan las siguientes equivalencias:

sano ≡ normal ≡ conducta normativa
enfermo ≡ anormal ≡ conducta patológica

Estas equivalencias resultan extremadamente peligrosas, pues tratadistas como Nordau – quien ejemplifica perfectamente este hecho – se erigen como adalides

---

el *décadisme* en Francia: origen y evolución de una concepción estética" (2012) de Uzcátegui Moncada.

[4] En este trabajo las citas recogidas de esta obra pertenecen a la traducción en español realizada por Nicolás Salmerón y García (1902).

[5] El origen de la esquizofrenia es etiológicamente policausal debido a un cúmulo de factores biológico-sociales que confluyeron en esta época histórica concreta.

de la moral conductual: aquellos individuos que no se avienen a las normas (pre)establecidas en la sociedad deben ser reprobados y sancionados por esta, produciéndose una grave taxonomización entre individuos estigmatizados-degenerados –para Nordau en este grupo estaría casi la totalidad de los artistas– y no degenerados en función de su comportamiento:

> La primera función de la sociedad, aquella para la cual los hombres aislados se han formado al principio en una sociedad, es la defensa de sus miembros contra los enfermos que padecen de impulsiones homicidas y contra los parásitos que—siendo desviaciones igualmente patológicas del tipo normal—no pueden vivir sino del trabajo de los demás y violentan sin vacilar, para saciar sus apetitos, á todo ser humano que encuentran en su camino. Los individuos de instintos anti-sociales no tardarían en formar la mayoría, si los individuos sanos no los combatiesen y no les creasen condiciones desfavorables para la existencia; pero que se les deje llegar á ser los más fuertes, y la sociedad, y en breve la humanidad misma, serían necesariamente condenadas sin remisión á la ruina. (Nordau 242)

2. Muestras darianas medicalizadas

Entre los innúmeros ejemplos que se pueden espigar en literatura de esta medicalización discursiva finisecular, hemos tomado una serie de muestras de la obra prosística *Los raros* (1896, Buenos Aires y 1905, Barcelona); dado que Darío, como otros literatos de su tiempo, no es ajeno a esta tendencia y su discurso se ve afectado por vocablos procedentes del ámbito científico-médico.

En la obra seleccionada, el nicaragüense nos ofrece una colección de retratos físico-psicológicos, cual "hagiografías literarias" (Darío, *Los colores* 3), sobre una serie de artistas que estima *raros*. Este calificativo que da título a la obra ha de entenderse en el sentido de 'extraordinario' o 'poco frecuente':

> Comencé a publicar en *La Nación* una serie de artículos sobre los principales poetas y escritores que entonces me parecieron raros, o fuera de lo común. A algunos les había conocido personalmente, a otros por sus libros. La publicación de la serie de «Los raros», que después formó un volumen, causó en el Río de la Plata excelente impresión, sobre todo entre la juventud de letras, a quien se revelaban nuevas maneras de pensamiento y de belleza. Cierto que había en mis exposiciones, juicios y comentos, quizás demasiado [con] entusiasmo; pero de ello no me arrepiento, porque el entusiasmo es una virtud juvenil que siempre ha sido productora de cosas brillantes y hermosas; mantiene la fe y aviva la esperanza. (Darío, *Autobiografía* 132).

Estos *raros*, dada la medicalización ideológico-reprobatoria imperante en la época, son considerados asimismo enfermos pues exhiben una conducta desviada de la norma social, por lo que resulta vana la advertencia dariana: "No son *raros* todos los decadentes ni son decadentes todos los *raros*" (*Los colores* 3).

Darío adapta el lenguaje médico a su discurso para modelar descripciones sensoriales sobre la *rareza* caracterizadora de su apreciada cohorte de literatos. Veamos, a continuación, de qué forma.

2.1. El dolor

El dolor es un síntoma de que algo no funciona bien en nuestro organismo, evidencia manifiesta de enfermedad. Muchos de estos artistas están aquejados de dolores, sean del cuerpo o de la psique, ese dolor al que Guislain denominó *douleur morale* –dolor del alma– al advertir que los individuos aquejados de psicopatologías también padecen de un profundo sufrimiento: "Primitivement, l'aliénation est un état de malaise, d'anxiété, de souffrance: une douleur, mais une douleur morale, intellectuelle ou cérébrale comme on voudra l'entendre" (3).

Entre los dolientes darianos, aparece la figura de Poe, en la que al dolor se le suman el sufrimiento, la desgracia y el infortunio: "[...] esa mirada triste, de tristeza contagiosa, esa boca apretada, ese vago gesto de dolor y esa frente ancha y magnífica en donde se entronizó la palidez fatal del sufrimiento, pintan al desgraciado en sus días de mayor infortunio, quizá en los que precedieron a su muerte [...]" (*Los raros* 288).

La falta de aponía vital que sufrieron muchos de estos autores irremediablemente forjó su carácter, hecho que se reflejó a su vez en sus creaciones: "[Bloy] *El desesperado* [...] juzgo que ese libro encierra una dolorosa autobiografía" (*Los raros* 390).

El perfil algológico más destacado es el que ofrece Verlaine: "[...] Pocas veces ha nacido de vientre de una mujer un ser que haya llevado sobre sus hombros igual peso de dolor" (*Los raros* 244). Asimismo, el metzino se erige como epítome del decadentismo literario y encarnación de la degeneración moral de la época, a quien Nordau dirigió sus más feroces juicios:

> El gran poeta de los simbolistas, su modelo admirado aquel del cual han recibido, según su confesión unánime, la más fuerte impulsión, es Pablo Verlaine. En este hombre encontramos reunidos, de un modo asombrosamente completo, todos los estigmas físicos é intelectuales de la degeneración, y á ningún escritor, que yo sepa, pueden aplicarse tan á la letra rasgo por rasgo como á él, á sus exterioridades somáticas, á la historia de su vida á su pensamiento, á su mundo de ideas y á su lenguaje especial, las descripciones que los clínicos hacen de los degenerados. (136)

2.2. El ensueño

En su obra *El mundo de los sueños* Darío nos dice manifiestamente qué entiende él por ensueño: "[...] la locura, el ensueño continuo, que no sigue las leyes de una imaginación extravagante [...]" (10), existiendo un fuerte vínculo entre arte, ensueño y locura (58). Sobre la ensoñación patológica, Nordau es más severo en su descripción:

> A la incapacidad para obrar se liga la afición al ensueño vano; el degenerado no es capaz de dirigir largo rato, ni aun por un instante, su atención sobre un punto, ni tampoco de penetrar claramente, de ordenar, de elaborar en apercepciones y juicios las impresiones del mundo exterior que sus sentidos, de función defectuosa, llevan á su conciencia distraída. Le es fácil y más cómodo dejar que sus centros cerebrales produzcan imágenes semiclaras, nebulosamente flúidas, embriones de pensamientos apenas formados; sumirse en la perpetua embriaguez de fantasmas que se pierden de vista, sin objeto ni fin, y no tiene casi nunca la fuerza de inhibir las asociaciones de ideas y las sucesiones de imágenes caprichosas por regla general puramente automáticas, ni de introducir una disciplina en el confuso tumulto de sus apercepciones fugitivas. (35)

Entre los artistas se encuentran aquellos que desde su infancia se ven dominados por los efectos del ensueño: "En Poe reina el «ensueño» desde la niñez" (*Los raros* 290); o aquellos en los que este se conjuga con el padecer como le sucedió a Verlaine "[...] tu existencia extraña llena de dolor y ensueños, ¡oh pobre viejo divino! [...]" (*Los raros* 343); o esos otros tipos máximos de ensoñadores desligados de la realidad circundante, un ejemplo lo hallamos en Villiers quien directamente "[...] vivía en el mundo de sus ensueños [...]" (*Los raros* 365).

2.3. Los estigmas

Los desviados con conductas anormales suelen mostrar signos de degeneración a los que se denomina *estigmas*:

> Al lado de los estigmas físicos, la ciencia ha encontrado también estigmas intelectuales que caracterizan la degeneración de un modo tan seguro como aquéllos, y estos últimos aparecen claramente en todas las manifestaciones vitales, singularmente en todas las obras de los degenerados, hasta el punto de que no es necesario medir el cráneo de un escritor ó ver el lóbulo de la oreja de un pintor, para reconocer que pertenece á la clase de los degenerados. (Nordau 30)

Los raros darianos también presentan tanto huellas psíquicas como somáticas como evidencias de su singularidad. Como ejemplo de las primeras, hallamos el mismo temperamento excitado en Poe "[...] Su imaginación y su temperamento nervioso estaban contrapesados por la fuerza de sus músculos" (*Los raros* 289), y en Martí "Era Martí de temperamento nervioso, delgado, de ojos vivaces y bondadosos" (*Los raros* 639). Por su parte, de las huellas somáticas destacamos la sonrisa, la cual se considera un gesto facial asociado generalmente a un estado de bienestar o felicidad; sin embargo, este mohín de dicha se ve ensombrecido por la pena tanto en Villiers: "El dolor misterioso y profundo se os muestra, ya con una indescriptible, fatal y penosa sonrisa, ya al húmedo brillo de las lágrimas. Pocos han reído tan amargamente como Villiers" (*Los raros* 368); como en Ibsen "[...] era un hombre fuerte y raro, de cabellos blancos, de sonrisa penosa, de miradas profundas, de obras profundas" (*Los raros* 613).

2.4. Las autopsias

A algunos de estos autores se les practican autopsias que transcienden el nivel anatómico al cual comúnmente se aplican en medicina forense, como es el caso de la *necropsia* que Griswold realizó sobre la figura de Poe "[...] la infame autopsia moral que se hizo del ilustre difunto debía tener esa bella protesta" (*Los raros* 286). El comienzo del obituario titulado *Ludwig* que aquel hizo nos permite entender la queja dariana mediante el uso del calificativo *infame*:

> Edgar Allan Poe [en mayúsculas en el original] is dead. He died in Baltimore the day before yesterday. This announcement will startle many, but few will be grieved by it. The poet was well known [...] but he had few or no friends; and the regrets for his death will be suggested principally by the consideration that in him literary art has lost one of its most brilliant but erratic stars. (2)

Si bien no solo estos raros reciben este tipo de atípicas autopsias, sino que también las practican como es el caso de Nordau: "[...] la autopsia espiritual que del desgraciado joven ginebrino [Jacques-Imbert Galloix] hace el sereno analizador sociológico, me parece de una impasible crueldad" (*Los raros* 592). Cabe destacar que el prologuista y traductor de la versión que manejamos de la obra de Nordau, Nicolás Salmerón y García, emplea igualmente el término *autopsia*, pero obviamente sin las connotaciones que Darío incorpora a este vocablo:

> [...] una obra como *Degeneración* [en mayúsculas y sin cursiva en el original]. Es la autopsia acabada y completa de todas esas teorías estéticas y literarias que la moda ha puesto en boga, es el grito de alerta dado á las clases superiores, rica é ilustrada de una sociedad sedienta de cambio y que se deja arrastrar por el espejismo engañador de las predicaciones de literatos dementes, de degenerados [...] (X)

2.5. Obras sanas y enfermas

El binomio *sano-enfermo* no solo se aplica sobre los individuos, fruto de ese afán clasificatorio de los sujetos que conforman la sociedad dada la imperante medicalización; sino que también, en el caso de los escritores, dicho binomio recae sobre las creaciones que producen. Así, Darío al describir la obra *L'art en silence* (1901) de Mauclair la califica de la siguiente forma: "[...] ha agrupado en este sano volumen, a varios artistas aislados, cuya existencia y cuya obra pueden servir de estimulantes ejemplos en la lucha de las ideas y de las aspiraciones mentales" (*Los raros* 271). Incluso las creaciones literarias exhalan perfumes, pero no solo se limitan a los típicos olores dulces, cítricos o amaderados, sino que son perfumes de cordura: "[...] Y pocos libros más llenos de bien, más hermosos y más nobles que este, fruto de joven, impregnado de un perfume de cordura y de un sabor de siglos" (*Los raros* 270).

La contraparte a estos juiciosos libros la encontramos, por ejemplo, en obras como *Monsieur Venus* (1884) de Rachilde, seudónimo de la literata Marguerite Vallette-Eymery: "Se trataba de un libro de demonómana[6], de un libro impregnado de una desconocida u olvidada lujuria [...]" (*Los raros* 457).

2.6. Enfermedades como elementos descriptores

Como colofón de esta revisión sobre algunos de las voces del lenguaje médico que Darío emplea en sus *raros retratos*, cabe destacar la utilización que realiza de ciertas enfermedades para describir, y en este caso concreto arremeter contra los críticos de la obra de Bloy: "No pueden saborearle los asiduos gustadores de los jarabes y vinos de la literatura a la moda, y menos los comedores de pan sin sal, los porosos fabricantes de crítica exegética, cloróticos de estilo, raquíticos o cacoquimios" (*Los raros* 387). Las tres enfermedades a las que alude Darío –clorosis, raquitismo y caquexia[7]– se caracterizan por una carencia férrica, una carencia vitamínica y una carencia nutritiva respectivamente.

En suma, por medio de estos ejemplos, hemos mostrado cómo Darío hace uso de ese cosmos de vocablos médicos aplicado a la descripción de una galería de artistas *raros*, engrosando así las creaciones de esa literatura de la enfermedad, patológica, característica del fin de siglo decimonónico y producto de la medicalización discursiva de la época. Resulta curiosa esta ironía de la vida,

---

6   "Demonomanía. Manía que padece quien se cree poseído del demonio." *Diccionario de la lengua española (DLE)*. Versión electrónica. Web. 15 En. 2022.

7   "[Clorosis] Enfermedad producida por deficiencia de hierro en la dieta, y caracterizada por anemia con palidez verdosa y otros síntomas"; "[Raquitismo] Enfermedad por lo común infantil, debida al defecto de vitamina D en la alimentación y consistente en trastornos del metabolismo del calcio, que se manifiesta por crecimiento defectuoso, encorvadura de los huesos y debilidad general"; y "[Caquexia] Estado de extrema desnutrición producido por enfermedades consuntivas, como la tuberculosis, las supuraciones, el cáncer, etc." *Diccionario de la lengua española (DLE)*. Versión electrónica. Web. 15 En. 2022.

pues el literato descriptor de tipos *raros, desviados, enfermos* tal vez fuese el único verdaderamente enfermo de todos ellos: "Con ellas nace, y de ellas muere. Son dos formas de embriaguez, la sensual y la alcohólica" (Salinas 13); especialmente la embriaguez alcohólica que fue la que sentenció su existencia, pero este tema lo dejamos para otra ocasión.

Bibliografía

Darío, Rubén. "Los colores del estandarte". *La Nación*, Buenos Aires, 27 nov. 1896: 3.

Darío, Rubén. *El mundo de los sueños*. Madrid: Librería de los sucesores de Hernando, 1917.

Darío, Rubén. *Autobiografía*. Madrid: Editorial Mundo Latino, 1919.

Darío, Rubén. *Los raros*. Eds. Ricardo de la Fuente Ballesteros y Juan Pascual Gay. Madrid: Cátedra, 2020.

Foucault, Michel. "Historia de la medicalización". *Educación médica y salud*, vol. 11, núm. 1, 1997: 5–25.

Gardes, Roxana. "Lo raro en 'Los Raros'". *Rubén Darío. Estudios reunidos en conmemoración del centenario. 1867-1967*. La Plata Universidad de La Plata, 1967: 179–192.

Griswold, Rufus Wilmot. "Death of Edgar A. Poe". *New York Daily Tribune*. New York, 9 Oct. 1849: 2. Disponible en https://www.eapoe.org/papers/misc1827/nyt49100.htm [14/01/2022].

Guislain, Joseph. *Traité sur les phrénopathies, ou Doctrine nouvelle des maladies mentales: basée sur des observations pratiques et statistiques, et l'étude des causes, de la nature, des symptômes, du pronostic, du diagnostic et du traitement de ces affections*. Bruselas: Établissement encyclographique, 1835.

Hare, Edward. "Schizophrenia as a recent disease". *The British Journal of Psychiatry*, vol. 153, Oct. 1988: 521–531.

Lombroso, Cesare. *L'uomo delinquente in rapporto all'antropologia, alla giurisprudenza ed alla psichiatria (cause e rimedi)*. Torino: Fratelli Bocca Editori, 1897.

Lombroso, Cesare. *The man of genius*. London: The Walter Scott Publishing, 1917.

Morel, Bénédict. *Traité des dégénérescence hysiques, intellectuelles et morales de l'spèce humaine et des causes qui produisent ces variétés maladives*. Paris, Chez J. B. Baillière, 1857.

Nordau, Max. *Degeneración. Tomo I. Fin de siglo – El misticismo*. Trad. Nicolás Salmerón y García con un epílogo del autor. Madrid: Librería de Fernando Fe, Sáenz de Jubera Hermanos, 1902.

Torrey, Edwin Fuller. *Schizophrenia and Civilization*. New York, Londres: Jason Aronson Publishers, 1980.

Salinas, Pedro. *La poesía de Rubén Darío. Ensayo sobre el poeta y los temas del poeta*. Barcelona: Seix Barral, 1975.

Uzcátegui Moncada, Laura Beatriz. "La *décadence* y el *décadisme* en Francia: origen y evolución de una concepción estética". *Núcleo*, vol. 24, núm. 29, 2012: 155–178.

Francisco José Francisco Carrera
La distopía como enfermedad social en el videojuego *we happy few*. Una propuesta didáctica desde la enseñanza de la lengua inglesa

Introducción: Las distopías en el siglo XXI, de la literatura a los videojuegos

Para entender nuestro momento actual, es importante observar cómo proliferan las distopías en diversos medios de producción artística. Estamos ante una cierta distopofilia y de hecho "esto lleva cien años produciéndose" (Martorell 38). Esta idea está muy marcada por el desarrollo de obras de ficción de carácter distópico en los últimos tiempos, aunque hay que recordar que realmente no hay una distopía prototípica que sirva como modelo para ir creando otras nuevas (Shahbazian 9); es, por lo tanto, un género altamente complejo. Así, si recordamos los ejemplos literarios clásicos, lo más probable es que vayamos a textos como *1984* de Orwell o *Un mundo feliz* de A. Huxley, pero, por ejemplo, no debemos olvidar otros textos de importancia como *Nosotros* de Yevgueny Zamiatin, de 1924, o *Himno* de Ayn Rand, de 1938. El impulso distópico viene, por otra parte, de lejos, ya que autores como G. Claeys nos recuerdan que podemos trazar una genealogía al respecto como el siglo XVIII en diversos textos satíricos en lengua inglesa (291).

Pero yendo más allá de lo literario, el panorama actual que se ha desarrollado dentro de la industria del videojuego ha sido especialmente prolífico en cuanto a títulos de calidad. Cabe mencionar uno de los casos más conocidos, *Bioshock*, cuya ambientación y temática lo convierte en uno de los primeros referentes para tener en cuenta. Luego ha habido otros, entre los que cabe mencionar las secuelas al primer *Bioshock* (*Bioshock 2* y *Bioshock Infinite*) o las obras del estudio Playdead: *Inside* y *Limbo*, sobre todo la primera mencionada. En lo que a nosotros nos concierne, queremos centrarnos para este trabajo en una obra en concreto perteneciente a este medio audiovisual. Nos referimos a *We Happy Few*, una creación de mundo abierto realizada por el estudio canadiense Compulsion Games en 2018. La obra en cuestión destaca por la presentación hasta el más mínimo detalle de una Inglaterra retrofuturista en la que se mezclan hitos ficcionales con otros reales propios de la historia del país. Por ejemplo, en la Inglaterra del videojuego ha ocurrido la Segunda Guerra Mundial, como ocurrió en nuestro mundo, pero la ganaron los alemanes, lo que resultó en la creación de una Inglaterra deprimida, derrotada y que no es capaz de superar el trauma. Así, el videojuego se enmarca en una sociedad que se encuentra en decadencia, sobre todo porque no es capaz de aceptar un hecho especialmente doloroso: los alemanes se llevaron a muchos de los niños ingleses a su país.

Hay aspectos estéticos y jugables que son de la mayor importancia para entender esta obra. Para empezar, es un videojuego en primera persona y esto, obviamente, implica que el que lo experimenta lo hace desde una postura muy íntima. No vemos realmente al personaje (más allá de en las cinemáticas insertas en el discurso audiovisual), vemos lo que ven sus ojos, y esto, como comentaremos en breve, es de vital importancia. De este modo, al jugar, habremos de identificarnos con Arthur Hastings, el protagonista de la obra, quien encarna la prototípica flema británica. Es interesante tener en mente su apellido, porque la batalla de Hastings que tuvo lugar el 14 de octubre 1066 es una fecha muy cargada de significado en el imaginario inglés, ya que hace referencia a otra derrota importante, la última invasión efectiva de las islas británicas, en ese caso a mano del ejército franco-normando liderado por Guillermo II de Normandía, llamado por su gente el Conquistador y a quien los ingleses habrían de denominar Guillermo el Bastardo, cuestión de perspectivas, es obvio.

En cualquier caso, lo que hace al juego verdaderamente interesante es su temática, la cual también muy británica: la supervivencia del protagonista en una sociedad altamente distópica. Esto es lo que inserta *We Happy Few* en un contexto mucho más amplio, lo que podríamos llamar distopías británicas. De nuevo, vendrían a la mente los textos clásicos de Orwell y Huxley ya mencionados, pero también otras obras más recientes dentro de las artes audiovisuales, es el caso de las series de televisión *Black Mirror* y *Years and Years*.

Por último, al respecto del videojuego del que nos ocupamos para el presente trabajo, hemos de tener en cuenta que para la ocasión el despliegue artístico-estético ha sido monumental. De esto da testimonio el libro de *Arte del juego*: en él se nos recuerda el esfuerzo por todo el equipo artístico para recrear minuciosamente los años 60 británicos (Clayton y Hunter 7). Ciertamente, se consigue la elaboración de un microcosmos muy particular, un mundo que es a la vez extrañamente familiar y profundamente inquietante. Todo nos resulta atractivo y amenazador, muchas veces a la vez y esto nos sitúa ante un cruce de caminos. No es fácil responder por qué el mundo de *We Happy Few* es a la vez tan atractivo y aterrador, eso es lo que hace que tenga tanta personalidad, por así decirlo, la propuesta de Compulsion Games.

En el siguiente apartado habremos de ocuparnos del concepto de distopía como enfermedad social para más tarde acercarnos al mismo desde una perspectiva didáctica e insertarlo así dentro del sistema educativo, lugar desde el cual podremos trabajar de manera sistemática el tema para poder reflexionar sobre el mismo y utilizarlo en propuestas de mejora social y educativa.

La distopía como enfermedad social

Las sociedades occidentales, como afirmaba el poeta J. A. Valente, se han construido en torno a un pensamiento profundo pero escindido (52). Dicha escisión responde a binomios tales como materia-espíritu, cuerpo-alma, masculino-femenino, etc. Así, también el binomio distopía-utopía parece que nos caracteriza, al menos en las primeras décadas del siglo XXI que habitamos. O bien parece que estamos en un polo, o bien en el otro, olvidando que en ocasiones los polos opuestos están más cerca de lo que creemos y que lo más deseable sería estar en una zona intermedia, en una zona analógica, por usar terminología del filósofo mexicano M. Beuchot. Una zona prudente, un lugar de mesura y equilibrio. Ese es el término medio al que alude A. Grün al referirse al arte de la justa medida que se genera de, por ejemplo, aceptar nuestros propios errores, nuestra falibilidad más íntima, también nuestra mediocridad según en qué momentos (24 y 25). Sería un gran avance ver eso con claridad, especialmente porque necesitamos mucha "humildad y valentía para admitir la verdad, la propia limitación, menesterosidad y fragilidad y abstenerse de emitir juicios sobre los demás" (Grün, 24). En esa idea subyace al fin y al cabo la necesidad de una mediación entre lo que W. Berry denomina la mente racional y la mente empática pues solo de esta manera podríamos detener aspectos tan serios como el declive medioambiental de nuestro planeta (250). Además de lo dicho, convendría que fuéramos conscientes de las ventajas surgidas al abrazar una sabiduría de lo incierto, aceptar que "la vulnerabilidad forma parte de las entrañas de la condición humana" (Mèlich, 57). Estas disquisiciones hemos de tenerlas en cuenta cuando miramos lo que es realmente una distopía, algo de lo que se habla mucho, pero ya pocas veces nos sentamos a definir de manera clara y concreta.

Claeys nos muestra cómo el término distopía se acuña en 1747 y ya en 1748 venía a indicar un "país sin felicidad" (273). A partir de ahí, las cosas se han ido haciendo más y más complejas hasta que, de alguna manera, parecen simplificarse cuando el adjetivo "distópico" cala en nuestro día a día por motivos como el crecimiento acelerado de la tecnología o la pandemia de la COVID-19, por ejemplo. Esto enfatiza una idea de que "el mundo actual ya es bastante distópico" (Martorell 61). Por su parte, Ierardo recuerda que la distopía "es el futuro como reino de pesadilla y no la vida elevada por el progreso tecnológico" (10), en otras palabras, lo tecnológico no tiene por qué ser distópico, es el mal uso de la tecnología lo que la convierte en elemento distópico recurrente. Por lo tanto, teniendo en cuenta que el orden distópico es una imagen aberrante de una supuesta sociedad perfecta, una distopía vendría a ser una situación en la que el ser humano es desnaturalizado, gobernado de manera injusta y dolorosa. Al fin y al cabo, volveríamos a esa idea mencionada hace unas líneas: la imagen de un país donde no puede haber felicidad, de un país triste. En este sentido, una distopía perfecta vendría a representar algo absolutamente negativo. Pero, como suele pasar con el arte, esas oscuridades, por decirlo de algún modo, alimentan nuestras iluminaciones, por eso se hacen necesarias como correlatos objetivos para poder mejorar y seguir avanzando en pos de un mundo mejor. A través del mundo "peor" que viene a ser el mundo distópico, podemos entrever la utopía, que etimológicamente es un no-lugar, para poder llegar a un sí-lugar en el que vivamos mejor de lo que hacemos o de lo que podríamos llegar a hacer. Así, en este momento en que distopía parece significar todo y nada a la vez, esa visión concreta de sistema que funciona correctamente, pero en el que nadie es feliz, mantiene a la vez su pulsión paradójica y una claridad de horizonte semántico en el que movernos con cierto sentido de orientación. En la era de la información que nos ha tocado vivir, cierta mesura de significados es conveniente, no para crear un sentido único y dogmático de lo que se configura polisémico o heterointerpretativo en el sentido univocista de la visión, sino más bien para que se manifieste como la base de una interpretación analógica y prudente como la ofrecida por M. Beuchot cuando menciona que conviene "encontrar una interpretación analógica, intermedia entre la univocidad y la equivocidad" (52).

Por cierto, al respecto de esto último, conviene tener en mente que, según Williams, no es tanto la era de la información la que vivimos sino la "era de la atención" (32). La atención es un bien muy preciado que empieza a escasear; para empezar, estamos muy de acuerdo con J. Rodríguez al referirse al ser humano actual como *homo digitalis*, un ser aún primitivo que empieza a habitar una nueva era (447). Estamos ante una serie de acontecimientos que parecen acumularse sin descanso, acaso un poco como nos relataba Kurzweil al referirse a la llegada de la singularidad, ese efecto por el cual la inteligencia artificial podría automejorarse de manera exponencial cada vez en menor tiempo

(12). Por ello, antes de que se nos vaya de las manos lo distópico y perdamos de vista qué es, hacia dónde nos señala, de dónde viene y cómo nos puede ayudar en nuestro desarrollo humano, conviene ver todas estas ficciones distópicas que frecuentamos a través de diversos medios con la atención adecuada porque, al fin y al cabo, un orden distópico en lo social implica cierto grado de enfermedad en el constructo social de lo humano, como veremos en los párrafos que siguen.

Pues bien, esta muestra de patología social en lo distópico se manifiesta en el videojuego del que nos ocupamos de diversas maneras, pero especialmente en una muy concreta que queremos señalar aquí con cierto detenimiento. El tema central es la necesidad del olvido. Los personajes del juego necesitan olvidar, solo así pueden soportar sus vidas, la realidad que ahora habitan. Todo se origina en la derrota ante los alemanes y varios sucesos vergonzosos que acaecieron entonces, el más doloroso entre ellos fue que incontables niños británicos fueron llevados a Alemania ante la pasividad de sus padres, pensando incluso que sería lo mejor para su vida. El dolor de esa pérdida general (la guerra) y esa otra más íntima y particular (sus hijos) hace que la sociedad británica del videojuego sobreviva a base de pastillas, básicamente. Es la manera de olvidar y ver una realidad gris de manera colorida y por lo tanto soportable e incluso disfrutable. Un elemento clave en el desarrollo jugable de la propuesta del estudio canadiense es un tipo de píldoras que son llamadas *joy* (alegría, en español), es una droga que no es solo tolerada sino normativa y que, para ser un buen ciudadano, hay que tomarla cada poco tiempo. El jugador para acceder a diversas partes del mundo del juego, ha de tomarla obligatoriamente porque en caso de que se detectara que no la había ingerido, sería detenido. Se convertiría en un *downer* (un aguafiestas, en español) y eso no puede aceptarse en una sociedad que ha decidido superar sus traumas de la peor manera posible, no reconociéndolos y olvidándolos a través de la farmacopea que desarrollan sus científicos para ello. Es interesante ver cómo el protagonista del juego puede ver el mundo que le rodea desde tres ópticas o perspectivas: 1) puede estar en su estado normal no-alterado por ninguna substancia química, algo que hace la mayor parte del tiempo, 2) puede haber tenido que ingerir una píldora de *joy* para pasar un control (cada vez que en un recinto marcadamente urbano, por ejemplo, ya que las ciudades tienen controles muy estrictos al respecto) y entonces todo tiene un brillo y un color especial, e incluso su manera de andar es más alegre o 3) puede estar en un estado de resaca, por así decirlo, justo después de que se pase el subidón de *joy*, entonces el mundo se ve oscuro y deprimente, un verdadero horror que se ha de evitar a toda costa. En el tercer tipo de estado, por ejemplo, al jugador se le recomienda que, para que nadie note lo que le está pasando (que el *joy* ha dejado de surtir efecto), se siente en un banco y se ponga a leer un periódico que le tape el rostro, de esta manera puede pasar desapercibido hasta que vuelva al primer estado, el normal no-alterado. Por si esto fuera poco, el videojuego nos recuerda de otras maneras la necesidad de olvido como manera de enfrentarnos a una realidad insoportable, la más conspicua está en uno de los mensajes que salen de manera reiterativa en las pantallas de carga entre una zona y otra (cargas que son largas, por lo que el jugador puede ir viendo diversas frases para no perder el hilo narrativo de lo que está experimentando). Dicho mensaje dice así: *happy is the country with no past*, o lo que es lo mismo, feliz es aquel país que no tiene pasado. Este es un proverbio popular que obviamente hace referencia a lo turbulento de la historia, con sus desastres de todo tipo, su violencia entre sus gentes, etc. Así, la vida del hombre viene a observarse desde esta perspectiva también, y acaba pensando uno que la única manera de ser feliz en la sociedad del videojuego es no teniendo memoria. Feliz es el país sin pasado y feliz, por lo tanto, el hombre que no recuerda, que vive en un mundo irreal pero placentero porque los traumas no se superan, simplemente se niegan, se olvidan.

En este sentido, estamos ante una sociedad enferma: su obsesión por olvidar hace que no sea ya capaz de mirar de frente los problemas y cuando esto ocurre, ¿cómo podremos superarlos? Relacionando este hecho con algo que nos lleva afectando mucho más tiempo del que esperábamos, ante el impacto que tuvo el confinamiento estricto debido a la COVID-19 en nuestros territorios, nos queda como aconseja Latour recordarlo, no olvidarlo nunca, ser conscientes de nuestro dolor, de qué estaba pasando y por qué para no perder el norte y actuar de la manera más positiva posible (45). Esta sensación de huir patológicamente del dolor es uno de los problemas que ha señalado el filósofo Byung-Chul Han, especialmente en su obra *La sociedad paliativa*. Allí, por ejemplo, el autor señala que "hoy se absolutiza la supervivencia, como si nos halláramos en un permanente estado de guerra" (29) y que "reducir el tratamiento del dolor exclusivamente a los ámbitos de la medicación y la farmacia impide que el dolor se haga lenguaje e incluso crítica" (25). Este es sin duda el aspecto central de lo que queremos señalar, la piedra de engarce entre la distopía como enfermedad social y la necesidad de propuestas educativas que, incidiendo en este hecho, se conviertan en puertas a la salud socioeducativa y procesos de análisis crítico, comprensión y mejora de algo que es negativo por insalubre.

Acaso, lo que nos piden estas obras distópicas, es una capacidad de ver con ojos nuevos lo que antes era insoportable, empezar a hacer las cosas de otra manera porque nunca es tarde, como dice preclaramente David Whyte "comenzar bien implica aclarar lo confuso, lo desordenado y lo complicado para hallar las hermosas y a menudo ocultas vetas de lo esencial y lo necesario" (25). Este estado tiene algo de prístino y original, un poco en el sentido de lo que decía Clara Janés que experimentaba al estar en ciertos lugares en los que sentía que volvía al estado original, "un estado de posibilidad" (12). Desde este nuevo horizonte, este tipo de obras de arte nos ayudan a ser conscientes de nuestra realidad al ponernos delante un espejo deformado en el que podemos intuir problemas de nuestra propia vida como si fuera un correlato objetivo de la misma. Así, gracias además a lo inmersivo del medio (un videojuego en primera persona), el impacto es sin duda más evidente. Además, al estar inserta en un corpus cultural muy concreto, las distopías británicas, nos encontramos ante una muestra artística con un potencial muy claro dentro del aula de idiomas para enseñar inglés como lengua extranjera. Con esto en mente, pasamos al siguiente apartado, consistente en una propuesta didáctica para la clase de lengua inglesa como segundo idioma.

Propuesta y justificación didáctica para la enseñanza del inglés a partir del videojuego *we happy few*

Por último, en las presentes páginas quisiéramos proponer algunas líneas de actuación generales en relación con cómo utilizar el contexto presentado en *We Happy Few* para realizar una enseñanza significativa de la lengua, la cultura y la literatura en lengua inglesa. De hecho, uno de los márgenes textuales más importante a destacar viene ya en el mismo título del juego, un guiño claro a la cultura y la historia inglesa pues hace referencia a las palabras que utiliza Enrique V para arengar a su ejército antes de la batalla de Agincourt, así reza el texto de William Shakespeare: "we few, we happy few, we band of bothers" (*Henry V*, Acto 4, Escena 3). Lo cierto es que esa sección de la obra de teatro es una de las más emblemáticas para cualquier conocedor de la obra del dramaturgo inglés, de tal modo que a su manera es una clara muestra de intertextualidad desde la portada del juego donde uno puede leer su título. Dicho esto, hay algunas consideraciones previas que queremos dejar claras desde aquí. El contenido de *We Happy Few* es bastante violento, por lo que cualquier tipo de dispositivo de acción didáctica a partir de este material ha de ser revisado y adaptado por el docente que decida valerse de él. No sin razón, la calificación PEGI (*Pan European Game Information*) lo emplaza dentro de la categoría de edad más alta para su consumo, los 18 años. Según su página web oficial, la PEGI define dicha categoría así "la clasificación de adultos se aplica cuando la violencia alcanza un nivel tal que se convierte en una representación de violencia brutal, asesinato sin motivo aparente o violencia hacia personajes indefensos. La glamurización del uso de drogas ilegales y la actividad sexual explícita también deben incluirse en esta categoría de edad". En este caso, desde la PEGI en su segundo nivel de categorización, los denominados descriptores de contenido, se deja claro que en este caso lo que abundan son dos aspectos: 1) la violencia y 2) el lenguaje soez. Por todo ello, y esta es una advertencia muy evidente, para empezar, no sería partidario de su uso para alumnos menores de edad, si así fuera la adaptación de los contenidos debería ser muy exhaustiva, tanto en forma como en contenido. Por otro lado, nuestra intención es detenernos en algunos de los aspectos temático-contextuales de la obra para poder desarrollar una serie de actividades dentro del campo disciplinar de lengua, cultura y literatura inglesa. Se darán por tanto unas líneas muy generales de posible actuación al respecto. Siendo así, no olvide el lector que esto es simplemente un mapa orientativo, nada más, y así ha de entenderse.

Los dispositivos concretos de operación didáctica partirían desde dos modos de acción: el análisis contextual y la utilización de recursos concretos. En cualquier caso, ambos aspectos irán de la mano. De manera efectiva, lo que nos interesa aquí es enfatizar la importancia cultural de los artefactos ficcionales que hemos denominado "distopías británicas". Con ello, incidimos tanto en lo cultural como en lo más estrictamente literario. De hecho, aconsejamos que, independientemente de cómo queramos desarrollar nuestras actividades didácticas, partamos de la misma manera: pidiendo al alumnado que rastreen de dónde viene la frase *"we happy few"*. Así, desde un entorno más amplio, la literatura inglesa y su autor insignia, podremos dirigirnos hacia un lugar más concreto, las novelas distópicas inglesas clásicas. Desde allí, dando un paso más, iremos a las ficciones audiovisuales más modernas para acabar dentro del campo de los videojuegos. Es esta una maravillosa oportunidad de ver cómo cada época muestra formas distintas de presentar temas que se relacionan, imágenes que mutan, dando así una sensación de continuidad muy interesante para que el docente de lenguas-culturas pueda acercar a sus alumnos a corrientes culturales autóctonas.

Desde aquí, nuestra propuesta se dirigirá concretamente al estudio de las distopías. y por contigüidad, de las utopías, un género también con impacto en lo británico a través del texto asimismo clásico de Tomas Moro, escrito originalmente en latín y que vio la luz en 1516. De nuevo, varias actividades secuenciadas se antojan claras desde una perspectiva didáctica:

– El análisis contrastivo de diversas distopías.
– Una lectura atenta de obras o fragmentos de textos clásicos.

- La revisión de hechos históricos o hitos culturales del Reino Unido desde una visión distópica, esto también ayudará a estimular la creatividad del alumnado.
- El comentario de imágenes del videojuego, estas deberían ser elegidas muy atentamente por el docente, atendiendo a sus objetivos pedagógicos y al grupo concreto con el que los ha de trabajar. El arte creado para el juego es tan rico que da muchas posibilidades en este sentido, desde las típicas descripciones de la imagen a la creación de textos mínimos literarios desde una perspectiva más creativa.

Es obvio a estas alturas que consideramos esencial usar el empuje de las distopías en nuestra época para observar en qué manera esas ficciones negativas pueden convertirse en ejemplos que evitar, algo así como un cuento aleccionador que nos indica qué no hacer. Esto es fácilmente aplicable en entornos de trabajo de aula y por ello, partiendo desde dentro del sistema educativo, se pueda tener una vía de acceso a la esfera de lo social. De esta manera, desde lo más concreto (la enseñanza de lenguas-culturas) nos vamos a un estrato más general que lo acoge, el saber ser y estar en el mundo, algo sin duda muy importante en nuestros entornos educativos como antesala de las interacciones humanas sociales más complejas que esperan fuera de él a nuestros discentes.

Conclusión: La distopía como salvación

Como hemos venido observando desde el principio del texto, creemos que la potencialidad de la ficción para incidir en la realidad es evidente. De hecho, estamos muy de acuerdo con Martorell cuando afirma que "las ventajas pedagógicas de la narrativa distópica sobre la teoría distópica son abrumadoras" (63). Esto es así, por un componente afectivo claro, la lectura de una ficción requiere, como sabemos, de una suspensión de incredulidad (del inglés, *suspension of disbelief*, término acuñado por S. T. Coleridge en 1817) por la cual olvidamos la realidad y nos sumergimos en el texto que conforma, en ese espacio, una nueva realidad que habitamos y por lo tanto aprehendemos. Esta intensidad se refuerza si cabe más todavía en un videojuego que se manifiesta en primera persona (y todavía han de llegar modos más inmersivos al respecto, todo es cuestión de tiempo y de desarrollo tecnológico) Al fin y al cabo, el arte, en cualquiera de sus manifestaciones, es un medio directo al corazón del que lo percibe, va allí a veces directamente y luego esa potencia se destila en su cerebro de manera que el impacto es total. Nos viene bien recordar lo que decía Rilke al respecto: "la mayoría de los acontecimientos son indecibles, se producen en un espacio al que nunca ha llegado una palabra, y lo más indecible de todo son las obras de arte" (27). En esa indecibilidad radica su mayor bondad, su potencialidad máxima. Es una puerta de entrada a nuestro interior, una línea de luz para que podamos recorrer las sombras de nuestra vida y volver de ellas más humanos, más cuidadosos, más atentos, más capaces de entendernos a nosotros mismos, a los otros, al mundo, al fin y al cabo.

Bibliografía

Beuchot, M. *Tratado de Hermenéutica analógica. Hacia un nuevo modelo de interpretación*. México, D.F.: Ítaca, 2009.

Booker, M. K. *The Dystopian Impulse in Modern Literature: Fiction as Social Criticism*. Westport: Greenwood Press, 1994.

Berry, Wendell. *El fuego del fin del mundo*. Madrid: Errata naturae, 2020.

Claeys, Gregory. *Dystopia. A Natural History*. Oxford: Oxford University Press, 2018.

Clayton, Whitney y Hunter, Lisa. *The Art of We Happy Few*. Milwaukie: Dark Horse Books, 2018.

Grün, Anselm. *El arte de la justa medida*. Madrid: Trotta, 2016.

Han, Byung-Chul. *La sociedad paliativa*. Barcelona: Herder, 2021.

Ierardo, E. *Sociedad Pantalla. Black Mirror y la Tecnodependencia*. Buenos Aires: Continente, 2018.

Janés, Clara. *La voz de Ofelia*. Madrid: Siruela, 2005.

Kurzweil, Ray. *The Singularity is Near. When Humans Transcends Biology*. New York: Penguin Random House, 2005.

Latour, Bruno. *¿Dónde estoy? Una guía para habitar el planeta*. Madrid: Taurus, 2021

Martorell, Francisco. *Contra la distopía. La cara B de un género de masas*. Valencia: La Caja Books, 2006.

Mèlich, Joan-Carles. *La fragilidad del mundo. Ensayo sobre un tiempo precario*. Barcelona: Tusquets, 2021.

Rilke, Raine M. *Cartas a un joven poeta. Poemas*. Buenos Aires: Losada, 2004.

Rodríguez, Joaquín. *Primitivos de una nueva era*. Barcelona: Tusquets, 2019.

Shahbazian, Steve. *A Century of Dystopia*. USA: Kelvern Books, 2019.

Shakespeare, William. *The Complete Work of William Shakespeare*. Londres: Parragon, 1993.

Valente, José Ángel. *La experiencia abisal*. Barcelona: Galaxia Gutenberg/Círculo de Lectores, 2004.

Williams, James. *Clics contra la humanidad. Libertad y resistencia en la era de la distracción tecnológica*. Barcelona: Gatopardo Ensayo, 2021.

Whyte, David. *La belleza oculta de las palabras cotidianas*. Barcelona: Koan, 2021.

Marina Bianchi

La herida interior: sobre unos poemas inéditos de Rafael Ballesteros

1. Justificación y contextualización[1]

La elección del tema se debe a que el poeta Rafael Ballesteros (Málaga, 1938)[2] me eligió como editora para el volumen que recoge su producción en verso más reciente: *Perseverancia. Poesía inédita (2018–2021)*, que saldrá a lo largo de este año 2022. En sus páginas, como lectores, pasamos por los estados anímicos de un padre que ha perdido al hijo debido al cáncer, lo acompañamos en su larga búsqueda de una salida del dolor y nos conmovemos por su tenacidad en encontrar consuelo en los pequeños detalles, en la belleza y en el amor a la vida, pese a todo. Como críticos, apreciamos, entre muchos otros detalles, la incuestionable calidad y las peculiaridades de sus composiciones, el gran conocimiento enciclopédico del que mueven, la inmensa capacidad evocadora, la perfecta construcción de las imágenes que revelan significados nuevos en cada lectura, la precisión y la intransigencia del autor para consigo mismo.

Las bases para un estudio completo de la producción literaria de Ballesteros se sentaron en el primer congreso enteramente dedicado a su obra, celebrado en Málaga en junio de 2021, gracias al intenso esfuerzo de José Lara Garrido, de Belén Molina Huete y de Pedro Plaza. Como remarqué en aquella ocasión, Francisco Morales Lomas y Alberto Torés García colocan a Ballesteros en el grupo que denominan *Poetas del '60 (Una promoción entre paréntesis). Estudio y antología* (2015), refiriéndose a autores nacidos en los años treinta y principios de los cuarenta que empiezan a publicar entre 1959 y 1966 y se consolidan en los setenta. Para ellos, la poesía es el medio para meditar acerca del ser humano,

---

1 Este trabajo se halla vinculado al Proyecto de Investigación del Plan Estatal "Poéticas de la Transición (1973–1982)", financiado por: FEDER/Ministerio de Ciencia, Innovación y Universidades – Agencia Estatal de Investigación/FFI2017-84759-P.
   El primer apartado del presente texto, «Nota preliminar», se ha reelaborado a partir de la primera parte de otro trabajo mío sobre Ballesteros: «Sobre un poema inédito de Rafael Ballesteros: "Patio. Bergamo"» (Bianchi, 2020).
2 Sobre la vida y la trayectoria poética de Ballesteros, véase la ficha biobibliográfica redactada por Neira y recogida en la web del grupo de investigación POESCO (Poesía Española Contemporánea): <https://www.poesco.es/fichas-biobibliograficas.html>.

abierta a la solidaridad, marcada por una constante voluntad de renovación que se manifiesta tanto en el virtuosismo lingüístico como en el simbolismo personal de cada escritor. Por otro lado, en «Rafael Ballesteros. Una poética de la cordialidad», Juan José Lanz (2015: 19-20) resume las características del grupo remarcando las formas expresivas complejas y poco narrativas, la mayor fragmentación del poema, la multiplicación de las perspectivas y de las voces textuales, la progresiva barroquización de las obras y la construcción de una nueva cordialidad.

Con referencia a Ballesteros, poeta, antes que nada, aunque autor también de aforismos, textos narrativos, obras teatrales y ensayos, además de promotor cultural y fundador en 2013 de la revista literaria digital *El Toro Celeste* y de la editorial homónima, Lanz (2015: 22) y Julio Neira (2018: 86) opinan que se trata de uno de los mejores poetas contemporáneos en lengua española. Injustamente olvidado hasta ya entrado el presente siglo, probablemente por su hermetismo y su originalidad transgresora (Neira, 2018: 86), antes del ya citado congreso del pasado mes de junio, la obra de Ballesteros había sido estudiada solo de forma puntual, aunque por mano de excelentes críticos. Recorriendo los volúmenes que reúnen la entera trayectoria poética del malagueño, encontramos a José María Balcells[3], autor de la introducción a la primera recopilación, *Poesía (1969-1989)* (en Ballesteros, 1995: 5-88); Lanz, quien redacta el consistente estudio preliminar al volumen que recoge la segunda etapa, *Poesía 1990-2010* (en Ballesteros, 2015: 9-98)[4]; Alfredo López-Pasarín, autor del exhaustivo comentario crítico a *Jardín de poco. Poesía inédita (2010-2018)* (en Ballesteros, 2019: 9-85), que recoge los poemarios de Ballesteros publicados hasta el momento. A estos se añade la versión reunida y revisada de las cuatro partes del largo poema único *Jacinto*[5] (1983, 1997, 1998 y 2002), con introducción de Neira (en Ballesteros, 2021: 7-25). Pronto aparecerán *Perseverancia. Poesía inédita (2018-2021)*, con mi estudio previo, y *Góngora respira, respira aún*[6].

---

3 Algunos de los textos de Balcells escritos a partir de 1984 se compendian en «La escritura marginal de Rafael Ballesteros» (1991: 131-153), mientras que en su más reciente «Rafael Ballesteros y los vislumbres del vuelo» (2016: III-VIII) descubre claves fundamentales de la poética del malagueño.

4 Aguilar Sánchez (2019: 13-28) repasa ambas temporadas a las que se corresponden las dos antologías en el artículo «Al borde del misterio: acercamiento a la poesía de Ballesteros (1969-2010)».

5 Por razones de espacio, las partes segunda, tercera y cuarta de la obra maestra del malagueño no se han recogido en las tres recopilaciones principales arriba mencionadas.

6 Además de los citados, entre los textos científicos aparecidos en este siglo XXI, contribuyen en la hermenéutica de la poesía de Ballesteros el recorrido de Neira por las

Como señalo cada vez que escribo sobre Ballesteros (cfr. Bianchi, 2020: 184-185), él entiende la escritura como una larga y meticulosa búsqueda cuyo objetivo es la imposible comprensión del misterio de la vida y del acto creativo: en su vana tarea de desvelar la verdad, nunca excluye la indagación metaliteraria. En su concepción, la escritura no se considera como autónoma, sino como parte de la profunda investigación acerca de lo que rodea al autor, de la construcción de su idioma poético, del significado del acto mismo de componer versos, de la existencia del hombre y del sentido ético de su vivir. Además, como subraya Lanz (2015), la cordialidad de Ballesteros, su afabilidad, alegría y optimismo pese al dolor, y su predisposición a las relaciones humanas se hacen patentes en las composiciones, que se vuelven el espacio para el diálogo con el lector con quien comparte sus dudas e incertidumbre. Por último, es necesario recordar que el lenguaje refinado y elegante del malagueño se hace eco de la más noble tradición poética andaluza y universal que él actualiza desde la originalidad y la extravagancia aparente, que en el fondo esconde una actitud cabal y rigurosa frente a la vida y a la palabra.

2. *Perseverancia. Poesía inédita 2018-2021*

Perseverancia. Poesía inédita 2018-2021 recoge tres libros distintos –así los describe al autor– que en su conjunto conforman el recuento poético de la experiencia vital desde el peregrino que rema en su barco, con una clara referencia a las *Soledades* de Luis de Góngora (2009), hasta el epitafio que reafirma la supervivencia en el verso más allá de la muerte. El recorrido deja patente el protagonismo de Eros y Thanatos, donde, a medida que el tiempo avanza, el primero persiste como recuerdo y la belleza del verso y el amor ofrecen las armas para resistir al segundo.

Resumiendo las características generales del libro y de las tres partes que lo componen, ya analizadas detenidamente en «*Perseverancia. Poesía inédita 2018-2021*, de Rafael Ballesteros: entre tradición e innovación, con la emoción al frente» (Bianchi, 2022: 439), como siempre ocurre con las obras de Ballesteros, desde la primera lectura se imponen la tradición, la innovación y la emoción. Si desde sus comienzos el autor nos tiene acostumbrados a las innumerables

---

obras publicadas entre 1969 y 1986, centrándose sobre todo en la primera entrega de *Jacinto. (Primera versión de la primera parte)* (Ballesteros, 1983), en «La transgresión lingüística como poética en la obra de Rafael Ballesteros (1959-1986)» (2018: 84-101), y dos aportaciones de Moreno Ayora: «Rafael Ballesteros: tiempo, indagación y lenguaje» (2015: 533-540) y «Rafael Ballesteros: poeta y narrador» (2010: 183-196).

voces de los maestros que resuenan en sus versos, por otro lado y pese a la larga trayectoria creativa, su lenguaje sigue sorprendiendo por su carácter innovador y por su culta frescura, por la originalidad de la unión de palabras para formar otras nuevas que adquieren densidad semántica por acumulación, por las inesperadas modificaciones de letras o morfemas que confieren significados nuevos y más precisos, por lo inusual de una versificación clásica que, sin embargo, quiebra las reglas de la tradición, volviéndonos locos a los traductores de su poesía. A la vez, de nuevo como es típico de Ballesteros, nos asombra el torbellino de emociones intensas en el que nos involucra sin remedio, de interrogativos que, tras alentarnos en buscar una respuesta, se quedan sin solución definitiva, de experiencias vitales que alcanza un nivel de universalidad que nos arrolla a todos en los mismos periplos del autor. Nos cautiva con la finura de su expresión de lo inefable y con la sinceridad y desnudez de la manifestación de sus sentimientos, nos ofrece escenas y escenarios con lujo de detalles, aunque sin contar nada, nos habla a otro nivel superior que congrega irremediablemente nuestro goce estético, nuestra sensibilidad, nuestro vitalismo, nuestra humanidad en su sentido más profundo.

Como aclaré en el congreso de Málaga (Bianchi, 2022: 440), la *Perseverancia* del título remite a la actitud del sujeto poético que ofrece su recuento vital en primera persona y nos refiere de su firmeza y constancia en la virtud, para no sucumbir a las dificultades y al dolor. Se trata de una actitud vital que lo abarca todo, la vida y la poesía, pasando por el amor, el deseo, el recuerdo, el *tempus fugit*, la muerte, la verdad, la duda, la belleza, la fraternidad, la disidencia ante la dictadura de Franco, la intertextualidad, los homenajes, los neologismos y la influencia formal de Góngora. La poesía prima sobre cualquier aspecto y se encarga tanto de aliviar las penas como de meditar sobre los interrogantes más angustiosos: el sentido de la existencia y su final. De acuerdo con esta doble vía, se desarrollan las primeras dos secciones de la obra: «Un soplo de fuego es el recuerdo» y «Estados sombríos del corazón», donde el primer poemario, el más largo, canta el amor y el deseo, o más bien su recuerdo, y otros aspectos que otorgan el impulso vital, mientras que el otro reflexiona sobre la muerte y las emociones que suscita, sanadas solo en los poemas finales por la belleza y el amor. El tercer apartado de *Perseverancia*, «Los poderes de la poesía», tiene el menor número de composiciones y propone la pócima del verso –descrito como poesía, palabra y música– que devuelve un rayo de luz a la oscuridad existencial. De acuerdo con estas claves interpretativas, el viaje del peregrino de *Perseverancia* es el tránsito por la vida en el que experimenta la muerte –con claras referencias a la pérdida real del hijo de Ballesteros–, sin sucumbir a ella: persevera en su resiliencia, busca el antídoto al horror y al dolor hasta encontrarlo en la escritura que devuelve la belleza.

«Un soplo de fuego es el recuerdo» abre el volumen con una denominación que sugiere que la llama del recuerdo es la que da forma a las imágenes agradables del primer poemario de *Perseverancia*; sin embargo, de acuerdo con Heráclito, el fuego es el agente transformador del que todo nace y al que todo vuelve al final, para luego renacer. Detrás del símbolo, se esconden la desaparición y la regeneración, que adelantan los apartados siguientes y dejan intuir que el poemario surge de la misma experiencia vital que protagoniza la segunda parte de la obra anterior de nuestro poeta: la muerte del hijo cantada en «Almendro y caliza», de *Jardín de poco* (2019: 137-149). La voz poética guía al lector a través de una secuencia de recuerdos; tras reflexionar sobre el tiempo, de momento vencido por el amor, y la duda que conlleva toda verdad revelada, el sujeto lírico redescubre el sentido de la vida en el deseo cernudiano (*La realidad y el deseo (1924-1962)*, 2004). Sin embargo, sabe que ya nada es como durante la juventud, y es consciente del peso de la existencia, de su desorden que la palabra intenta solucionar sin librarlo del problema. El deseo, sin duda central en el primer poemario de *Perseverancia*, es un relámpago de breve duración; lo que realmente iguala a todo ser humano es el dolor: tras el sueño solo queda la realidad, como enseña *La vida es sueño* de Calderón (2006), con la única excepción del arte, «Donde, / el amor habita y no acaba el deseo» (32), como corrobora el «Poema 20. De amistade deamigo». Tras la composición veintiuno, que aconseja no confundir la pasión y el amor, una serie de avisos se intercalan para llevarnos gradualmente al cambio de atmósfera de la segunda sección.

El título del segundo poemario remite a las doce estatuas, representaciones de sendos estados sombríos del espíritu, acompañadas por la que representa la Condena en *Solenoide* (Cărtărescu, 2015), obra citada por el mismo Ballesteros en el epígrafe. Las oscuridades anímicas por las que pasa gradualmente la condena a la *Perseverancia* y que definen las denominaciones de los diecinueve poemas de la sección son las siguientes: el pánico, la desesperación, el asco, la nostalgia, la tristeza, el horror, el odio, la lástima y la melancolía, la indignación y, finalmente, la resignación, que marca el comienzo de la vuelta a la vida. Desde el comienzo del apartado, el terror se relaciona con la defunción. Según leemos en «La nostalgia. 2», si el joven se olvida del destino final del hombre por percibirlo como muy lejano, el anciano se arrepiente de no haber disfrutado completamente del momento cuando podía hacerlo. Ahora, tras la pérdida, ni siquiera sigue gozando del fuego generador de la creación, como se lee en «La nostalgia. 3». Por otro lado, la tristeza se presenta como la causa de todo lo malo de la especie humana, mientras que el horror, identificado con la ausencia de luz, la ceguera y la bruma que acompañan el sufrimiento, a menudo termina por volverse odio, emoción de la que la voz poética aconseja alejarse en la correspondiente composición. Tampoco hay que ceder a la apariencia acogedora de la melancolía y de la lástima, que llenan los versos de los grandes poetas. Se salvan «La indignación», que en palabras de Ballesteros «no indaga pero no es / indigna» (68), «La resignación», actitud que tanto los animales como los hombres terminan por adoptar, y «La amargura» de saber que «el rastro ardoroso de sus versos de la primera vida» –reproducido en la primera parte de *Perseverancia*– se ha vuelto ahora un fruto agrio y doloroso.

Pese a ello, la vuelta a la escritura supone una transformación interior: la catarsis de la belleza que purifica, que alivia las penas por un instante y ocasiona los quince poemas del tercer apartado del volumen, bajo el rótulo de «Los poderes de la poesía». La escritura le rememora al sujeto poético que está vivo, que aún guarda el recuerdo de la luz y del éxtasis. Al intentar nombrar el sentimiento negativo que lo cubre todo con su niebla invasora, la poesía salva en medio de la oscuridad con sus dos «bellezas radiantes» (79): «la palabra magnánima y / la música arborescente» (79), como leemos en «Poema 3. La vida que se ofrece y las bellezas que se dan». Aunque la nueva condición no es exenta de dolor, le devuelve al yo la conciencia de la perfección de los detalles, el sentido estético y la realidad de la vida, cuya esencialidad se remarca en el fingido diálogo con Platón del «Poema 7», que da cuenta de las dos posturas opuestas: frente a la conocida caverna de los reflejos del filósofo griego, la voz poética defiende la cueva de la poesía como refugio y como producto de algo realmente vivido. Prueba de ello es la imprecisión de la existencia, su negación a someterse a las leyes matemáticas: la verdadera vida sigue el ritmo de la emoción, de la inestabilidad del corazón de quien «ama / mucho, al igual, el amor y la poesía» (97), como se afirma en «Parte II. También el sentimiento es mundo» del tripartito «Poema 9» que se cierra con otro imaginado diálogo entre eruditos.

Tras el recorrido en la *Perseverancia*, la impresión es que el alivio del verso resida en su quietud y estatismo, en el descanso y la paz que ofrece frente a la confusión mundanal. Más aún, incluso cuando del hombre solo queda lo más quieto, inamovible y definitivo –las cenizas–, la poesía cumple el milagro de eternizar su presencia en la Tierra: la última danza en el aire, entre los dedos de las personas queridas, inmortalizada en la expresión culteranista, cinética y vitalista de la última composición, marca el final del viaje del peregrino, el cual había empezado en el recuerdo de la felicidad del Eros, luego perdida en el océano de dolor y, finalmente, transformada en otra forma de bonanza gracias al verso que facilita el avance de la resignación pasiva al nuevo vigor de quien parece haber asumido y trascendido lo ocurrido. En su periplo, reflexiona, se interroga, suscita la meditación del lector, aunque lo hace sin elegía, sin quejas, con la dignidad de un ser magnánimo que no se resigna a perder su fe en la vida: persevera infatigable y expresa su sentir con plena sinceridad.

3. Para una lectura del «Poema 13. Cuando el tallo crece»

Por razones de espacio, y considerando que el presente trabajo se completa con los análisis propuestos en el congreso de junio de 2021 y, sobre todo, con el más amplio y detallado estudio preliminar al volumen todavía inédito al que aquí nos referimos, nos limitaremos a examinar algunos elementos de un poema ejemplar de *Perseverancia*. Puesto que Ballesteros sigue corrigiendo las pruebas y aportando cambios a la obra hasta el último momento, como de costumbre, es probable que aquí se incluyan variantes que no coinciden con la versión que verá la luz en 2022: es necesario señalar que manejamos el archivo entregado por el poeta en julio de 2021.

Entre las composiciones recogidas en la tercera sección, «Poema 13. Cuando el tallo crece» (110-112) compendia bien la actitud del sujeto poético de *Perseverancia*; leámoslo entero:

> Una madriguera
> y un topo, venido ¿de qué sitios y qué
> tiempos? Está sosegado pero contrito.
> Lleva, hendida en la carne, hecha ya casi
> sangre, una pulserilla de metal blanco y
> cuero oscuro. Se ve, solo con mirarlo
> que lo impulsa hacia abajo, a lo más
> oscuro, como un peso tan hondo como
> mísero. ¿Quién le dio ese castigo? ¿quién
> le impuso esa carga?
>   Mira con la incitación de
> ver, apega la oreja a tierra para oír, (por
> si puede), el chasquido, y tantea el hoyo
> para saber qué tiene, qué ha de esperar,
> cuál ese vacío que siente.
>
> Como el tiempo tiene un rancho largo de
> duración corta, una inminencia que no
> fatiga, un proceder como el perfume (quién
> no sabe qué es y, al mismo, tan misterioso)
> que aéreo se mantiene pero en la carne está
> sin duda.
>   Bajo la tierra también el espacio
> lleva su desgaste lento, a escuras sí, pero
> tan inminente como un trueno, y el topo,

sin conciencia, su conciencia tiene.
   Y cuando el tallo crece, el sol llamea,
se oye la brisa en la rama, el mar, allá, riela
sobre el fondo que maúlla y cimbrea, turge
la carne que a la sangre llama, y pían los
xilgueros sus finos huesos elásticos, el topo
sabe, entonces, que el amor también.

   Se orea, sale, quítase de su piel lo más
tapado, el corazón, ahí, su pico de amor,
aquel donde guarda su origen, sus
modos más elásticos, su ojo ávido,
su silueta mimosa, amorosa la más
turgente.
               Y va
a la busca de la que busca romántica,
la paz íntima que da la coyunda visceral
y carnosa. Cuando tope con ella, quién
más feliz sobre la tierra, quién más fluido,
más asperso, quién más elemental íntimo,
quién más vida.
        Y así yo, lo más elemental
de los elementos míos, goza y comprende.
Porque indaga, ve y porque toca, entiende.
        Mira, mira el topo, tan confuso
pero tan manifiesto, tan de la tierra y tan
externo, tan aguerrido, tan de otra, tan
difuso, tan dado.
              Ahora, tú,
anda, quítate tiempo, tierra, oscuridad y
ceguera, y sal al aire, a la brisa, a la vida
que te da más vida, a la palabra amorosa
y unta, que te da más luz.

Los versos se construyen alrededor del símil entre el topo y el sujeto lírico del que es reflejo: los sucesivos estados anímicos del yo se moldean en la imagen tan sensorial del topo herido por la «pulserilla de metal blanco y / cuero oscuro» que le duele y le pesa, que observa, escucha y tantea para averiguar qué le espera, y con el paso lento pero inmediato del tiempo descubre que las plantas brotan de nuevo, la primavera, el sol y los jilgueros vuelven, y el amor con ellos, trayendo consigo la felicidad, el vitalismo, la palabra y la luz. Del impulso hacia abajo y hacia la oscuridad, mediante la indagación y la incansable voluntad de entender, pasa así a la paz y a la regeneración. Veamos algunos detalles, primero formales y luego de contenido.

Como para otras composiciones del volumen, el poema propone versos libres de arte mayor, que esporádicamente se alternan con otros de arte menor, donde la regularidad rítmica depende más de la prosodia que del número de sílabas: a menudo los de arte mayor tienen el acento principal en sexta, hay aliteraciones, repeticiones y rimas asonantes interiores –venido, contrito; hendida, pulserilla; apega, oreja, tantea; llamea, cimbrea; etc. Muchos de los hemistiquios y metros son agudos, efecto que se deriva de los encabalgamientos sirremáticos que separan los elementos que normalmente concebimos juntos como unidades gramaticales: el artículo o el adjetivo y el sustantivo, el pronombre reflexivo y el verbo, la preposición y lo que sigue, entre otros. Esto nos obliga a una lectura que no se detenga al final de cada verso, y que, al pronunciarse en voz alta, acerca el ritmo al de una secuencia de endecasílabos donde, a veces, se intercalan heptasílabos o metros más cortos. Baste con observar el comienzo de la tercera estrofa, en el que marcamos con una barra las pausas de la voz que conformarían una serie de endecasílabos –todos agudos (10+1) menos uno, y la mayoría con acento principal en séptima–, con un tetrasílabo final:

> Se orea, sale, quítase de / su piel lo más
> tapado, el corazón, / ahí, su pico de amor,
>
> aquel donde / guarda su origen, sus
> modos más / elásticos, su ojo ávido,
> su / silueta mimosa, amorosa la / más
> turgente.

Además de la heterodoxia métrica, otro elemento por el que pasa la innovación extravagante de Ballesteros es el léxico, que él adapta a su necesidad de precisión y de densidad tanto semántica como simbólica. Lo primero que llama la atención es la cantidad de palabras que remiten a la religión, a la mística o a lo litúrgico: «sosegado pero contrito», «a escuras», «asperso», «unto», donde las primeras dos expresiones remiten a San Juan de la Cruz, en cuya *Noche oscura* se repite el verso «estando ya mi casa sosegada» (2002: 205) y se lee «a escuras y en celada» (2002: 205), expresión que se refiere a la seguridad del escondite ofrecido por la falta de luz. En Ballesteros, el topo está sosegado y contrito, quieto y culpable a la vez, como el alma que en la *Noche oscura* se halla «con ansias, en amores inflamadas»: la elección del vocablo nos adelanta desde el principio el final positivo de la composición del malagueño, instilando el amor en nuestro pensamiento incluso cuando todavía el escenario es devastador.

En su turno, en la segunda parte del poema, «a escuras» nos hace pensar en la emboscada del tiempo que pasa inexorable sin que podamos percibirlo, hasta que un acontecimiento nos lo eche en cara de repente, lo que justifica el símil del trueno del verso siguiente. A continuación, «asperso», que aparentemente nada tiene que ver con el Santo, hace que todo ser humano de religión católica, practicante o no, criado y formado en la cultura occidental, piense en la misa y en los aspersores del incienso, lo que confiere coherencia y unidad a la composición de Ballesteros por mantener hasta el final el campo semántico procedente de la tradición cristiana, a la vez que, reforzado por el adjetivo «fluido» del verso anterior, remite al estado espiritual e inmaterial alcanzado por el sujeto lírico tras recobrar el amor, de nuevo, como en el ascenso hacia Dios de la tradición mística. Finalmente, el neologismo del adjetivo «unto», del verbo 'untar', cierra el poema signando la palabra con el óleo sagrado del amor, aunque aquí se trata de un sentimiento humano y animal.

Por otro lado, digno heredero de Góngora, Ballesteros deja que el latín influya en su idioma poético, razón por la que la etimología del adjetivo «turgente» que procede del verbo *turgere* –estar maduro y pleno– le anima a crear el correspondiente verbo español en «turge / la carne que a la sangre llama». Tampoco faltan los arcaísmos en homenaje a la tradición literaria española, como «xilgueros» escrito con 'x'.

En el nivel semántico y simbólico, que ya ha quedado parcialmente explicado, habría que hacer hincapié en otros pequeños detalles que guían la interpretación desde el íncipit y que desvelan y aclaran gradualmente el significado hasta el final. Entre ellos, la «pulserilla» que al comienzo se describe como elemento real que le hace daño al topo y que justo después se describe como objeto que le empuja hacia abajo, hacia el abismo, conecta con la «coyunda visceral» del deseo de la tercera parte de la composición, volviéndose abstracta como el cuerpo del topo –«más fluido, más asperso», «tan difuso» y perdiendo su connotación negativa: el yugo es ahora el nudo en el estómago que antecede el encuentro amoroso. Sobra decir que estamos frente a la metáfora del dolor del sujeto poético por la pérdida, de la que se recupera en una nueva vida lumínica tras la oscuridad, recobrando lo que Ballesteros define como «lo más elemental / de los elementos míos»: la capacidad de seguir indagando, tanteando, buscando el camino en la oscuridad, hasta volver a salir «al aire, a la brisa» «a la palabra amorosa», al don sagrado de la existencia terrenal que siempre esconde alguna pequeña razón por la que merece la pena vivir, incluso en los momentos más terribles.

4. Conclusión: nuestro estudio y la enfermedad

Por supuesto, *Perseverancia* incluye poemas más directamente relacionados con la enfermedad, el sufrimiento físico y la muerte, cuya elección hubiera sido más fácil justificar para esta ocasión. Sin embargo, no hay padecimiento más grande que el íntimo que lleva un padre ya sin hijo al precipicio, ese aro que oprime al topo, *alter ego* del sujeto lírico y de la mano que escribe, hiriéndolo por fuera y carcomiéndolo por dentro. Si, de acuerdo con las dos primeras entradas en el *Diccionario de la lengua española* de la Real Academia Española, la enfermedad es el «estado producido en un ser vivo por la alteración de la función de uno de sus órganos o de todo el organismo», o una «pasión dañosa o alteración en lo moral o espiritual» (ed. *online*, 17/01/2021), la voz poética que cierra la composición analizada, animándose a sí misma e imponiéndose en imperativo la salida de la tumba metafórica en la que se ha sepultado, para volver a la vida, ha pasado por el peor grado de una dolencia muy común: la que lleva a muchos seres humanos a no recuperarse jamás tras un hecho traumático, síndrome que los psicólogos clasifican trivialmente como depresión.

En la última parte de *Perseverancia*, Ballesteros nos aconseja un remedio, una forma heroica de resistencia o de resiliencia, para recobrar la capacidad de reacción frente a la adversidad. Puesto que las únicas utilidades de la poesía –como si fuera poco– son enseñarnos a interpretar el mundo en primera instancia, y mitigar los sufrimientos provocados por lo malo y lo feo de la existencia en segundo lugar, tratar los aspectos negativos del volumen y dejar de lado el verdadero mensaje final de luz y esperanza, hubiera sido traicionar no solo el sentido de *Perseverancia* sino también al autor, que con su vida siempre ha sido testimonio de lo bueno y lo solidario, desde el optimismo, el diálogo, la confianza en el otro, la afabilidad y el cariño, como escritor, como profesor, como político, como malagueño –de origen y de ánimo– y como amigo.

Bibliografía

Aguilar Sánchez, Antonio (2019): «Al borde del misterio: acercamiento a la poesía de Rafael Ballesteros (1969-2010)», *Epos*, XXXV, pp. 13-28.

Balcells, José María (1991): «La escritura marginal de Rafael Ballesteros». *Caligrama: revista insular de filología*, 3, pp. 131-153.

Balcells, José María (2016): «Rafael Ballesteros y los vislumbres del vuelo», *Lectura y signo*, 11, 2, pp. III-VIII.

Ballesteros, Rafael (1983): *Jacinto. (Primera versión de la I parte)*, Murcia, Godoy.

Ballesteros, Rafael (1995): *Poesía (1969-1989)*, ed. e introd. J. M. Balcells, Málaga, Ayuntamiento de Málaga, colección Ciudad del Paraíso.

Ballesteros, Rafael (1997): *Jacinto. (Primera versión de la II parte)*, Huelva, Diputación Provincial, colección Juan Ramón Jiménez.

BALLESTEROS, Rafael (1998): *Jacinto. (Primera versión de la III parte)*, Granada, Diputación Provincial.

BALLESTEROS, Rafael (2002): *Jacinto. (Primera versión de la IV y última parte)*, Sevilla, Alfar.

BALLESTEROS, Rafael (2015): *Poesía 1990-2010*, ed. y estudio J. J. Lanz, Málaga, etc libros y Fundación Unicaja.

BALLESTEROS, Rafael (2019): *Jardín de poco. Poesía inédita (2010-2018)*, ed. y estudio A. López-Pasarín, Málaga, Centro Cultural Generación del 27.

BALLESTEROS, Rafael (2021): *Jacinto. (1993-2008)*, introd. J. Neira, Sevilla, Renacimiento.

BALLESTEROS, Rafael (2021): *Perseverancia. Poesía inédita 2018-2021*, inédito.

BALLESTEROS, Rafael (2021): *Góngora respira, respira aún*, inédito.

BIANCHI, Marina (2020): «Sobre un poema inédito de Rafael Ballesteros: "Patio. Bergamo"», *La nueva literatura hispánica*, 24, pp. 177-200.

BIANCHI, Marina (2022): «*Perseverancia. Poesía inédita 2018-2021*, de Rafael Ballesteros: entre tradición e innovación, con la emoción al frente», en José Lara Garrido, Belén Molina Huete y Pedro Plaza González (eds.), *En sí perdura. Tradición y modernidad en la obra de Rafael Ballesteros* Sevilla, Renacimiento, pp. 435-466.

CALDERÓN DE LA BARCA, Pedro. *La vida es sueño*, Madrid, Cátedra, 2006.

CĂRTĂRESCU, Mircea. *Solenoid*. București: Humanitas, 2015.

CERNUDA, Luis. *La realidad y el deseo (1924-1962)*. Madrid: Alianza, 2004.

CRUZ, San Juan de. *Cántico espiritual y poesía completa*. Ed. P. Elia y M. J. Mancho, estudio preliminar D. Induráin. Barcelona: Crítica. 2002.

GÓNGORA, Luis de. *Soledades*, ed. J. Beverly, Madrid, Cátedra, 2002.

LANZ, Juan José. «Rafael Ballesteros. Una poética de la cordialidad». *Revista El Toro celeste* 13 (2015): 17-22.

LARA GARRIDO, José, MOLINA HUETE, Belén y PLAZA GONZÁLEZ, Pedro (eds.). *En sí perdura. Tradición y modernidad en la obra de Rafael Ballesteros*. Sevilla: Renacimiento, 2022.

MORALES LOMAS, Francisco y TORÉS GARCÍA, Alberto. *Poetas del '60 (Una promoción entre paréntesis)*. Estudio y antología, Málaga: El Toro Celeste, 2015.

MORENO AYORA, Antonio. «Rafael Ballesteros: poeta y narrador». *Estudios Humanísticos. Filología*, 32 (2010): 183-196.

MORENO AYORA, Antonio. «Rafael Ballesteros: tiempo, indagación y lenguaje». *Epos*, XXXI (2015): 533-540.

Neira, Julio. «La transgresión lingüística como poética en la obra de Rafael Ballesteros (1969-1986)». *Diablotexto Digital*, 4 (2018): 84-101.

Neira, Julio. (02/03/2019): «Rafael Ballesteros Durán (1938)», ficha biobibliográfica, en <https://www.poesco.es/fichas-biobibliograficas/item/61-rafael-ballesteros-duran-1938.html> (Consultado: 05/07/2021).

Jesús Pérez-Magallón

Almodóvar, el SIDA y la difícil Identidad

Los ambientes hospitalarios –con toda la diversidad de población que los ocupan, es decir, administrativos, gestores, limpiadores, enfermeras, fisioterapeutas y médicos–, así como los múltiples espacios que albergan–habitaciones para enfermos, oficinas, pasillos, almacenes, ascensores, quirófanos–atrajeron a Almodóvar desde su primer largometraje y, lógicamente, también en el más reciente, *Madres paralelas*. Lo que resulta más intrigante es por qué un director como Almodóvar esperaría hasta 1999 para abordar el tema del SIDA en sus películas.

Sabemos que el SIDA –Síndrome de Inmunodeficiencia Adquirido– se diagnosticó en 1981, año en que se "descubrieron" en Occidente los primeros casos. Muy pronto se habló del SIDA como de una nueva plaga mortífera que se expandía sin freno por todos los rincones del planeta, pero muy especialmente la mirada de los medios de comunicación de masas se enfocó en las grandes ciudades norteamericanas y sus comunidades gais. Pero un cambio muy importante tuvo lugar en 1996, cuando se pudo contar con una nueva generación de antirretrovirales, es decir, fármacos que inhiben o bloquean enzimas esenciales para la replicación del virus, como la transcriptasa, la retrotranscriptasa o la proteasa, un tratamiento que cuesta por persona y año entre cuatro y diez mil euros. Ese año marca lo que algún médico ha calificado como el comienzo de la segunda pandemia por el VIH –Virus de Inmunodeficiencia Humana–, una que ya no se dibujaba como mortífera y sin escapatoria; esos nuevos medicamentos permitían un margen de esperanza para las personas que habían sido infectadas, si no de curarse plenamente, sí de poder vivir con una enfermedad crónica. La llegada de la triterapia cambió las expectativas de quienes se contaminaban; pero esa posibilidad estaba sometida, como tantas otras, a las desigualdades socioeconómicas y a la geopolítica. Los efectos positivos de los nuevos medicamentos surtieron un efecto rápido en los medios más favorecidos de Occidente, aunque siguieron siendo casi inalcanzables en los barrios pobres y en las regiones periféricas del mundo. Un nuevo paso adelante se ha dado con el tratamiento inyectable bimensual de dos antirretrovirales que, al parecer, tiene el mismo nivel de eficacia y mejora la calidad de vida de quienes llevan el virus. A día de hoy, entre setecientos mil y un millón de personas mueren anualmente a causa del VIH. El número acumulado de víctimas asciende a no menos de 36 millones de muertos. La cuestión de las desigualdades ante el acceso a la medicación se impone porque toca otro tema fundamental, el cual es acerca de los derechos humanos. El impacto económico que esta enfermedad ha provocado en el mundo puede situarte en los miles de millones. Y, sin embargo, todavía no se ha encontrado una vacuna que permita prever una posible erradicación del virus. Lo menciono solo para que mentalmente cada cual haga sus comparaciones con el virus SARS-Cov-2 y la actual pandemia.

Si recordamos que *Todo sobre mi madre* se estrena en 1999, entendemos que el tratamiento del SIDA en la película se sitúa en ese nuevo marco de esperanza –para los privilegiados–, que la película asume y alimenta. No obstante, también va a mostrar –que no apoyar o reforzar– los lados más negativos, estigmatizadores y siniestros de la percepción social de la enfermedad. Como tal vez recuerden quienes la vieron, la película se inicia con varios planos detalle que muestran bolsas de suero llenas de líquido; de ese modo, en el contexto hospitalario, hay un enfoque simbólico inmediato en la utilidad y los poderes salvadores que tienen estos fluidos extracorporales –porque se alude así a la sangre, el líquido preseminal y el semen, las secreciones vaginales y la leche materna en su posible contacto con las mucosas o el flujo sanguíneo de otra persona–. En el comienzo de la película vemos, además, una transición entre el hospital y la casa de Manuela que, como señala Albritton, presenta un cambio abrupto de ámbito e introduce "scenes of mortality and life ... woven together tightly into a spectrum of life in death" (229). Así, a los líquidos vitales se les atribuye un simbolismo que recuerda "the beauty of liquidity, its life-saving virtues, and the relative ease with which an undisciplined flowing can nonetheless be contained and absorbed" (Allbritton 229), a la vez que se los vincula en una continuidad cinematográfica con la vida y la normalidad. Se sugiere de esa manera que el enfoque en la transmisión del SIDA a través de los fluidos corporales como la sangre es una triste realidad en este mundo donde la sangre da vida pero es también uno de los principales vectores de contaminación de la enfermedad, o sea, de la muerte.

Los personajes a los que Almodóvar representa contagiados con el virus rompen hasta un cierto punto con los estereotipos de quien puede contraerlo, puesto que el SIDA, según Susan Sontag, fue "understood as a disease not only of sexual excess but of perversity" ("perversión" aquí se refiere claramente a la homosexualidad) (88). Esta idea es quizás socavada –o, al contrario, reforzada– por el hecho de que sea el bebé, Esteban III, el único inocente que no tuvo ninguna intervención directa en su infección, quien se cura imposible y milagrosamente, y a ello volveré después. En su libro *AIDS and Its Metaphors*, de

1989, Susan Sontag extendía su anterior libro sobre *Illness as Metaphor* (1978) y articulaba los usos metafóricos del SIDA asociándolo a la guerra, la invasión, la contaminación y, en último término, a una contraposición entre el "yo" y el "otro." Si añadimos que el SIDA se transmite también mediante las relaciones sexuales, eso facilita ubicar la enfermedad en el terreno de la moral social. Aunque al hablar de esta enfermedad como perversión Sontag se refería específicamente a Estados Unidos, el discurso dominante en Occidente era prácticamente el mismo, pues se afirmaba erróneamente que el grupo heterosexual –el hegemónico y "bueno"– era un grupo seguro (Sontag 32). Sabemos que eso no es así, pues por los propios mecanismos de transmisión no hay nadie exento, y todavía menos moralmente protegido, por lo que no se puede ni siquiera imaginar que sea una enfermedad reservada para ciertas preferencias o minorías sexuales. El SIDA también le ofrece a Manuela –además de su labor en el Centro de Trasplantes– una oportunidad final para mostrar su entrega a los demás, su tolerancia sin límites, es decir, como el símbolo definitivo de su aceptación de todos sin importar sus transgresiones o sus parafilias; a partir de ese punto de vista se podría interpretar la imaginaria e imposible negativización del virus de Esteban III como un premio a su tolerancia subversiva (Rivera-Cordero 315). Lo cierto es que, dado que tanto Manuela como su hijo Esteban II están sanos y no infectados por el VIH, la narración fílmica parece sugerir que no es la transexualidad de Esteban I la causa directa de su estado serológico. Más adelante en la acción, cuando Manuela se entera de que el hijo de Rosa es de Lola –o sea, de Esteban I– y está infectado con el VIH, le desvela y nos desvela que Lola tiene un historial de quince años de inyectarse caballo, lo que significa que Lola solo empezó a usar jeringuillas cuando Esteban II (el hijo de Manuela) tenía dos años, por lo que Almodóvar está sugiriéndole al publico que Lola contagia el VIH más por el consumo intravenoso de drogas, o sea por la transmisión sanguínea, que por su condición de transexual y sus prácticas sexuales. Sontag, ya lo vimos, critica que ciertos "especialistas" consideren el SIDA como un castigo para el sexo desviado con el fin de dividir a la sociedad entre "ellos" y "nosotros," como si la heterosexualidad fuera una especie de escudo y garantía frente al contagio del VIH, idea que se asocia vulgarmente con la homofobia (61-63). Lo importante es señalar aquí que en el relato de Almodóvar la muerte acaba con la vida de quienes rompen el modelo genérico que de esas personas se espera: Lola, porque no es una mujer trans consecuente y auténtica, además de pincharse caballo y tener relaciones sexuales sin protección; y Rosa, porque no es la monja con ansias evangelizadoras y misioneras que en algún momento parece, sino una mujer que se entrega al sexo –pecando así– sin cuidado y con consecuencias desastrosas para su vida y su cuerpo. Porque, en efecto, la hermana Rosa, en *Todo sobre mi madre*, se construye cinematográficamente como un perfecto ejemplo invertido. Por lo que sabemos, cuando Rosa cuidaba de Lola en sus fases de mono para ayudarla a desintoxicarse en el convento, tienen relaciones sexuales sin protección, y Rosa se queda embarazada y se infecta de VIH. Como monja heterosexual, es el personaje aparentemente más "normal" de toda la película, a excepción de Manuela, pero por otra parte contrae y es portadora del VIH como castigo a su transgresión, marcando así a su bebé recién nacido, que también está contagiado del virus.

El tema del milagro imposible encarnado por la curación de Esteban III recuerda una cierta religiosidad popular, aun si la religiosidad en general no está muy presente en esta película. Y lo recuerda porque el tema, de origen pasoliniano, es frecuente en la cinematografía de Almodóvar. Poyato, por ejemplo, compara el nacimiento y la negativización del virus de Esteban con el milagro de la inmaculada concepción de la virgen María. En ese contexto, él se refiere al edificio de la Sagrada Familia, una de las primeras cosas que se ven desde el taxi cuando Manuela llega a Barcelona, y propone que la nueva familia imaginada en esta película "se encuentra en su germen en las antípodas del modelo propuesto en el programa gaudiniano," puesto que Rosa, en vez de la Palabra de Dios, es la recipiente de "la semilla infectada, [la] huella de muerte" que sin embargo se convertirá en "origen de vida (de una nueva familia)" (68). Y vincular la curación de Esteban III al milagro no es nada descabellado, porque en el momento de rodar la película no había ninguna expectativa científicamente viable y razonable para que la negativización del virus tuviera lugar –en realidad, tampoco todavía hoy–. La cuestión, entonces, era ofrecer claramente y en términos no "racionales" una esperanza posible y materializable, que en la ficción cinematográfica se ve respaldada por el congreso científico en Can Ruti que va a explorar y demostrar el presunto milagro.

Almodóvar elide casi por completo en esta película los efectos devastadores de la enfermedad. En primera instancia, y a lo largo de todo el filme, el SIDA aparece de una manera estetizada, o "distante, estilizada," pues no vemos ninguna transformación física relacionada con él, pese a nuestras percepciones de los personajes que tienen SIDA (por ejemplo, Lola es vinculada a la muerte, pero ni siquiera se ve ningún deterioro en ella) (Rivera-Cordero 311, 314). Para Rivera-Cordero, su representación "non-stigmatizing" del SIDA es "unconventional" y "evinces an optimism"; sin embargo, la tentativa de quitarle el estigma a la enfermedad al no mostrar sus posibles efectos físicos y la curación milagrosa de Esteban "end up ... perpetuating the situation it presumably seeks to combat" (314–315). Las imágenes de *Philadelphia*, la película de Jonathan Demme, 1993, interpretada por Tom Hans y Denzel Washington, con un

Antonio Banderas como novio del protagonista, vienen sin duda a la memoria. Porque ahí sí vemos una representación más cercana a lo que fue la realidad de las personas con SIDA que la que encontramos en la película de Almodóvar. Las erupciones cutáneas, las úlceras, los dolores y sufrimientos físicos se nos presentan en *Philadelphia* con una brutalidad casi naturalista. Por el contrario, Almodóvar deja cuidadosamente en silencio esa parte antiestética –el padecimiento humano no es uno de los fuertes de su cinematografía– de la enfermedad y se limita a confirmar verbalmente el contagio y la presencia del VIH.

Sin embargo, la película representa los prejuicios y reacciones negativas de la población y su ignorancia, o sea, la estigmatización de la enfermedad y el enfermo. Al inventar este relato cinematográfico, Almodóvar pone el énfasis en la transmisión del VIH por medio de las relaciones heterosexuales, no homosexuales, y, además, con el precedente de haber cogido la enfermedad mediante las inyecciones de heroína. Por lo tanto, la transmisión de la pareja masculina a la femenina, y de madre a hijo, se presenta con todas las ambigüedades. Lo que sabemos es que las personas heterosexuales "normales" corrían el mismo riesgo que las minorías sexuales. En buena lógica, estas no deberían ser estigmatizadas o marginadas por las falsas noticias sobre el VIH y la consideración de las comunidades homosexuales como grupo de riesgo debido a unas prácticas sexuales que solo la moralidad burguesa y heteronormativa calificaba de "sexo desviado" o "pervertido."

Esas reacciones negativas ante las personas enfermas del SIDA, como decía más arriba, permiten que el personaje de Manuela pueda redondear su carácter generoso y tolerante. Porque el cambio que presenta hacia Rosa a partir del momento en que esta recibe su diagnóstico positivo acredita esa personalidad abierta, adaptable y acogedora ante seres vulnerables, marginados y abandonados. El cambio de la actitud de Manuela hacia Rosa es notable y ejemplar, porque es en ese momento cuando se ofrece para albergarla y vivir con ella, y sobre todo para cuidarla como una madre. Rosa le confiesa que ella es la única persona a la que le ha contado su positivo, ni a sus compañeras monjas ni a su madre les ha dicho nada. Y la razón es porque ella es su única amiga. Implícitamente, lo que está expresando Rosa es el temor a la estigmatización social, pues, como dice Sontag, "like other diseases that arouse feelings of shame, AIDS is often a secret, but not from the patient. A cancer diagnosis was frequently concealed from patients by their families; an AIDS diagnosis is at least as often concealed from their families by patients" (36). En clara contraposición a la figura de Manuela, la madre de Rosa estigmatiza la enfermedad reproduciendo algunos de los bulos que circulaban socialmente: miedo al contacto físico, a la saliva del beso y, por extensión, a otras ideas vulgares y supersticiosas. Pero además le pide a Manuela que se calle lo de los anticuerpos del bebé para que nadie lo sepa y quiere comprobar además que las monjas no saben que el bebé de Rosa es seropositivo. Así, Almodóvar muestra y denuncia la estigmatización común del SIDA y las personas enfermas a través del retrato de la madre de Rosa, a la vez que el ejemplo de Manuela (Zecchi) fomenta una actitud abierta y comprensiva hacia los portadores del VIH.

En *Todo sobre mi madre* Almodóvar parece asumir una posición entre conservadora y ambigua con respecto al SIDA y cómo se relaciona con la identidad transgénero. En el film aparecen dos personajes claramente presentados como transgénero. Por referencias de Esteban II y de la propia Manuela, aparece Lola, una mujer trans que en otra vida había sido Esteban I, pareja de Manuela y padre de Esteban II –aunque Manuela se lo había ocultado–. Lola surge en la película vinculada con la muerte y aparece en imagen por la primera vez en un cementerio, asistiendo al entierro de la hermana Rosa, a quien le pasó el virus que, además de procrear a Esteban III, la llevó a la tumba. La cinematografía confirma esta asociación entre muerte y SIDA, hecha explícita por Manuela: la primera vez que vemos a Lola, "cuando la cámara se aproxima desde una toma panorámica a un primer plano, [las palabras de Manuela] ilustran mejor este paralelismo de Lola con la muerte: 'No eres un ser humano, Lola. ¡Eres una epidemia!'" (Corbalán 158). Lola no es presentada en ningún momento como un personaje simpático: según Manuela, era "celosa y machista" y esa conducta provocó su primera huida de Barcelona. Aun si los aspectos que podríamos calificar como negativos de Lola no tienen que ver con su identidad trans en sí, es imposible no pensar en su destino último –la muerte– y el de Rosa, que también muere del SIDA, infectada como resultado de sus relaciones heterosexuales con Lola. A ello podemos añadir el destino de Esteban III, que no tuvo ocasión de cometer ningún error pero que, sin ninguna culpa, aparece contagiado con el virus, y por eso Almodóvar le deja vivir en un desenlace que no puede dejar de verse como moralizador, puesto que dos personas que transgreden la conducta que podría esperarse de ellas son víctimas mortales del virus. Esto se puede vincular con el mensaje más amplio del desenlace, que se concentra en el papel de Manuela, pues para Corbalán "result[a] ser moralista" y "sirve para señalar las numerosas contradicciones inherentes a este filme": que aun si los modelos de las familias tradicionales ya no sirven, el rol de la madre que cuida de todos está tan idealizado que las que no pueden cumplir con ese rol no tienen un lugar en este mundo (158).

Y si está claro que en Lola se encarnan aspectos negativos de una transgeneridad que, como dice Manuela, condensan "lo peor de un hombre y lo peor de una mujer" –no olvidemos que ella es heterosexual, aunque aceptara convivir con Lola–, ahí no se limita la presencia de lo trans, pues el personaje que le ofrece una cara mucho más positiva es Agrado. Sabemos de Erving Goffman y sobre todo de Judith Butler que el género es *performativity*, o sea, representación, actuación. Y lo interesante en la película es que ambas mujeres trans, Lola y Agrado, asumen su género como actuación, y lo asumen sin reservas. Sin embargo, es evidente que la de Agrado cuenta con la mirada cómplice de la cámara –de Almodóvar– mientras que Lola es mirada con resquemor e incluso con un cierto sentimiento de venganza, acercando la mirada al personaje de Manuela. Tal vez la explicación de esa diferencia se encuentre en el comentario de Agrado sobre las *drag queens*, que a sus ojos son "unos mamarrachos" que se construyen solo en apariencias, en oposición a ella misma, que, a pesar de no haber querido someterse a una vaginoplastia –gesto que para la propia Butler demuestra una valentía extraordinaria–, se siente mucho más auténtica que las *drag*, por lo que las insulta precisamente basándose en lo que le parece un engaño destinado a competir con las mujeres trans auténticas. Así, la identidad trans no se asimila a ninguna elección de asignación específica de género, sino a un sentimiento de veracidad que marca la conducta de los personajes. Indirectamente, Agrado parece estar cuestionando lo que fueron incluso prácticas del propio Almodóvar, como recuerda Alberto en *Dolor y gloria* al mencionar aquellas revistas en que el director salía disfrazado de mujer, y que habíamos visto en *Laberinto de pasiones*. Podemos suponer, pues, que Agrado actúa mujer y siente mujer, por lo que al comienzo aparece prostituyéndose con hombres. En el caso de Lola, a pesar de actuar mujer, el encuentro con Rosa demuestra que sigue teniendo relaciones heterosexuales. Entonces, ¿dónde se encuentra según Almodóvar la identidad transgénero? Tal vez no sería arriesgado suponer que es en esa autenticidad del sentirse, que Agrado representa sin fisuras y que Lola solo muestra "en apariencia," lo que también reforzaría la explicación *moralista* del filme al condenar al SIDA y a la muerte a Lola.

Bibliografía

Allbritton, Dean. "Paternity and Pathogens: Mourning men and the crises of masculinity in *Todo sobre mi madre* and *Hable con ella*." *A Companion to Pedro Almodóvar*. Ed. Marvin D'Lugo and Kathleen M. Vernon. Chichester, UK: Wiley & Blackwell, 2013. 225–244.

Corbalán, Ana. "Dificultad ante una alternativa familiar en *Todo sobre mi madre* de Almodóvar: ¿Subversión o regresión?" *The Colorado Review of Hispanic Studies* 6 (Fall 2008): 149–166.

Poyato Sánchez, Pedro. "De la construcción de un nuevo cuerpo textual, sexual y familiar en *Todo sobre mi madre* de Amodóvar." *Trama y fondo: revista de cultura* 20 (2006): 59–70.

Rivera-Cordero, Victoria. "Illness, Authenticity and Tolerance in Pedro Almodóvar's *Todo sobre mi madre.*" *Romance Notes* 52. 3 (2012): 311–323.

Sontag, Susan. *Illness as metaphor; and, AIDS and its metaphors.* New York: Picador, 1989.

Zecchi, Barbara. "All about Mothers: Pronatalist Discourses in Contemporary Spanish Cinema." *College Literature* 32.1 (2005): 146–64.

Graciela E. Tissera

Reflejos del poder del inconsciente en las técnicas cinematográficas

Introducción

Al explorar las complejas relaciones humanas que se presentan dentro y fuera de sistemas relacionados con la salud internacional, surgen temas controversiales sobre el trastorno de identidad disociativa, la mente inconsciente y la memoria reprimida. Dos películas de cineastas hispanos, *La casa muda* (Gustavo Hernández, Uruguay, 2010) y *Paranormal Xperience* (Sergi Vizcaíno, España, 2011), plantean traumas bloqueados a nivel consciente que cobrarán relevancia en los personajes femeninos al enfrentar diversos conflictos personales y sociales. Las representaciones de conceptos a través de las películas crean un impacto visual y causan una profunda comprensión de los distintos mecanismos individuales para superar actos traumáticos sin poder lograrlo, ya que los efectos a nivel consciente e inconsciente doblegan las potencias del espíritu. Con diversas técnicas cinematográficas, los directores presentan en su particular visión, las encrucijadas entre realidad, sueños, conocimiento y tragedia en el marco de aspectos psicológicos, culturales y filosóficos.

La casa muda está basada en la historia real de una relación entre padre e hija y la confrontación con un pasado de abusos. La trama de *Paranormal Xperience* se centra en las tragedias que separaron a dos hermanas denotando un viaje al origen de un comportamiento violento. En ambas películas se plasma la necesidad de reprimir el pasado que no se puede aceptar a nivel consciente. Estas memorias se manifiestan a través de otras personalidades o alucinaciones que influencian a los personajes a realizar actos dramáticos en un intento por defender su integridad ante lo que se entiende como una repetición del abuso inicial.

La exploración de la psique femenina a través de la ficción cinematográfica permite ilustrar las respuestas emocionales producidas por factores que contribuyen a reconocer las características de los traumas sufridos. La percepción intelectual de la realidad está teñida por el miedo inconsciente a las figuras que puedan representar una amenaza centrada en la revelación explícita de los hechos pasados que se mantienen bloqueados y potencialmente expuestos a repetirse cíclicamente sin resolución aparente.

El abuso doméstico produce diferentes reacciones en las víctimas que pueden alcanzar una respuesta en el marco criminal. Tanto *La casa muda* como *Paranormal Xperience* detallan los procedimientos que definen acciones automáticas de defensa. Diversos objetos como símbolos, el impacto del tiempo real y del tiempo psicológico, y también la influencia del espacio van a ser representados en las películas con técnicas innovativas para destacar en imágenes el camino que transitan los personajes en un proceso hacia el conocimiento de sus más íntimos terrores.

Juego de percepciones y doble personalidad en *Paranormal Xperience*

Sergi Vizcaíno combina varias historias en *Paranormal Xperience* para entrelazar las motivaciones de los personajes, sus conexiones con la realidad y la irrealidad, las leyendas del medio que exploran y los crímenes. De acuerdo con la trama de la película, Ángela (Amaia Salamanca), una estudiante de psiquiatría, que no cree en la existencia del mundo paranormal, decide investigar un pueblo minero con historias oscuras acompañada de un grupo de estudiantes: Carlos (Luis Fernández), José (Maxi Iglesias), Belén (Úrsula Corberó) y Toni (Oscar Sinela). Influenciados por el profesor Fuentes (Miguel Ángel Jenner), los cinco estudiantes se trasladan a Susurro, en compañía de Diana (Alba Ribas), la hermana menor de Ángela, que les presta su furgoneta. La relación entre las hermanas ha sido distante debido a unos trágicos acontecimientos conectados con la muerte de su padre (Eduard Farelo) y a una conflictiva relación que las separó física y emocionalmente. Recorriendo el sitio abandonado y las antiguas minas, discuten la leyenda del Dr. Matarga (Manuel de Blas), un médico con un pasado turbulento cuyo fantasma habita en el pueblo de Susurro de acuerdo con el imaginario popular.

Dos personajes claves, recreados en la memoria de Diana, dan un giro a la historia: su padre y el Dr. Matarga. Los recuerdos de Diana se centran en la figura paterna y su maltrato físico y psicológico. Lo que se revela al final de la película es que Diana, siendo una niña, utilizó una pistola para matar a su padre. Este trauma, bloqueado a nivel consciente, encontrará una vía de escape en la figura fantasmal del Dr. Matarga. Diana utiliza la leyenda para crear una personalidad alternativa y repetir la muerte de su padre al asesinar a sus compañeros de viaje. Una clave importante para entender el trastorno de identidad disociativa en el personaje de Diana se presenta en el reflejo de su rostro en los espejos. Diana asume la personalidad criminal de la leyenda del Dr. Matarga y se convence de que esta presencia es real y ajena a su propia identidad, pero es una presencia que solo ella percibe. El detonante para este cambio es una sesión de hipnosis que los estudiantes llevan a cabo para explorar los elementos paranormales del lugar. Como participante de esta sesión, Diana accede al universo interno de sus miedos y su realidad se trastoca. La relación entre el miedo y el mecanismo de las percepciones interiores se presenta ya desde el comienzo de la película con un experimento a cargo del profesor Fuentes. Se sugiere que el miedo mueve al mundo y que a veces es imposible dominarlo ya que la psique puede aliviar o generar síntomas.

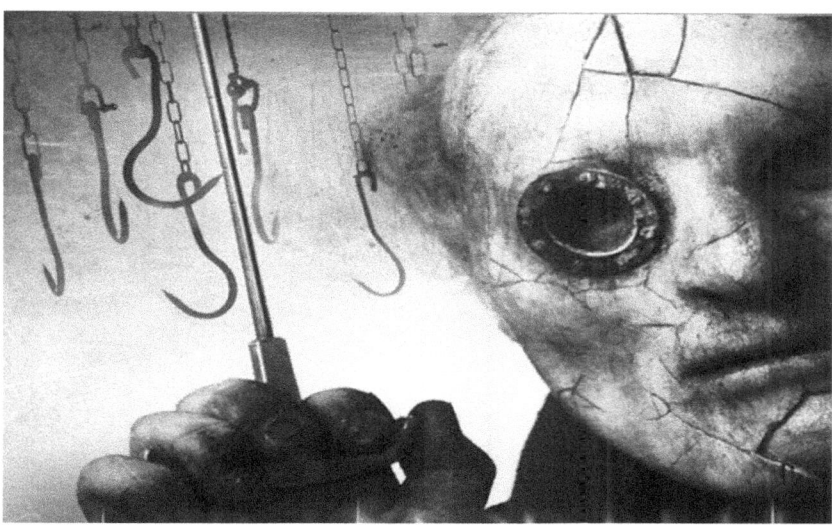

Figura 1. Proyección de la presencia del Dr. Matarga a través de la imaginación de Diana.

Al recuperar las grabaciones de los eventos, Ángela descubre que Diana es la responsable de los crímenes. Conclusión a la que no podría haber llegado de otra manera, puesto que bajo el influjo de su personalidad alternativa como el Dr. Matarga, Diana tiene una fuerza extraordinaria y experiencia médica pudiendo doblegar a otros y practicar lobotomías. Diana debe confrontar su culpa por la muerte de su padre, la de tres estudiantes y la mutilación de otro de los miembros del grupo. En el clímax de la película, Diana toma la determinación de suicidarse al ser incapaz de solucionar sus trastornos y para evitar matar también a su hermana.

Recreación del tiempo y del espacio en *Paranormal Xperience*

La multiplicidad de espacios reales y recreados en la imaginación y en la memoria trazan un paralelo con el tratamiento del tiempo en *Paranormal Xperience*. El escenario de las minas abandonadas en el pueblo de Susurro representa un laberinto donde los personajes enfrentarán un peligro sorprendente. El sentido de aislamiento y desamparo reflejado en el espacio se compara con la casa de la infancia de Diana reproducida en sus recuerdos. La misma violencia oculta, la imposibilidad de escapar y las señales de un destino trágico. Las intersecciones entre pasado y presente, causadas por los recuerdos desordenados de Diana, moldean la percepción del tiempo psicológico en este personaje. Condenada a repetir las coordenadas de su abuso y el consecuente asesinato del padre, Diana deambula en un círculo infinito. En este tiempo anacrónico, el desdoblamiento de identidad de Diana pasa inadvertido y promueve distintas teorías entre los otros personajes. El director de la película, Sergi Vizcaíno, crea la impresión de la presencia de elementos paranormales al intercalar al personaje irreal del Dr. Matarga en el grupo de personajes reales. De esta manera, la audiencia tiene la misma perspectiva de Diana, que es ilusoria.

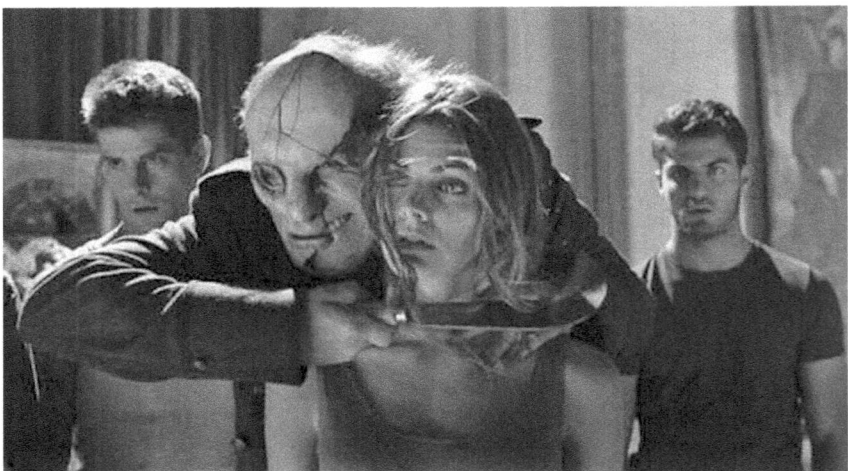

Figura 2. Interacciones entre personajes reales y fantásticos de acuerdo con la percepción de Diana.

La presencia de elementos inusuales en la trama crea una falsa apreciación de los eventos. Se desfigura la realidad para definir la patología del personaje que sufre el trauma y trata de evadirse de la verdad. Así, la temática define las siguientes ideas: la personalidad múltiple, la memoria reprimida, la repetición del pasado traumático, la violencia como reflejo del abuso sufrido, el poder de la mente, la sugestión de lo paranormal, la percepción de la realidad y la irrealidad, la disgregación de la identidad y las encrucijadas de los sistemas versus el individuo. Estos temas tienen relación con los símbolos usados en la película que proporcionan pautas para desentrañar los enigmas. El reloj del padre de Diana es un objeto omnipresente en la vida de este personaje ocultando y desvelando las relaciones abusivas. Ángela heredará el reloj con la condena de recordar las situaciones pasadas en una tortura constante. Otros elementos simbólicos son los reflejos divididos y segmentados del rostro de Diana. Su disociación también se manifiesta en los elementos de tortura que utiliza: alambres de púas, cuchillos, picahielos y ganchos giratorios de hierro. El revólver de la infancia se multiplica y transforma en una variedad de armas. La imagen del asesinato del padre tiene un lado más oscuro en Diana, exacerbado por la imposibilidad de conciliar las acciones con las consecuencias a nivel consciente.

Los mensajes que se pueden inferir en *Paranormal Xperience* patentizan que los abusos a cualquier nivel dejan traumas permanentes que afectan la salud física y mental de las víctimas. Si bien las personas tienen la capacidad de olvidar como mecanismo de defensa, la mente puede concebir percepciones conflictivas con la realidad. En psicoanálisis, el inconsciente prefigura elementos reprimidos que son ajenos a la conciencia. El personaje de Diana se mueve entre dos zonas que terminan formando una nebulosa con partículas reales y oníricas. Esclarecer los acertijos de estas condiciones va a significar para Diana el fin de su existencia perdiendo la voluntad de luchar contra las fuerzas de sus sistemas internos. Estos sistemas (cognitivo, nervioso) la embarcan en la dicotomía de enfrentar la condena del mundo y su perturbada conducta personal sin estar adecuadamente equipada para juicios críticos.

Interpretación de la realidad y las alucinaciones en *La casa muda*

El largometraje *La casa muda* se basa en un hecho real acaecido en un poblado de Uruguay por el año 1944 cuando, en una vieja casona de campo se encontraron los cadáveres de dos hombres que habían sido torturados, con terribles signos de mutilación. Su director, Gustavo Hernández, explora esta historia real desde una perspectiva personal y centra su relato en cada segundo de los últimos setenta y ocho minutos de la tragedia. Laura (Florencia Colucci) y su padre Wilson (Gustavo Alonso) tienen la intención de restaurar una antigua casa de campo que pertenece a Néstor (Abel Tripaldi), un amigo del padre, quien desea venderla. En un ambiente sofocante, oscuro y lleno de secretos y presagios, los tres personajes se preparan para pasar la noche en la casa y comenzar los trabajos de remodelación al día siguiente.

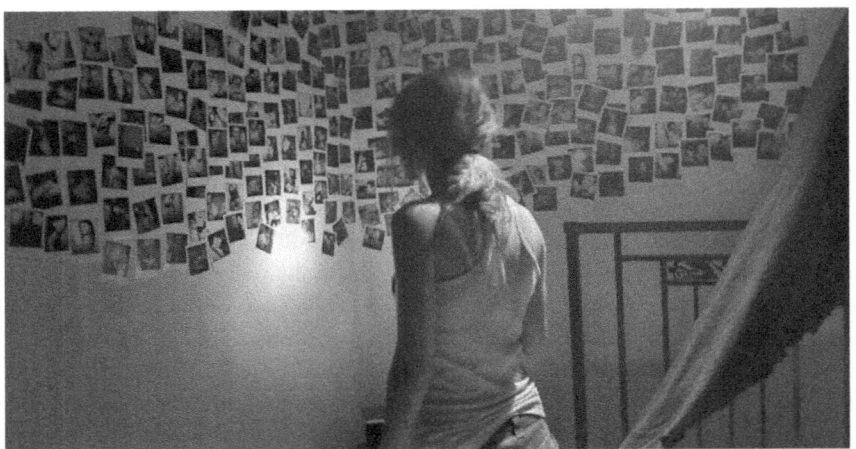

Figura 3. Laura ante las colecciones de fotos que muestran los abusos cometidos en la casa.

En plena oscuridad y con la escasa luz de un farol proyectando sombras, Laura deambula por la casa rodeada de ruidos imperceptibles que resuenan desde el exterior y se multiplican en el piso superior. Laura es abandonada a las alucinaciones de su mente en un entorno que trastoca los argumentos disyuntivos entre presente y pasado. Los personajes de Wilson y Néstor desaparecen del foco de atención mientras Laura estudia los objetos que van a desenmascarar las acciones que llevaron a su abuso. Un cochecito de bebé, una muñeca y fotos recrean el pasado de Laura en ese mismo lugar. Las intersecciones de los eventos ocurridos en distintos tiempos crean una necesidad de suplir la información incompleta con recuerdos falsos. La realidad es entonces una curva distorsionada por las sensaciones subjetivas proyectadas como respuesta a la incidencia de una atmósfera adversa. Laura comienza a percibir el fantasma de una niña a quien llama Sofía. Esta apariencia refractada será su única compañera, una supuesta hija perdida, para modificar los agravios del pasado. En el limbo en el que se desplaza Laura, su vida está determinada por el desconcierto y la desazón.

En la pared del piso superior, Laura es testigo de las agresiones sufridas que se hacen patente en las imágenes de las fotos desplegadas para su apreciación. Estas colecciones de Néstor y Wilson provocan en Laura la necesidad de invertir el orden impuesto por los personajes masculinos y recuperar su integridad. Las acciones a nivel inconsciente se traducen en la tortura y asesinato de su padre. El sentido de culpa y castigo erige al personaje de Laura en juez y verdugo. La confrontación con Néstor cambia la perspectiva de los personajes para establecer una arista temporal de realidad donde el agresor trata de seducir nuevamente a la víctima. El tormento y ejecución de Néstor es la respuesta de Laura para tapiar nuevamente su pasado. La destrucción física de los personajes de Néstor y Wilson no constituye una resolución en la trama de la película. Laura queda perdida en una irrealidad insuperable con el fantasma de Sofía. Abandonar la casa sin rumbo cierto abre un paréntesis entre el pasado y el presente que promueve la angustia del personaje ante la incertidumbre de su condición.

Distorsión del tiempo y del espacio en *La casa muda*

En *La casa muda* también se explora el impacto de la memoria reprimida, pero bajo diferentes circunstancias y consecuencias. La principal diferencia es la apatía de Laura después de los asesinatos que la sume en una actitud extática sin reflexiones. La percepción distorsionada de la realidad que trastorna a Laura es producto de su colisión forzada con un pasado que se superpone al presente y convalida sus pérdidas concentradas en su cuerpo y sus instintos maternales. Esta idea de la maternidad frustrada se refleja en la proyección de presencias fantasmales en la figura de Sofía. Las alucinaciones constituyen un retroceso en el pensamiento de Laura para instalarse en el pasado produciendo la manifestación de la violencia contenida.

Gustavo Hernández filmó la película en una sola toma mostrando el miedo del personaje en un tiempo real. Las secuencias de las acciones se desplazan en un contraste de luz y sombra que define los objetos y personajes a través de la luminosidad de los faroles y del fogonazo de la cámara fotográfica. La cámara como símbolo de los descubrimientos en los distintos lugares de la casa anticipa el impacto de las fotografías que describen minuciosamente las perversidades de los personajes de Néstor y Wilson. Las fotos reproducen acciones en una manera instantánea y objetiva que en la mente de Laura cobran vida en un movimiento que rompe los límites de las imágenes para ocupar el espacio fluido del abuso. En este mismo sentido, la muñeca, el cochecito de bebé y las canciones infantiles rememoran carencias irrecuperables. Los sonidos tienen un particular simbolismo porque guían a Laura en la oscuridad y crean una atmósfera contradictoria entre los espacios interiores y exteriores. Los sonidos parecen surgir de distintas secciones de la casa y del desolado exterior; contribuyen a seccionar las impresiones sobre lo que es real e irreal aumentando la tensión con cada movimiento de los personajes. La oscuridad moldea el espacio en un tramo infinito a recorrer.

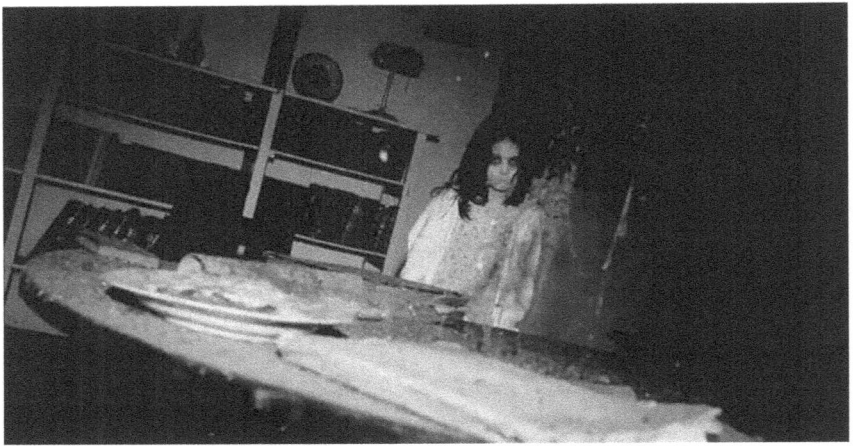

Figura 4. Alucinación de Laura que reproduce la imagen fantasmal de una niña.

El uso de filtros y los planos inclinados en la cinematografía también intensifican la percepción del espacio que surge entre las sombras como un conjunto de apariciones sin control que desafían la lógica. Las acciones son registradas con precisión matemática para reflejar el terror experimentado por los personajes en un ámbito conocido que se transforma en indefinido y problemático. Las imágenes fílmicas traducen que la percepción de eventos está teñida por la fragilidad afectiva de los protagonistas. Este mensaje se relaciona con la propuesta sobre la dificultad del equilibrio intelectual y emocional a través de la imaginación. Muchos factores que sirven como detonantes de la memoria, también inducen a la paralización de la capacidad de pensar. Estos factores se relacionan con la transformación del tiempo y el espacio en la mente de los individuos debido a las paradojas planteadas por el miedo a lo desconocido. *La casa muda* propone ese terror irracional que expone la vulnerabilidad a nivel físico y psicológico. El proceso de llegar a la verdad incluye la aprehensión de las tendencias a reacciones violentas conjugadas con incentivos disímiles que se ubican en el extremo opuesto de lo reconocible y familiar.

Conclusiones

Como se ejemplifica en la película *Paranormal Xperience*, en los casos de trastornos de identidad disociativa se pueden distinguir dos o más estados de personalidad con un patrón propio. Siendo que estas identidades encierran la particularidad de controlar el comportamiento del individuo, el personaje de Diana no es consciente de las acciones de la personalidad alternativa que ha creado. De la misma manera, el personaje de Laura en la película *La casa muda* construye una realidad virtual que se perfila con alucinaciones en un ámbito cerrado y en una oscuridad acentuada. Como mecanismos de defensa para anular las memorias traumáticas, estas soluciones brindan una vía de escape a los personajes al obstruir el impacto de sus experiencias. Aunque las motivaciones de Diana y Laura son diferentes, recurren a realidades paralelas y a proyecciones fantásticas que les permiten liberar sus instintos violentos compensando los traumas sufridos.

El eje de *Paranormal Xperience* y *La casa muda* es el reconocimiento de una de las potencias del espíritu: la memoria. Hernández y Vizcaíno se han sumergido en las cuatro categorías de la memoria para establecer en sus personajes femeninos el alcance de la memoria sensorial, motora, a corto plazo y a largo plazo. La traumática infancia de Diana en *Paranormal Xperience* hace que formule conexiones visuales entre la presencia de su padre y su ausencia marcada por sus objetos personales. Laura en *La casa muda* despierta el pasado en el concierto de sonidos que inundan la casa. La libre asociación de imágenes y vibraciones marca en los personajes el desarrollo de su memoria sensorial y motora y define una bifurcación en la línea temporal. Tanto Diana como Laura reproducen y conectan el pasado y el presente en el momento en que cruzan el umbral hacia lo paranormal. Diana con la influencia de las siluetas icónicas durante la hipnosis y Laura con los elementos registrados en las fotografías.

Gustavo Hernández y Sergi Vizcaíno han creado dos obras cinematográficas que desafían los parámetros habituales. Los elementos fantásticos se entrelazan con situaciones consuetudinarias presentando los estados alterados de los personajes en conflicto con una realidad que no han podido asumir. Al explorar los efectos psicológicos de los traumas, las películas incursionan en las complejas conexiones que se entretejen en la mente humana denotando impulsos inmanentes y trascendentes.

Bibliografía

Baños, Rosa María, and Conxa Perpiñá. *Exploración Psicopatológica*. Madrid: Síntesis, 2002.

Boon, Suzette et al. *Vivir con disociación traumática*. Bilbao: Editorial Desclée de Brouwer, 2014.

La casa muda. Directed by Gustavo Hernández. Tokio Films, 2010.

Paranormal Xperience. Directed by Sergi Vizcaíno. Film Affinity S. L., 2011.

Prouty, Garry. "The Hallucination as the Unconscious Self." *Emerging Developments in Pre-Therapy. A Pre-Therapy Reader*. Ed. Garry Prouty. Ross-on-Wye: PCCS Books, 2008: 164–180.

Rush, Patricia, and Patricia Houston. *Spanish for Health Care*. New Jersey: Prentice Hall, 2003.

Vattuone, Lucy. *Anatomía y fisiología humanas*. Buenos Aires: GZ Editores, 2006.

Lorena V. Mosquera

La enfermedad en la
Plaza De Diamante

Las naciones que atraviesan una guerra o enfrentamiento civil son marcadas con heridas que se mantienen más allá de los hechos violentos y que instituyen un dolor que pasa a ser parte de la historia de la nación. Y aun cuando sus heridas ya no son recordadas por las generaciones posteriores, el dolor se mantiene a través de los efectos del recuerdo, la incertidumbre y el trauma. Esto genera una especie de enfermedad que no se puede curar porque pasa a ser parte del pasado, es decir, de lo intangible. En *La Plaza de Diamante* (1962), de Mercè Rodoreda, se cuenta la historia de España desde momentos anteriores a la República hasta la consolidación de la dictadura franquista, a través de la vida de Natalia y su familia. Durante esos años, los personajes se ven agobiados por distintas dolencias que afectan sus vidas comenzando por sangrados, partos, dolores inexplicables, hasta el desencadenamiento de la enfermedad mental. En esta lectura propongo entender la enfermedad como representación del sufrimiento de la guerra, vivenciado a través de tres cosas: el hambre, la identidad femenina y el silencio al que se ven sometidos los personajes, lo que será detonante de la enfermedad mental. Las reflexiones de Julia Kristeva sobre la melancolía y la pulsión de muerte en *Sol Negro: melancolía y depresión*, forman la base de una discusión de la enfermedad de Natalia como la proyección del trauma histórico. Así mismo, analizaré la enfermedad en lo narrativo desde la perspectiva de Arthur W. Frank, en *The wounded story teller* como una *narrativa de restitución* del espacio interno, su conexión con el espacio externo y el autorreconocimiento.

El análisis está dividido en tres partes: primero, la parte que analiza la historia y la enfermedad física; otra, la idea de la melancolía y la depresión como enfermedad mental y la última en relación con la narrativa de restitución del narrador enfermo. La novela inicia con una narradora cuyo punto de vista está aparentemente desconectado de la *Historia*: "La Julieta vino expresamente a la pastelería para decirme que, antes de rifar el ramo, rifarían cafeteras; que ella ya las había visto: preciosas, blancas, con una naranja pintada" (5). Las primeras líneas ya denotan una posición intimista de un suceso cualquiera, una situación trivial que tiene como objetivo la representación de un momento de aparente calma para Barcelona. La Plaza es un lugar vivo y festivo, con flores, cadenetas, música y baile (Rodoreda 5). Pero también, es importante la presentación de Natalia, pues aún no tiene nombre, pero sí tiene trabajo: "me había pasado el día despachando dulces, y las puntas de los dedos me dolían de tanto apretar cordeles dorados y de tanto hacer nudos y lazadas" (Rodoreda 5). Las descripciones, aparentemente superficiales en los dos primeros párrafos, dan cuenta del estrato social de la narradora, además de mencionar el primer signo de dolor proveniente del trabajo repetitivo, pero que también implica un mercado saludable en donde hay aprovisionamiento.

Es en esta primera instancia narrativa, que es también pre-República, que las dolencias corporales comienzan a afectar a los personajes, pero se extenderán hasta el final de la novela bajo distintas representaciones. En las primeras partes de la narración, antes y durante la República, hay alusiones a la sangre: "me empezó a salir sangre por la nariz y no había forma de pararla" (Rodoreda, 18), "y a derramárseme por la sangre y a ponérmela negra" (Rodoreda 6). Las alusiones son literales y metafóricas, pero la reacción de Natalia ante las dos es de aceptación y tranquilidad. El dolor físico y el sangrado de Natalia es aceptado como parte de la naturaleza femenina es incluso ignorado por ella y quienes la rodean. Por otro lado, Quimet, el novio y, posteriormente, esposo de Natalia, representa otro tipo de dolor que es mencionado por él a cada instante, pero que raya con la hipocondría. Su dolor es diferente y es Natalia quien debe cuidar del esposo enfermo quien vuelve a un estado casi infantil.

> Quería que le descalzara y que le pusiera las zapatillas, de cuadritos, de dos colores, café con leche. Después de haber reposado un rato, venía a cenar. Antes de dormirse quería que le hiciese friegas de alcohol por todo el cuerpo, para el dolor, decía. En todo el cuerpo, porque decía que el dolor era muy listo y que se pondría más arriba o más abajo si dejaba algún trozo sin frotar. (Rodoreda 22)

El dolor imaginario aparece y recrudece cuando nacen Toni y Rita. El trabajo de dar a luz y cuidar de los niños es además minimizado por el dolor de Quimet. Para Susan Sherwin, en *No Longer a Patient: Feminist Ethics and Health Care*, "women are usually charged with the responsibility of caring for children, the elderly, and the ill as well as the responsibility of physically and emotionally nurturing men" (Sherwin 13). Natalia no solo toma el papel de madre de los hijos, sino también de Quimet. Las dolencias de ella no tienen el mismo nivel de importancia, pero es importante reconocer que ella no parece afectada.

Más adelante en la historia, cuando la narración se centra en plena guerra, el hambre toma el lugar de las enfermedades y el dolor. El primero en experimentar la incertidumbre del hambre es Quimet, quién lo representa a través de un sentimiento de angustia.

> El Quimet tenía a veces como una especie de angustia. Y decía, tengo angustia, y no hablaba de la pierna, sólo de la angustia que tenía al cabo de un rato de haber comido; y eso que comía con muchas ganas. Y cuando se sentaba a la mesa, todo iba bien, y al cabo de diez minutos de haber acabado ya le empezaba la angustia. (Rodoreda 35)

Este acto de comer, comúnmente asociado con la salud, es atravesado por un componente histórico. Rodríguez Barreiro, en "The Franco dictatorship 1939–75" (2018), define los años de posguerra en España como "a hungry and traumatized people desired nothing more than to recover some kind of peace and normalcy" (102). La pérdida de la seguridad alimentaria y la angustia son presentimientos de la ida inevitable del hombre a la guerra, en el caso de Quimet, un hombre que irá a luchar por la República y que jamas volverá. Quimet experimenta la angustia-hambre antes de la guerra, así como el dolor en la pierna, parecieran premoniciones corporales de lo que está por venir. Ya durante la guerra regresará una última vez a casa, enfermo, casi en los huesos y cojo. Los cuerpos en *La Plaza de Diamante* son espacios de representación del cambio que vendrá. Es también su desaparición la que marca el hambre extrema para Natalia y sus hijos. Quimet, se convierte en un fantasma para su familia.

Históricamente, la narración comienza a entrar en los años de la guerra para pasar lentamente a la posguerra. Las dos son representadas como pérdidas que se encarnan de formas distintas y que invaden diferentes espacios en el sujeto y en lo que le rodea, dejando atrás un trauma generalizado. En *La Plaza de Diamante* la guerra va transformando la ciudad, la narradora menciona "había hombres muy mayores que aprendían a hacer la guerra por las calles. Jóvenes y viejos, todo el mundo a la guerra, y la guerra les chupaba y les daba la muerte (Rodoreda 68), de la misma forma considera que el dolor es interiorizado "mucho mal por dentro y por fuera" (Rodoreda 68). Una vez terminada la guerra, el sufrimiento continúa. Rodríguez Barreiro describe la posición de los ganadores y perdedores como un "blood pact with the dictator" (98) y un evento que "traumatized and paralyzed the rest of Spanish society for which the idea of a new civil conflict was unbereable" (98). En la posguerra, tanto los ganadores como los perdedores tuvieron que someterse a una forma de vida completamente distinta. No era solo el hambre lo que afectaba la vida del día a día, sino también el espacio en la sociedad. Cuando Natalia busca trabajo con sus antiguos "señores", es recriminada y tratada como otro que pertenece al bando perdedor: "y dijo que yo era roja, y dijo, ¿comprende usted?, una persona como usted más bien nos compromete" (Rodoreda 69). Sin embargo, también los señores de la casa han pasado por un evento traumático "todo aquello de la guerra les había atacado a los nervios y que por cualquier cosa se ponía por las nubes" (Rodoreda 69). Pero a los ojos de Natalia todos han sido parte de una sociedad que solía tener unicidad, es entonces inicio de una fragmentación de la realidad que más adelante se tornará en disociación.

La pérdida de la seguridad alimenticia lleva a Natalia a contemplar el suicidio: "dormíamos todo el tiempo que faltaba para empezar otro día" (Rodoreda 77) mientras el pasado y el dolor se silencian "los niños no hablaban nunca de su padre, como si no hubiese existido" (Rodoreda 77). El recuerdo se vuelve algo mediado por la situación: "si a mí me venía el recuerdo algunas veces, hacía un gran esfuerzo para quitármelo, porque llevaba un cansancio tan grande dentro que no lo puedo ni explicar" (Rodoreda 77). El dolor comienza a localizarse adentro y ya no en el cuerpo visible, como el dolor en los dedos de atar nudos o el del parto. Pero el dolor no es ajeno a la existencia femenina, sino que se conecta con una idea generalizada por discursos del sufrimiento abnegado: "yo, que casi nunca había llorado, me eché a llorar como si no fuese una mujer" (Rodoreda 75). La mujer siente el sufrimiento de los hijos, las desapariciones y muertes, y lleva todo el peso en silencio. No puede comunicarse con los otros porque a sus ojos "todos están muertos, los que está muertos y los que están vivos" (82 Rodoreda). Respecto a esto, Rodríguez Barreiro menciona la necesidad de volver a un estado anterior después de un conflicto bélico nacional, en donde el pasado no se puede comunicar y se mantiene el silencio para mantener la normalidad. La normalidad de Natalia es el dolor, el hambre y el silencio.

En *The Wounded Storyteller* (2013), Frank analiza la necesidad de narrar desde el cuerpo enfermo como parte fundamental de la literatura (es posible rastrearlo hasta el mito). Para Frank, la enfermedad representa muchas veces la necesidad de comunicar algo tangible en la sociedad, pero que se evade por su misma condición de enfermo o diferente. Desde su perspectiva, "bodily symptoms are the enfolding of cultural traumas into de body. As these bodies continue to life and create history, these symptoms outfold into the social space" (Frank 28) De esta manera, la enfermedad puede también estar relacionada con un mundo externo que afecta directamente el cuerpo, pero ayuda a crear narración. El cuerpo enfermo no solo produce historia narrativa, sino que muchas veces está relacionado con la historia. Para Frank, el acto de narrar se convierte en una oportunidad para compartir el peso del cuerpo enfermo y restituir lo que se perdió a través del testimonio. Este acto debe, necesariamente, llevar al narrador hasta el recuerdo de lo sufrido, ya que "remaking begins when suffering becomes an opening to others" (Frank 176). La narración está vedada para la Natalia de la guerra y la posguerra, no tiene manera de convertir en palabras de sufrimiento y tampoco tiene quién escuche su historia, pues a sus ojos la sociedad se ha fragmentado de tal manera que el espacio es habitado por muertos. La noción del Wounded Storyteller está imposibilitada por la condición histórica y mental del personaje.

Julia Kristeva explica los mecanismos de la melancolía y la depresión en *Sol negro: depresión y melancolía* (1987), usa la imagen de un sol oscuro cuya luz negra oscurece la vida de quien ha pasado por una pérdida. Su análisis se basa en los conceptos de luto y melancolía de Sigmund Freud, los cuales comparten la pérdida del objeto de deseo, sin embargo, el luto permite superar la pérdida y la melancolía instaura el dolor en la psique del individuo, incapacitando la superación. Kristeva relaciona la melancolía con la depresión, pero advierte que "designan un conjunto que podría denominarse melancólico-depresivo cuyas fronteras están en realidad difuminadas" (14). Para ella, la pérdida del objeto es también un vuelco hacia el yo de quien sufre la pérdida: "porque me identifico con el otro amado-odiado, por incorporación-introproyección-proyección, instalo en mí su parte sublime que se convierte en mi juez tiránico" (15). Este yo-juez se instaura en Natalia y su amor por los hijos se convierte en odio por el mundo y la situación. Este conjunto de cosas la lleva a planear su suicidio y el de sus hijos. Después de elaborar un plan para conseguir el veneno, conoce a quien será su segundo esposo, Antoni, un tendero que luchó para el bando nacional y fue herido durante la guerra de forma que quedó incapacitado para tener hijos. Es él quien no solo detiene el suicidio, sino que le ofrece una vida sin carencias. Sin embargo, los signos de la depresión solo se acrecientan en Natalia a través del silencio.

María Bonilla, en *La novela femenina contemporánea: la reescritura del imposible en la erótica de la invisibilidad y el silencio, estaciones de un viaje hacia uno mismo* (2012), entiende el silencio así:

> aprendido con la conciencia de que se debe guardar por lo vergonzoso y el dolor que encierra, es un silencio y una afrenta que acompañará a la mujer toda la vida, que la culpabiliza, que la responsabiliza, que tiene consecuencias y que no permanece solamente atado al hecho que silencia, sino que contamina otros hechos de la vida, incluso aquellos que nada tienen que ver con el hecho original. (Bonilla 105)

En casa del tendero, su esposo, es ahora doña Natalia. Su vida pareciera haber cambiado del "hecho original" de la violencia y el hambre, pero su nueva vida está plagada de fantasmas. El pasado es una herida que causa una necesidad de recuperar lo que es imposible de retener, es la pérdida total de la cosa amada.

Desde la perspectiva de la melancolía de Kristeva se puede plantear que Natalia ha tenido que pasar por una pérdida del objeto de deseo, lo que le ha causado un trauma. Rodríguez Barreiro menciona que las leyes que se aplicaron durante el franquismo permitieron "justify the social exclusion of the vanquished as well as to punish, humiliate, and, if necessary, eliminate any dissent of opposition to the dictatorship" (98). Natalia observa y vive la guerra desde su casa y las calles de Madrid. Además, para las mujeres la represión fue doble, no solo como sujetos políticos, sino como ciudadanas "the every day use and abuse of represión was more obvious, humiliating, and public" (Rodríguez Barreiro 99). La pérdida más notable para Natalia es la idea de perder su identificación como sujeto que hace parte de una sociedad, es como una pérdida de la identidad misma. Los síntomas de una enfermedad mental y van acrecentando, pero contradictoriamente, Natalia ya no pasa hambre, sus hijos estudian, tienen un techo y vive la vida de la mujer de la República: esposa y madre. Este último punto le ha arrebatado parte de su libertad. La mujer que siempre había trabajado para sostenerse a ella y a sus hijos es ahora una mujer que ve pasar el tiempo, va pasando sus días en el silencio y aislamiento.

El pasado es una herida que causa una necesidad de recuperar lo que es imposible de retener, es la pérdida total de la cosa amada. El silencio y el habla en una sociedad de control dictatorial se convierten en polos que no permiten que el luto comience y estacan a Natalia en la melancolía. El espacio de afuera en donde la guerra se vivió se convierte en trauma revivido: "vivía encerrada en casa. La calle me daba miedo. En cuanto sacaba la cabeza fuera, me aturdía la gente, los automóviles, los autobuses, las motos" (Rodoreda 82). El recuerdo traumático que acecha no está solo afuera, pronto Natalia comienza a percibir los fantasmas del pasado en sus propios hijos "yo luchaba por acostumbrarme a la nueva vida. La Rita era el Quimet (…) no se podía explicar pero que eran como unas ganas de hacer sufrir. Y ya empezó la angustia, y el dormir mal y el no dormir y el no vivir" (Rodoreda 82). El pasado no muere con los muertos, a los ojos de Natalia el presente se funde con un pasado que no ha sido totalmente asimilado. La incapacidad para descubrir el paradero de Quimet le lleva a revivir los recuerdos a diario, en el presente los hijos aún son parte de la guerra del pasado, lo que la inhabilita para superar la pérdida. Para Kristeva, la melancolía está atravesada por ganas de vivir en una existencia sin vigor en donde se naufraga en la pena de la pérdida, es decir, es posible que no se dé otro intento de suicidio, pero hay aún una ausencia de noción de vida.

Es en la ciudad donde comienza a manifestarse la enfermedad de forma grave en Natalia llegando a lo que Kristeva determinó como "borderline". El deseo por lo perdido puede expandirse dentro del deseo hasta el punto de convertirse en pulsión de muerte. Una vez que esto pasa, se produce una fuerte disociación entre la realidad y el sujeto. Kristeva lo explica de la siguiente manera: "los sueños de los 'borderlines' [...] son a menudo 'pinturas abstractas' o cascadas de sonidos, imbricaciones de líneas y tejidos" (Kristeva 29). Esta abstracción de la realidad llega a un momento culminante en *La Plaza de Diamante* cuando Natalia entra en estado de disociación de la realidad en un espacio religioso

> Aquellas bolitas nacían en la iglesia como si la iglesia fuese el vientre de un gran pez. Y si aquello seguía mucho rato, toda la iglesia se llenaría en seguida de bolitas que taparían la gente y las sillas y los altares. Y se empezaron a oír unas voces que venían de lejos, como si viniesen del gran pozo de la pena, como si saliesen medio apagadas de gargantas cortadas, de labios que no podían decir palabras y toda la iglesia se quedó como muerta: el cura quieto en el altar, con la casulla de seda y la cruz de sangre y de pedrería, la gente manchada por las sombras de colores de los cristales de las ventanas estrechas y altas. Nada vivía: sólo las bolitas que se iban extendiendo, ya hechas de sangre y con olor de sangre, con olor de sangre que hacía marcharse el olor a incienso. Sólo olor de sangre que es olor de muerte y nadie veía lo que yo veía porque todo el mundo tenía la cabeza baja. (Rodoreda 72)

Las "bolitas" no se pueden comprender por sí mismas, pues parecen de luz en un principio e incluso alcanza a preverse un acto de iluminación religioso, pero pronto cambian a un color rojo y simbolizan la muerte. El cambio de percepción y la alusión al lugar de dónde provienen la sangre presenta a la iglesia como causante del derramamiento de sangre que lo invade todo y que es invisible a los ojos de los demás. Natalia escucha los gritos de los muertos sin saber en dónde están, tal como no sabe dónde está Quimet. Natalia revive la guerra y la muerte en este espacio y es incapaz de superar el estado alucinatorio. Aquí comienza la disociación, la percepción de que todos están muertos. La pérdida de la cosa deseada y de las vidas ha oscurecido cada lugar, el sol negro permite vivir el día a día, pero a través de la oscuridad y la melancolía de vivir con el enemigo y cohabitar su espacio.

Para Arthur W. Frank, el cuerpo y mente enfermos constituyen una problemática de percepción del sí mismo y del tiempo en la narración. Una de las características de la enfermedad en la narración es "women anticipate being sick for the rest of their lives and even passing that sickness on to their children" (Frank 89), esto es posible de identificar en *La Plaza de Diamante* a través de Toni, quien al igual que Natalia, confiesa tener miedo de salir de casa después de que estuvo en un hogar para niños durante la guerra: "le había quedado como una especie de delirio de estar en casa, de estar siempre en casa como una carcoma dentro de una madera; y que ese delirio ni se le había pasado ni se le pasaría nunca" (Rodoreda 91). El lugar que es habitado por víctimas y victimario se convierte también en lugar seguro para quienes se adaptan al silencio y para las generaciones más jóvenes que evitaban regresar al trauma de la niñez. La pérdida del hogar, la pérdida de una vida diferente los ha afectado a todos, pero para Frank, es posible la restitución cuando hay un futuro que está por llegar (89). Hará falta que Natalia tenga aún otra alucinación en donde por fin enfrente el fantasma del pasado para que pueda terminar la narración. El último recorrido por Barcelona la lleva por las calles hasta su antigua casa, es allí, en un enfrentamiento directo con el recuerdo de la cosa perdida, que pareciera purgar la pulsión de muerte. Se menciona que "con los brazos delante de la cara para salvarme de no sabía qué, di un grito de infierno. Un grito que debía hacer muchos años que llevaba dentro" (96). El grito deja el cuerpo, como una purga, y todo el silencio con el que vivó la guerra y la posguerra se rompe con el grito.

Hay aún una alusión más a la ruptura con el mundo del enfermo melancólico, pues para Kristeva "también con la noche privada de claridad. Evoca la complicidad del melancólico con el mundo de la sombra y de la desesperación" (126), pero en el último despertar de Natalia, se menciona: "cuando me desperté de un sueño de tronco, con la boca seca y amarga, toda yo salida de la noche de cada noche, que aquella mañana era un mediodía" (Rodoreda 98), es decir, que posiblemente ha dejado atrás la complicidad referida por Kristeva. Su último paseo por Barcelona, en que ella parece estar en un estado de ensueño, es un encuentro con los fantasmas de la memoria: "me puse a andar por mi vida antigua hasta que llegué enfrente de la pared de casa" (Rodoreda 96). Esta es la casa que compartió con Quimet, donde dio a luz, donde planeó su suicidio y en donde vivió los bombardeos. Pero en este último encuentro, Natalia es capaz de ver un sol diferente y ya no un sol negro. Para Frank, "serious illness is a loss of the 'destination map' that had previously guided the ill person's life: ill people have to learn to think differently", así mismo, Natalia caminaba sin lugar donde ir por las calles de Barcelona, acercándose a la Calle Mayor para llegar al monumento de su dolor y su pérdida del que se despide. La luz del día la lleva a su nuevo hogar, en donde aún hay temor por la pérdida, pero es el lugar en el cual parece haber encontrado una conexión que creyó perdida simbolizada por el ombligo.

Finalmente, no hay cierre para la historia, el final es abierto y es posible advertir la circularidad entre historia y narración. Natalia mujer, madre, esposa y Natalia enferma se convierten en narradoras, pues la historia es contada en primera persona, es la voz de la narradora, que se identifica como personaje, la que guía la narración desde el primer "vino a contarme" (Rodoreda 4). Su voz, en un presente desconocido, le otorga voz a su yo del pasado reconstruyendo no solo su historia, sino la historia de España, creando su identidad e identificando el trauma como enfermedad, pero también como motivo literario. Para Frank, las narrativas de restitución "projects a future that will not be disrupted by illness, it also protects memory from disruption" (90). La narración reconoce el pasado como trauma, como enfermedad y como lucha, pues "telling stories is a form of resistence" (Frank 170). Así, el camino atravesado por Natalia en su última caminata por Barcelona entre la oscuridad y el silencio hasta el día son indicios de una conciencia nueva y de una recuperación que aún está en construcción y a la que se puede llegar cuando se rompe el silencio.

Bibliografía

Bonilla, María. *La novela femenina contemporánea: la reescritura del imposible en la erótica de la invisibilidad y el silencio, estaciones de un viaje hacia uno mismo*. San José (Costa Rica): Asociación de Literatura Comparada en América Central y el Caribe, 2012, pp. 100–112.

Frank, Arthur W. *The Wounded Storyteller: Body, Illness, and ethics*. Second ed., Chicago: University of Chicago Press, 2013.

Kristeva, Julia. *Sol negro: depresión y melancolía*. Caracas: Monte Ávila Editores Latinoamericana, 1997.

Rodoreda, Mercè. *La Plaza de Diamante*. Barcelona: Biblioteca Grandes Éxitos, 1987.

Rodríguez Barreira, Óscar. "The Franco Dictatorship 1939-75". *The History of Modern Spain: Chronologies, Themes, Individuals*. 2018: 97–112

Sherwin, Susan. "No longer a patient: feminist ethics and health care". Philadelphia: Temple, 1992.

Elena Jiménez García

Aproximaciones didácticas del alzheimer y el teatro: Propuestas educativas intergeneracionales e interdisciplinares

1. Introducción

El Alzheimer es el tipo más común de demencia. La demencia afecta a nivel mundial a unos 50 millones de personas, de las que alrededor del 60 % viven en países de ingresos bajos y medios. Cada año se registran cerca de 10 millones de casos nuevos y se prevé que en 2030 se alcancen los 82 millones y en 2050 los 152 millones, según los datos que facilita la OMS (septiembre de 2020).

De hecho, han sido muchos los estereotipos existentes sobre la vejez, que desvalorizan esta etapa de la vida. Educativamente, debemos eliminar los prejuicios y estereotipos que permanecen arraigados en la sociedad y debemos conseguir que se aprenda a valorar a las personas mayores de forma tolerante, ya que actualmente y en los países desarrollados, la imagen de las personas mayores se caracteriza por rasgos negativos tanto: incapaz, enfermo, lento, depresivo, introvertido, etc. (Carbajo Vélez, 2009). Incluso entre los estudiantes universitarios (Fernández de Moya, C. et al. 2020). Esto provoca que los mayores opten por el aislamiento, a raíz de la imagen que tienen de sí mismos y sus expectativas. Esta imagen no solo está influenciada por razones personales o biológicas, sino también por la imagen social.

"No se pueden considerar a las personas mayores como seres acabados, inútiles, enfermos, como un grupo social marginado, sostenido como una carga social, aliviando o sobrellevando los últimos años de su supuesta incapacidad, llenando su ocio. Ha de considerarse una sociedad sabia y competente en la que las personas mayores pasen los últimos años de su vida de forma digna y capaz" Carbajo Vélez (2009:87).

Tradicionalmente, la educación no ha tratado temas como las enfermedades o la muerte. Estos han sido temas tabúes y todavía lo siguen siendo, aunque ya se han realizado algunos intentos, debido a las necesidades educativas de los niños de conocer y comprender situaciones cercanas familiares y propias. Hasta hace dos décadas no se habían publicado recursos literarios ni propuestas didácticas para atender esta necesidad que ha estado ausente entre los temas tratados en las aulas. La variada y numerosa casuística ha provocado enfermedades en todos los rangos de edad, lo que ha preocupado a sanitarios y educadores para hacer entender a los niños las enfermedades tanto propias como de familiares y saber actuar ante los afectados. En este caso vamos a centrarnos en la enfermedad del Alzheimer y en cómo hacerla entender a los escolares, para una correcta actuación ante la misma. Sobre el tema de Alzheimer y literatura no hay muchos estudios (entre ellos destacamos los de Forcén y Morgado, 2011; Yépez y Vázquez, 2013; Badía, 2017; Avilés Diz, 2018: Cuadrado, 2018 y 2020), aunque sí algunos intentos que han impulsado su interés y profundización. El Centro de Documentación e Investigación de Literatura infantil y Juvenil de la Fundación Germán Sánchez Ruipérez (2011) dedicó, en el número 8 en la Colección Temas en la Literatura Infantil y Juvenil, un catálogo bibliográfico sobre *Los mayores y la enfermedad del Alzheimer en la Literatura Infantil y Juvenil*, que sirve de base a terapeutas y familiares de enfermos para un acercamiento literario a los niños y jóvenes a la enfermedad. Se trata de una enfermedad que genera deterioro físico y cognitivo y cada vez más la necesidad de cariño. "El niño es a veces el verdadero artífice del cariño, del mimo, del afecto, pero también es receptor de esos mimos de la persona con alzhéimer, de esa complicidad y puede llegar a convertirse en un verdadero compañero de juegos" (p. 9). Evidentemente, estos primeros intentos han servido a familiares de enfermos, pero muy pocos docentes se han acercado para dar difusión a un tema tan relevante y que cada vez afecta a más personas.

La enfermedad ha sido un tema tradicionalmente tabú en la literatura infantil, sin embargo, en los últimos veinte años varias publicaciones han abierto este camino hacia la comprensión y el tratamiento del Alzheimer en la literatura infantil. Es el caso de estas publicaciones, entre otras, las que nos facilitan la creación de varias posibilidades didácticas relacionadas con la dramatización y el teatro. En la publicación de Jiménez, Gómez y Francisco (2019) ya se proponen algunas actividades relacionadas con este tema, aunque desde la perspectiva de la adaptación del cómic al teatro.

Podemos relacionar esta intervención educativa con la dramaterapia en el plano de actuación con los mayores, ya que se trata de "una terapia artística basada en el arte teatral y aplicada a contextos clínicos y sociales así como también a individuos y grupo" (Torres-Godoy, 2001:87).

Ferrandis (2020:107), mediante un proyecto llevado a cabo en Polonia, defiende los beneficios de "la dramaterapia y el teatro de reminiscencia, para conservar la función mental durante el mayor tiempo posible y proporcionar apoyo a las intervenciones clínicas y terapéuticas, permitiendo, de esta manera, enlentecer el deterioro generalizado causado por el alzheimer y otras demencias".

Debemos tener en consideración que el teatro, la danza y la música conforman un entorno de ilusión, descubrimiento, disfrute y, por tanto, de "recuperación". Es una oportunidad para que las personas expresen sus inquietudes e intereses. Los textos teatrales son otro recurso de atracción en la vejez, puesto que la historia y los personajes que requieren de una memorización, interpretación y repetición suponen un reto para quien es consciente de su deterioro físico y mental. Para Ferrandis (2020:110) "Leer un texto, comprender el argumento, desmenuzarlo, hallar nuevas palabras, darle nuevos significados, proyectarlas en un contexto teatral, montar escena, repetirlas hasta lograr el agrado, recibir el aplauso: no son solo pasos para lograr una satisfacción personal, son también secuencias para mantener vital la motivación y activo el cerebro".

Podemos decir que la fusión entre ciencia (enfermedad) y arte (teatro) genera la mejoría de la persona. Y más cuando se trata de teatro y gerontología, según lo fundamenta el estudio de Vieites Rivera y Vieites (2019).

Forcén y Morgado (2011:157) ya realizaron "talleres de arte y cultura" con pacientes de Alzheimer, cuyo objetivo fue "enlazar la ciencia con el arte, ofreciendo el arte como una herramienta en la investigación científica de esta enfermedad. El enfoque de la investigación es ver cómo las sensaciones y las emociones forman parte del tratamiento del paciente y, a través de la emoción, tratar de hacer un puente entre el pasado y el presente, mejorando así la calidad de vida del paciente y su autoestima". Otro estudio que relaciona Alzheimer y arte es el de González García (2017), en concreto con el arte del MOMA de Nueva York.

También han tenido un lugar destacado proyectos interdisciplinares de innovación y mejora de la calidad docente como el realizado en la Universidad de las Islas Baleares en materias de Historia y Educación Física para mejorar la comunicación entre generaciones de universitarios (del Grado en Educación primaria) y mayores enfermos de Alzheimer, como el de Ripoll Gil (2020).

Evidentemente, no se trata de curar una enfermedad que, hasta ahora, no tiene cura, pero sí pueden ralentizarla y mejorar la calidad de vida de unos pacientes que pierden muchas memorias del presente y recuerdan otras memorias que están conectadas con sus emociones.

2. Objetivos

Son varios los objetivos que nos proponemos con este trabajo y los agrupamos en dos vertientes, atendiendo a la etapa vital de los participantes:

Objetivos para niños y jóvenes:

- Animación y fomento por la lectura.
- Aprender a leer textos teatrales: estructuración, lenguaje verbal y no verbal.
- Aprender a crear guiones y desarrollar la creatividad literaria.
- Fomentar el gusto por géneros como el teatro y el cómic.
- Desarrollar competencias en la expresión y comprensión lingüística, plástica, corporal y musical.
- Desarrollar la creatividad literaria.
- Desarrollar el pensamiento crítico.
- Realizar actividades intergeneracionales, mediante las que se establezcan lazos de unión entre los niños y los mayores y se desarrolle el teatro mixto (adultos y niños).
- Determinar y desmitificar los estereotipos negativos sobre la vejez por parte de niños y jóvenes y adquirir una visión crítica y sensible hacia esta etapa de la vida.
- Establecer relaciones personales entre niños y niño-adulto, de manera que se favorece la formación integral del niño como ser social.
- Desarrollar la empatía (ponerse en lugar de otras personas).
- Desarrollar la emotividad y comprender distintos puntos de vista y realidades de la vida.
- Sensibilización por la enfermedad del Alzheimer.
- Desarrollar hábitos y comportamientos ante las personas que padecen esta enfermedad y/u otras.
- Fomentar la confianza en uno mismo y adquirir mayor autonomía personal.

Objetivos para mayores:

- Ralentizar los síntomas psicológicos y conductuales.
- Mantener viva la curiosidad.
- Mejorar la autoestima.
- Mejorar la autonomía.
- Trabajar la expresión corporal y la expresión oral.
- Fomentar la expresión emocional.
- Evitar el retraimiento.
- Favorecer el humor y el buen ambiente.
- Promover la socialización, la amistad y la cooperación.
- Fomentar la sensación de pertenencia y de utilidad en el grupo.
- Fomentar el cariño y el apego.

3. Metodología

Se va a utilizar una metodología activa y participativa, en la que todos los niños, jóvenes y mayores van a ser partícipes y protagonistas.

Por otro lado, también se va a utilizar una metodología reflexiva, con la finalidad de que el niño empatice con jóvenes y mayores y desarrolle su pensamiento crítico y reflexivo, así como su autonomía personal.

Se van a proponer actividades individuales y grupales que realizarán todos los colectivos (estudiantes de educación primaria; estudiantes de educación secundaria; estudiantes de los módulos de grado medio de formación profesional de peluquería; caracterización; estética personal; madera, mueble y corcho; imagen y sonido; y técnico en confección y moda; enfermos de Alzheimer; y familiares que deseen colaborar).

En cuanto a actividades individuales, con los estudiantes de educación primaria se va a realizar la lectura de cuentos, y actividades de comprensión y reflexión, de manera que aporten opiniones, no solo en relación con la temática y desarrollo de los mismos, sino también con respecto a la selección de capítulos que van a ser adaptados y representados. Se van a elaborar los guiones, escenarios, vestuario, iluminación y sonido, etc. Estas tareas conllevan tanto trabajo individual como colectivo.

Se van a desarrollar lecturas a personas mayores y enfermos de Alzheimer. Esta actividad es muy placentera para los enfermos y, por ende, también para los lectores. De esta manera van a conocer de cerca a personas diagnosticadas con esta enfermedad, lo que les va a ayudar y a motivar a la hora de la puesta en escena. Se trata de actividades de comunicación intergeneracional que vamos a concertar con las personas cercanas a ellos dispuestas a colaborar y con centros de día y/o residencias de mayores que quieran participar.

También vamos a trabajar con estudiantes de Educación Secundaria Obligatoria para la adaptación de textos y puesta en escena, así como con estudiantes de módulos de grado medio de formación profesional de peluquería; caracterización; estética personal; madera, mueble y corcho; imagen y sonido, y técnico en confección y moda. Ellos colaborarán en la puesta en escena y en lo referente a cada una de sus especialidades. Así estaremos fomentado las relaciones intergeneracionales entre niños y jóvenes y entre jóvenes y mayores.

Con respecto a las representaciones teatrales, serán actividades que se destinarán a la comunidad escolar, a las residencias de mayores y centros de día, a asociaciones de familiares de enfermos de Alzheimer, etc., y a otros colectivos, dependiendo del resultado de la puesta en escena y de la acogida social que pueda tener.

4. Propuestas didácticas

Las propuestas didácticas para niños y jóvenes deben ofrecer, por un lado, la cara más alegre del Alzheimer, los olvidos graciosos y la creencia de la gracia de los abuelos y, por otro, también deben hacer conscientes de la parte más negativa de esta enfermedad: el deterioro, la necesidad de cariño por parte de los mayores; y lo más importante que el niño aprenda a tratar a estas personas, a guiarles.

Para cumplir con estos objetivos, se proponen las siguientes actividades:

1. Búsqueda de información sobre la enfermedad para, posteriormente, poner en común y obtener una visión más completa.
2. Debates sobre cómo afrontar las relaciones con los enfermos.
3. Exposiciones de testimonios reales para conocer los efectos de la enfermedad.
4. Lectura individual y colectiva de cuentos, cómics y otros recursos en los que predomine el tema del Alzheimer (cf. Referencias recomendadas).
5. Actividades de comprensión y reflexión (debates, realización de ensayos escritos…).
6. Selección de textos o extractos para la representación (entre niños, entre jóvenes, entre ambos, o conjuntamente con personas mayores).
7. Actividades de adaptación de textos (con posibilidades de incluir improvisaciones).
8. Diseño del proyecto o los proyectos.
9. Reparto de roles.
10. Ensayos.
11. Trabajos complementarios.
12. Ensayos generales.
13. Puesta en escena.

Las propuestas para mayores deben atender a la preparación para la colaboración con niños y jóvenes y conseguir el objetivo de la puesta en escena. Estas actividades pueden realizarlas los terapeutas:

1. Actividades previas: juegos y ejercicios de relajación, movilización corporal y exploración de recursos expresivos.
2. Actividades para la recuperación de anécdotas, historias y sucesos que puedan servir para hilar relatos escenificables (teatro espontáneo). Estas actividades están inspiradas en el estudio de Montuori (2019) y en la improvisación como mecanismo de aprendizaje (Rodado, 2015).
3. Diseño del proyecto y del proceso de trabajo.

4. Indicar roles ("reparto abierto" = todos pueden hacer lo de todos).
5. Ensayos (el reparto abierto permite cubrir las ausencias o bajas).
6. Trabajos complementarios: se pueden formar equipos para que puedan participar personas menos interesadas en la interpretación: indumentaria, decorados, caracterización, y otros que permiten el progreso del proyecto, como la reguiduría, o las ayudantías de dirección.
7. Ensayos generales.
8. Puesta en escena (dentro y fuera de sus espacios).

En cuanto a la propuesta intergeneracional que queremos conseguir, se plantean algunas actividades que, de forma conjunta, pueden realizar todos los colectivos de personas implicadas en el proyecto:

1. Encuentros intergeneracionales para que se conozcan.
   - Entrevistas de niños y jóvenes a mayores y viceversa. De estas entrevistas, suelen surgir narraciones de anécdotas o historias de su vida que pueden servir para hilar con relatos escenificables y adaptables a los guiones que se elaborarán posteriormente.
   - Diálogos sobre teatro.
   - Lecturas de niños a mayores para conocer casos concretos y personas con las que van a poder colaborar y para que así los niños puedan experimentar las reacciones y emociones de los mayores al escucharlos, para que se conozcan y se establezcan lazos entre ellos.
2. Actividades previas conjuntas: juegos y ejercicios de relajación, movilización corporal y exploración de recursos expresivos.
3. Diseño del proyecto y del proceso de trabajo. El diseño será una labor conjunta de docentes de colegios, institutos y centros de formación profesional, terapeutas y/o otros responsables de centros de día y/o residencias de ancianos.
4. Reparto de roles.
5. Ensayos (el reparto abierto permite cubrir las ausencias o bajas).
6. Trabajos complementarios: se pueden formar equipos para que puedan participar personas menos interesadas en la interpretación: indumentaria, decorados, caracterización, y otros que permiten el progreso del proyecto, como la reguiduría, o las ayudantías de dirección. Realización de tareas plásticas. Escenarios, vestuario, peluquería, maquillaje.
7. Ensayos generales.
8. Puesta en escena (dentro y fuera de sus espacios).

5. Evaluación

En proyectos de este tipo la evaluación debe atender a todas las partes participantes. Si centramos la evaluación de los mayores, debemos fijarnos en relación con los objetivos planteados. No obstante, puede completarse con los test neuropsicológicos, exámenes psiquiátricos, análisis médicos, evaluaciones logopédicas, pruebas motrices y fisioterapéuticas. Así mismo, también debe tenerse en cuenta la observación por parte del personal del centro y familiares como el comportamiento, el estado de ánimo y el juicio.

En los mayores, podemos fijarnos en los siguientes ítems y valorarlos de manera cualitativa.

	Sí	No	NS/NC
Se han ralentizado los síntomas psicológicos y conductuales.			
Mantiene viva la curiosidad.			
Ha mejorado su autoestima.			
Ha mejorado su autonomía.			
Se ha trabajado la expresión corporal y la expresión oral.			
Se ha fomentado la expresión emocional.			
Se ha evitado el retraimiento.			
Se ha favorecido el humor y el buen ambiente.			
Se ha promovido la socialización, la amistad y la cooperación.			
Se ha fomentado la sensación de pertenencia y de utilidad en el grupo.			

Y en el caso de los niños y jóvenes véanse los ítems que siguen.

	Sí	No	NS/NC
Se han realizado las lecturas recomendadas.			
Se ha aprendido a leer textos teatrales: estructuración, lenguaje verbal y no verbal.			

	Sí	No	NS/NC
Se ha aprendido a crear guiones y desarrollar la creatividad literaria.			
Se ha mostrado gusto por géneros como el teatro y el cómic por parte del alumno.			
Se han desarrollado competencias en la expresión y comprensión lingüística, plástica, corporal y musical.			
Se ha desarrollado la creatividad literaria.			
Se ha desarrollado el pensamiento crítico.			
Se han determinado y desmitificado los estereotipos negativos sobre la vejez por parte de niños y jóvenes y han adquirido una visión crítica y sensible hacia esta etapa de la vida.			

Además, es imprescindible la valoración de los terapeutas en cuanto al grado de cumplimiento de los objetivos que nos planteamos. Para ello, podemos crear un grupo de discusión dirigido con la finalidad de recoger y analizar estos datos cualitativamente, y valorar si se trata de un proyecto favorable que podamos hacer extensivo a otros lugares.

En esta evaluación, debemos dar cabida también a los familiares de los enfermos, ya que su papel es fundamental en la tarea diaria para conservar los recuerdos y los afectos y poder enlazarlo todo a la vida familiar y del hogar. Del mismo modo, podemos plantear un grupo de discusión dirigido y recoger los datos, analizarlos cualitativamente y observar si hemos cumplido sus expectativas y si los resultados han sido positivos.

6. Conclusiones

Las intenciones iniciales con las que comenzamos a plantearnos estas propuestas didácticas estaban vertebradas en dos grupos de participantes, agrupados por el parámetro de la edad: mayores; y niños y jóvenes

Dado que las propuestas didácticas no han sido llevadas a la práctica, no podemos dar unas conclusiones reales y precisas, pero el aval de los estudios que fundamentan esta investigación aporta un grado importante de coincidencia con la realidad.

Si nos basamos en los objetivos de estas propuestas y nos centramos en el grupo de mayores, podemos concluir, de manera general, pero con cierta precisión:

1. Se contribuye a la ralentización de los síntomas psicológicos y conductuales, propios de pacientes con Alzheimer.
2. Se favorece al mantenimiento de la curiosidad del paciente por conocer la historia que se va a representar.
3. Se trabaja la expresión corporal y la expresión oral.
4. Se fomenta la expresión de emociones.
5. Se evita el retraimiento y aislamiento, promoviendo la socialización, la amistad y la cooperación, de manera que el paciente transmite la sensación de pertenencia y utilidad en el grupo.
6. Se favorece el humor y el buen ambiente del grupo.
7. Se mejora la autoestima de un paciente que, a pesar de considerarse por su patología, como una persona con unas características físicas y mentales en deterioro, siente unas emociones que elevan su autoestima, aunque sea temporal o puntualmente.
8. Del mismo modo, se mejora la autonomía del enfermo de Alzheimer.

Veamos entonces el grado de cumplimiento de los objetivos en el grupo de niños y jóvenes, tanto en relación con el contenido literario como al de otros contenidos relacionados con el comportamiento y la sensibilidad por la enfermedad y la vejez.

1. Se realizan las lecturas recomendadas.
2. Se aprende a leer textos teatrales, en cuanto a su estructura, lenguaje verbal, lenguaje no verbal, etc.
3. Se desarrolla el pensamiento crítico en la elección de textos y/o fragmentos para su representación.
4. Se desarrolla la competencia comunicativa escrita en cuanto a la creación de guiones.
5. Se desarrolla la creatividad literaria.
6. Se determinan los estereotipos negativos sobre la vejez y se desmitifican, adquiriendo una visión crítica y sensible sobre la vejez.

Con este trabajo se permite hacer reflexionar a la sociedad sobre una realidad cuyos datos aumentan de manera vertiginosa y los augurios son poco optimistas. Como hemos avanzado, se prevé que en 2030 se alcancen los 82 millones y en 2050 los 152 millones de personas que presenten algún tipo de demencia. Ante estas previsiones, sanitarios y educadores tenemos que ir de la mano para elaborar planes y propuestas didácticas para facilitar la vida tanto a enfermos como a familiares y hacer conscientes a los niños de la existencia de esta enfermedad para que estos sean tolerantes con los mayores y aprendan actuaciones correctas de una manera natural, y valorando positivamente la etapa de la vejez.

Como dice Kate Morton en *El jardín olvidado*, "la memoria es una amante cruel con la que todos debemos aprender a bailar". Por tanto, aprendamos nuevos pasos de baile para contribuir a la mejora de la vida de enfermos y saquemos a bailar a las generaciones jóvenes para enseñarles que deben seguir aprendiendo estos y otros pasos.

Bibliografía

Avilés Diz, J. "El Alzheimer en la literatura infantil española: una aproximación". Fuente Ballesteros, R. de la y Fernández Araque, A. (eds.) (2018) *En torno a la enfermedad social*. Madrid: Wisteria, 2018: 8–20

Badía, M. "Las artes visuales en personas con demencia: revisión sistemática". *Arte, individuo y sociedad. Arte y Demencia*. 29 (2017): 9–23. http://dx.doi.org/10.5209/ARIS.55934 – Consultada en fecha (6-11-2020)

Carbajo Vélez, M.C.: "Mitos y estereotipos sobre la vejez. Propuesta de una concepción realista y tolerante", *ENSAYOS, Revista de la Facultad de Educación de Albacete*, N.º 24 (2009). Enlace web: https://dialnet.unirioja.es/servlet/articulo?codigo=3282988 – Consultada en fecha (6-11-2020)

Collazos, O. *En la laguna más profunda*. Madrid: Siruela, 2011.

Cuadrado, F., Rosal-Nadales, M. y Moriana, J. A. "El humor como recurso desdramatizador en el álbum ilustrado sobre demencia tipo Alzheimer". *Tonos Digital* 38 (2020).

Cuadrado Hidalgo, F. *Análisis de las representaciones de la enfermedad de Alzheimer en la literatura y en las campañas de sensibilización*. Tesis doctoral dirigida por Juan Antonio Moriana Elvira y María Rosal Nadales. Córdoba: Universidad de Córdoba, UCOPress, 2018.

Esteban, R. y Egurza, M. *Mi abuela ya no se acuerda de mi nombre*. Madrid: Dibbuks, 2012.

Fernández de Moya, C. (et al.). "Estereotipos negativos sobre el envejecimiento en los estudiantes universitarios de Jaén". *Nure Inv.* 17 (105) (abril-mayo 2020)

Ferrandis, D. (2020) "Dramaterapia y teatro de reminiscencia para el Alzheimer". *Apuntes de Teatro*, n.º 145 (2020): 106–134.

Forcén Scheu, P. y Morgado Aguirre, B. "El uso de las terapias artísticas con pacientes de Alzheimer. La experiencia de la fundación AlzheimUr". *Arte y políticas de identidad* 4 (2011): 153–162.

Golfe, N. *El capitán Zheimer*. Valencia: Editorial Sargantana. 6ª ed., 2018,

Golfe, N. *El capitán Zheimer 2. Estrellas del rock*. Valencia: Editorial Sargantana, 2018.

Golfe, N. *El capitán Zheimer. Aventura perruna*. Valencia: Editorial. Sargantana, 2018.

González García, R. "Inclusión social de personas con Alzheimer y otras demencias mediante actividades didácticas en museos. El caso del MoMA de Nueva York". *Arte, Individuo y Sociedad. Arte y Demencia*. 29 (2017): 77–88.

Jiménez García, E., Gómez Redondo, S. y Francisco Carrera, F. J."Del cómic al teatro: propuestas didácticas interdisciplinares". Fuente Ballesteros, R. de la, Munilla Garrido, C. y García-Medall Villanueva, J. *Patrimonio, Creatividad y Teatro. Territorios comunes*. Valladolid: Verdelís, 2019.

Marín Pérez, M.ª del M. *Abuelita, ¿eres tú?*. Madrid: Chiado Books, 2019.

Montuori, A. "Teatro espontáneo "hoy"". *La hoja de psicodrama* 6 (2019): 76–90.

Parmeggiani, R. *La abuela durmiente*. Pontevedra: Kalandraka, 2019.

Peralta, M. y Álvarez, X. *¿Qué le pasa a la abuela?* Pontevedra: Triqueta verde, 2010.

Ripoll Gil, E. "Una experiencia de aprendizaje-servicio en el Grado de Educación primaria: redes intergeneracionales, memoria y solidaridad". Cambil Hernández, M.ª E., Oliveira, F. de, Fernández Paradas, A. R., Romero Sánchez, G y Rui, A. J. (eds.). *Nuevas tendencias en investigación e innovación en didáctica de la historia, patrimonio cultural y memoria. Proyección educativa*. Granada: Editorial Universidad de Granada, 2020.

Rodado Gómez, V. *La improvisación dramática como mecanismo de aprendizaje*. Tesis doctoral dirigida por Jorge Urrutia. Getafe (Madrid): Universidad Carlos III, 2015.

Torres-Godoy, P. H. *Dramaterapia: dramaturgia, teatro, terapia*. Santiago de Chile: Cuarto propio, 2001.

Vieites Rivera, L. y Vieites, M. F. (2019) "Teatro en gerontología. Aspectos básicos en una relación necesaria". Comunicación presentada en el 31 Congreso Internacional de Geriatría y Gerontología. Pontevedra, Spain, 2019. Disponible en: https://www.researchgate.net/publication/334376134_Teatro_en_gerontologia_Aspectos_basicos_en_una_relacion_necesaria – Consultada en fecha (15-10-2020)

VV. AA. *Los mayores y la enfermedad del Alzheimer en la Literatura infantil y juvenil*. Salamanca: Fundación Germán Sánchez Ruipérez, 2011.

Yepez, G. y Vázquez, I. (comps.) *Terapeia teatral. Las prácticas teatrales y su aplicación en acompañamientos terapéuticos*. México: Citru, Libros de Godot, 2013.

Zafrilla, M. *Los despistes del abuelo Pedro*. Madrid: Cuento de luz, 2012.

Alberto Soto

Patricia Gasalla

Raquel Lozano-Blasco

Matías López

Enfermedad, psicología y aprendizaje: El fenómeno de anticipación de la náusea en pacientes con cáncer que reciben quimioterapia

Aprendizaje y Condicionamiento Clásico

Dentro del ámbito de la psicología, el aprendizaje se podría definir clásicamente como un "cambio relativamente permanente en la conducta, que se produce como resultado de la experiencia" (Tarpy, 67). No obstante, hay determinados aprendizajes que no se expresan directamente en la conducta si las condiciones donde ocurren no son las pertinentes. En este sentido, el propio Tarpy modificó su definición de aprendizaje, indicando entonces que este consistía en un "cambio inferido en el estado mental de un organismo, como consecuencia de la experiencia, y que influye de manera relativamente permanente en el potencial del organismo para llevar a cabo una conducta adaptativa posteriormente" (Tarpy, 69). En primer lugar, esta definición distingue de forma clara entre conducta y aprendizaje, de forma que el aprendizaje se presenta como un proceso mediante el cual se llevan a cabo una serie de cambios en nuestra mente, que desarrollan asociaciones nuevas y, en ocasiones, también debilitan algunas de las asociaciones que ya existen. En cualquier caso, la conducta no reflejará siempre esa nueva estructuración de la mente, sino que lo hará solamente cuando sea necesario. En segundo lugar, esta última definición de Tarpy nos dice que el cambio en el estado mental es inferido, lo que significa que no podemos observar directamente los cambios que se producen como consecuencia del aprendizaje y que, en este sentido, la mejor manera que tenemos de inferirlos es por medio de la conducta manifiesta, lo que no siempre es una tarea fácil. Así pues, desde la psicología del aprendizaje se asume la tarea científica de describir los fenómenos para darles explicación. Solo si alcanzamos estos objetivos podremos predecir y controlar los fenómenos que suceden a nuestro alrededor.

Uno de los enfoques teóricos más influyente en el aprendizaje para el estudio de la conducta es el condicionamiento clásico. Quizás sea uno de los mecanismos más sencillos para entender el comportamiento, pero también es uno de los enfoques más importantes. No en vano, y en palabras del propio Domjan, el condicionamiento clásico es el mecanismo de aprendizaje más simple que existe, mediante el cual los organismos, humano y no humanos, aprenden a dar respuestas nuevas a los estímulos y son capaces de determinar las relaciones existentes entre ellos (Domjan, 37). Se ha demostrado, pues, que el condicionamiento es esencial para nuestra capacidad de supervivencia y de adaptación a un mundo en constante cambio. El condicionamiento clásico consta, entonces, de cuatro elementos básicos.

- Estímulo incondicionado (EI): estimulo que es capaz de provocar una respuesta refleja en el organismo.
- Respuesta incondicionada (RI): se caracteriza por no haberse aprendido previamente, ya que se desencadena de forma espontánea ante un estímulo incondicionado, pudiendo ser esta innata o heredada.
- Estímulo neutro (EN): se trata de un estímulo que no es capaz, por sí mismos, de provocar la respuesta incondicionada anterior. Podrá generar otras respuestas diferentes de forma incondicionada, en función de su naturaleza, pero no la respuesta incondicionada que nos interesa.
- Estímulo condicionado (EC): es el que al principio resulta neutro con respecto a la respuesta incondicionada, pero que ahora ya genera una respuesta de forma condicionada por presentarse junto con el EI.
- Respuesta condicionada (RC): es la respuesta que se obtiene a partir del estímulo condicionado, por su asociación con el EI. Se trata, entonces, de una respuesta que no surge de un EI de manera espontánea, sino que surge del nuevo EC.

Ivan Pavlov fue quien adaptó, a finales del siglo XIX, el principio de asociación entre estímulos a la investigación científica del aprendizaje. Al principio, Pavlov estaba inmerso en sus investigaciones sobre la fisiología del reflejo de salivación de los perros (de hecho, a principios del siglo XX recibió el Premio Nobel de Fisiología o Medicina en reconocimiento a sus trabajos sobre la fisiología de la digestión). En sus investigaciones, Pavlov observó que los perros que ya había utilizado en sesiones anteriores salivaban antes de que se les colocara la comida en la boca. En este sentido, se dio cuenta de que la salivación era una respuesta a la presentación de la comida en la boca, pero en ese momento se estaba presentando con anterioridad, es decir, se estaba produciendo antes la consecuencia que la causa. Además, también se dio cuenta de que esto ocurría solamente en los perros que habían sido entrenados con anterioridad. De la misma forma, esas respuestas de salivación anticipada parecían depender de los estímulos que habían sido presentados en la fase de entrenamiento. Es decir, los perros salivaban cuando se presentaba la misma comida o el mismo que en la fase de entrenamiento, pero no, cuando los estímulos eran diferentes.

El procedimiento utilizado (Figura 1) para el estudio de este fenómeno fue el siguiente:

- En primer lugar, antes de condicionamiento, tenemos un estímulo incondicionado, la comida, capaz de provocar una respuesta refleja o incondicionada de salivación en los perros. En esta primera fase también están presentes otros estímulos neutros para la respuesta de salivación, como el sonido de una campana (aunque realmente el sonido era de un metrónomo), que no es capaz de provocar por sí mismo la respuesta de salivación.
- En la fase de condicionamiento, se produce la presentación repetida del estímulo neutro, sonido, seguido del estímulo incondicionado, comida, que provocará de manera refleja la respuesta incondicionada de salivación. En esta fase, el sujeto empieza a asociar el sonido (EN) con la comida (EI) y la salivación (RI), lo que provocará una nueva relación entre ellos.
- Finalmente, tras el condicionamiento, el sonido deja de ser un estímulo neutro, pasando a denominarse estímulo condicionado (EC) porque, ahora, comienza a provocar una respuesta de salivación de forma condicionada (RC).

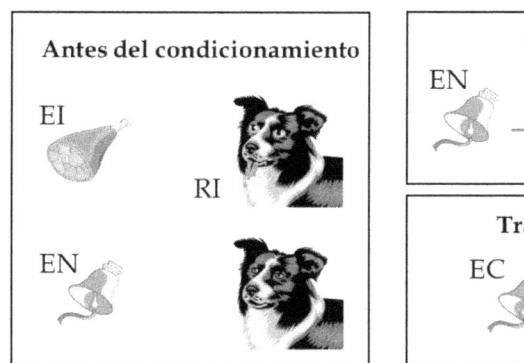
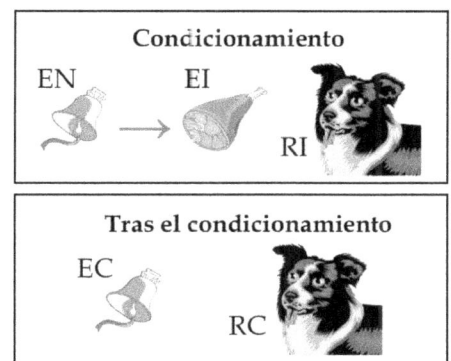

Figura 1. *Experimento clásico de Pavlov (1902)*
Nota. Fuente: Elaboración Propia

Por tanto, el condicionamiento clásico o pavloviano es un tipo de aprendizaje de relaciones entre eventos ambientales, que ocurren fuera de control del organismo pero que se ve reflejado en un cambio conductual. En este sentido, existen multitud de eventos en la vida diaria que pueden ser explicados sobre la base de los principios del condicionamiento clásico.

Náuseas y vómitos anticipatorios derivados de la quimioterapia

Las reacciones eméticas, como las náuseas y los vómitos, son reacciones que se observan en alrededor del 30 % de los pacientes con cáncer que reciben tratamientos de quimioterapia y que desencadenan una serie de sensaciones tan desagradables que, con frecuencia, afectan lo suficiente a la calidad de vida de los pacientes como para provocar el abandono del tratamiento (Rodríguez-Velázquez et al. 25-29). Cuando ya se ha tenido experiencia con el tratamiento, en muchos de estos pacientes existe, además, una forma especial de emesis que se desencadena de forma anticipatoria. Estas náuseas y vómitos anticipatorios pueden explicarse, en términos de condicionamiento clásico, como una respuesta condicionada que aparece en un porcentaje importante de los pacientes, como indicamos, antes de recibir el ciclo de quimioterapia, y se basa en el aprendizaje de una experiencia negativa con este tratamiento. Suele aparecer tras el tercer o cuarto ciclo de quimioterapia, sobre todo en pacientes que han experimentado, durante los ciclos previos y de una forma importante y aguda, estas consecuencias derivadas de la administración de los fármacos. Si nos centramos de nuevo en el esquema del condicionamiento clásico y lo aplicamos a esta situación (Figura 2), es posible explicar claramente estas reacciones de la siguiente forma:

- Inicialmente, existe una fase de condicionamiento compuesta por las primeras aplicaciones del tratamiento, donde los fármacos administrados en las sesiones de quimioterapia representan el estímulo incondicionado (EI) que provoca una respuesta de náusea y vómitos tras su aplicación, de forma incondicionada y espontánea (RI).
- Por otro lado, existen otra serie de estímulos contextuales o ambientales que van desde estímulos más generales como el contexto hospitalario, el personal sanitario o la sala donde se realizan los tratamientos, hasta estímulos más específicos como el propio aparato de infusión, los olores o los sabores de alimentos que se puedan ingerir antes o después de la quimioterapia. Al igual que ocurría con los perros de Pavlov, estos estímulos se pueden relacionar y asociar, más tarde o más temprano (pero siempre de forma contingente), con el tratamiento de quimioterapia (EI) y con sus efectos nocivos (RI).

- Por último, si esta asociación se lleva a cabo y se afianza, los estímulos que anteriormente eran considerados neutros (EN) para la respuesta de náusea pasarían ahora a desencadenar estas reacciones de una manera anticipada, antes de que se presente el tratamiento, convirtiéndose entonces en estímulos condicionados (EC) que provocarían, de un forma aprendida y condicionada, las reacciones de náusea y de vómitos anticipatorios (RC).

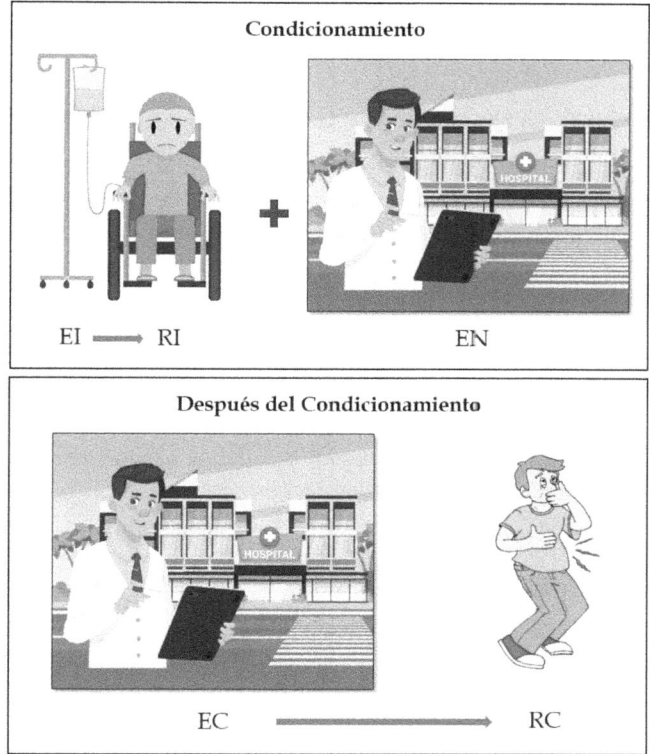

Figura 2. *Aprendizaje de la respuesta condicionada de náusea*
Nota. Fuente: elaboración propia.

Las náuseas y vómitos anticipatorios constituyen, pues, una respuesta aprendida. Este tipo de respuesta, al igual que ocurre en otras situaciones de la vida como, por ejemplo, en una intoxicación alimentaria, da lugar a una aversión condicionada que trae como consecuencia, desde un punto de vista adaptativo, la evitación de ese estado. Estas reacciones aversivas y de evitación han sido ampliamente estudiadas con modelos animales de este fenómeno, sobre todo en roedores, utilizando diferentes procedimientos de aversión condicionada al sabor (Limebeer et al. 398-403; Parker, 122-133; López et al. 177-186) e incluso identificando regiones cerebrales que podrían estar mediando en este fenómeno (Gasalla et al., 36-44; Soto et al. 32-37). Asimismo, también se han llevado a cabo estudios, directamente en humanos, que apoyan el razonamiento de este fenómeno sobre los principios que rigen el condicionamiento clásico (Stockhorst et al. 50-57).

Tratamiento para las náuseas y los vómitos anticipatorios

Entendido el proceso de condicionamiento clásico implicado en el aprendizaje de las respuestas eméticas anticipatorias, se abren varios caminos para intentar mejorar la calidad de vida de los pacientes. Por un lado, existe la opción de la terapia farmacológica antiemética, utilizando fármacos que pretenden reducir o anular las náuseas y los vómitos. Asimismo, y ya que los principios que rigen este fenómeno se basan en el condicionamiento clásico, se puede optar por diferentes opciones que tienen su base en esta variedad de aprendizaje asociativo, implementando alternativas de terapia desde un punto de vista conductual. Por otro lado, aparte de las técnicas basadas en los principios de condicionamiento clásico, también se han investigado, con resultados alentadores, otro tipo de técnicas conductuales basadas en la relajación, como la desensibilización sistemática o la hipnosis.

Tratamiento antiemético farmacológico

El objetivo de este tipo de tratamiento pasa por intentar fomentar la prevención de la emesis en sus diferentes formas de presentación. Por un lado, la emesis aguda es aquella que tiene lugar en las primeras veinticuatro horas después de que la quimioterapia haya sido administrada y suele comenzar ya a las 2 horas, alcanzándose su valor máximo entre las 4 y las 6 horas. La emesis tardía hace referencia a las reacciones que se producen después de las primeras veinticuatro horas, teniendo su máxima expresión entre las 48 y las 72 horas siguientes a la administración de la quimioterapia y siendo este tipo de emesis más difícil de controlar a nivel farmacológico que la emesis aguda (Haro et al., 289-298). Finalmente, sobre la emesis anticipatoria ya se ha hablado ampliamente en este capítulo, destacando que ocurre antes del tratamiento y como una respuesta condicionada. Es importante indicar que este tipo de emesis se desarrolla en mayor medida en pacientes que han experimentado náuseas y vómitos de una manera importante durante los ciclos de quimioterapia previos y, sobre todo, se han descrito en pacientes que tenían una gran expectativa de desarrollar vómitos (Hickok et al., 843-850). Cabe destacar también, con respecto a la emesis anticipatoria, que, si somos capaces de lograr un cierto control antiemético durante los primeros ciclos de la quimioterapia y, en especial, si se logra un control apropiado de la emesis aguda, este tipo de reacciones son menos frecuentes. No obstante, este tipo de emesis es difícil de controlar con tratamientos farmacológicos, pudiendo persistir los síntomas, si estos se instauran, durante mucho tiempo después de la finalización de la quimioterapia.

En cualquier caso, el tratamiento antiemético se apoya fundamentalmente en tres grupos de fármacos:

- Por un lado, los corticoides y, en especial, la dexametasona.
- Por otro lado, los antagonistas de los receptores de serotonina 5HT3 (5-hidroxitriptamina), entre los que se destacan fármacos como el ondansetrón.
- Finalmente, también se administran antagonistas del receptor NK1 (neuroquinina 1) como el aprepitant.

El bloqueo de estos receptores reduce la actividad del nervio vago, debilitando la reacción emética aguda y tardía, aunque se ha comprobado que tienen una eficacia relativamente baja contra las náuseas y vómitos anticipatorios.

Asimismo, en otras intervenciones se han venido utilizando otro tipo de fármacos, habitualmente asociados a los anteriores, entre los que destacan las benzodiacepinas (como el lorazepam o el diazepam) y también los cannabinoides como THC (tetrahidrocannabinol), que actúan sobre los receptores CB1, presentes en diversas regiones cerebrales y también en el tracto gastrointestinal, suprimiendo las respuestas de náusea.

Técnicas basadas en el condicionamiento clásico

Como hemos comentado, dado que el fenómeno de las náuseas anticipatorias tiene su fundamento en procesos relacionados con el condicionamiento clásico, parece lógico pensar que la utilización o aplicación de diferentes fenómenos relacionados con este tipo de aprendizaje también pueda relacionarse con una mejora en la calidad de vida de los pacientes. En este sentido, el uso de técnicas como el ensombrecimiento, la inhibición latente, la extinción o el contracondicionamiento pueden resultar de ayuda, sumadas al tratamiento farmacológico y psicológico, a la hora de reducir las náuseas condicionadas (Stockhorts et al.,

198-218). A continuación, se esboza de manera sencilla cómo funcionan estos fenómenos:

- Mediante el ensombrecimiento se puede intentar utilizar un estímulo condicionado (por ejemplo, zumos o helados con sabores poco habituales) con una saliencia mayor que los estímulos ante los que se condicionan las náuseas de forma habitual, con el fin de que estos estímulos más salientes o más proximales se condicionen con más fuerza.
- La inhibición latente se basaría en la preexposición al estímulo que se va a condicionar, lo que en términos de aprendizaje retrasará su condicionamiento (por ejemplo, exponer al sujeto al contexto hospitalario, a la sala de tratamiento, etc. puede hacer que esos estímulos se condicionen en menor medida más tarde).
- Por otro lado, la extinción se basaría en la presentación, una vez ya se ha producido el condicionamiento de las reacciones de náusea, del estímulo condicionado en ausencia del estímulo incondicionado con el que se han emparejado, aunque esto es complicado de llevar a cabo porque los ciclos de quimioterapia duran varias semanas y es difícil suspender el estímulo incondicionado (quimioterapia) o sus efectos ante la presencia de los estímulos condicionados que ahora provocan las náuseas anticipatorias.

Otras técnicas conductuales

El grupo de técnicas conductuales presentes en este apartado son especialmente interesantes para abordar el fenómeno de la náusea condicionada, siendo más conveniente su aplicación en las fases previas, es decir, antes de que se instaure la respuesta indeseada. Entre estas técnicas, basadas sobre todo en la relajación, encontramos la desensibilización sistemática o incluso la hipnosis (Figueroa, 44-50).

- La desensibilización sistemática y la relajación progresiva estarían directamente relacionadas con las técnicas basadas en el condicionamiento clásico, ya que constituyen en sí mismas una suerte de contracondicionamiento. Este fenómeno especial de condicionamiento pavloviano se basa en la asociación de los estímulos condicionados que provocan las náuseas anticipatorias con otros estímulos que presenten una valencia contraria a la del estímulo incondicionado (quimioterapia), es decir, se basa en potenciar que los estímulos condicionados se asocien con los que sean agradables para el sujeto (y, en este caso, no con la quimioterapia). Esta técnica se usa también en el campo de la psicología clínica para el tratamiento de fobias y cuadros de ansiedad.

La finalidad pasa por intentar que el sujeto se sienta lo más cómodo posible antes una situación en la que normalmente se ha experimentado un malestar importante. Por esta razón, es especialmente eficaz con las náuseas y los vómitos anticipatorios, ya que muestran características similares a los comportamientos fóbicos. En resumen, la idea pasa por sustituir una respuesta condicionada de náusea, que surge como resultado de la exposición a los estímulos condicionados (contexto hospitalario, sala de quimioterapia, aparato de infusión, etc.), por el aprendizaje de una respuesta antes esos estímulos que sea incompatible con la respuesta de náusea (como la relajación muscular), siendo esta técnica una de las preferidas por su demostrada eficacia (Haro et al., 289-298).

- Alternativamente, y también relacionada con la relajación, la aplicación de técnicas hipnóticas sigue el mismo principio de la desensibilización sistemática, bebiendo de las fuentes del contracondicionamiento, de forma que se incorporan sugerencias y sugestiones con el fin de promover una respuesta de relajación, al mismo tiempo que se intenta una desensibilización a los estímulos concretos que provocan las reacciones de náusea y vómito. Este tipo de técnicas muestran cierta efectividad tanto para reducir las náuseas que se producen tras la quimioterapia como las anticipatorias, así como también para reducir el tratamiento farmacológico antiemético. Cabe destacar que, aunque no existen demasiados estudios controlados sobre esta técnica, parece que funciona mejor en niños y adolescentes, quizás porque los niños son más sugestionables y, en consecuencia, más fácilmente hipnotizables que los adultos (Hammond, 263-273).

Finalmente, y aunque parezca muy obvio, es importante resaltar que cada paciente debe recibir la intervención adecuada con las técnicas que mejor se amolden al estadio de su enfermedad y a la situación general en la que se encuentra, valorando los tratamientos que ya se hayan llevado a cabo y los que se pretenden poner en marcha en el futuro, en función de su patología, recordando que las pautas de tratamiento deben ser individualizadas, con el fin de no implantar técnicas que puedan estar contraindicadas

Consideraciones Finales

La anticipación de la náusea es un fenómeno con importantes implicaciones en el desarrollo de la terapia del paciente oncológico y, como tal debe ser tenido en cuenta a la hora de su tratamiento. Este fenómeno tiene su base en el condicionamiento clásico y las intervenciones que puedan ayudar a mejorar esta situación combinan técnicas tanto conductuales como farmacológicas. Cada paciente es único y debe recibir la intervención adecuada según su enfermedad, estadio, tratamientos previos, actuales y futuros, en función de la situación en la que se encuentre. Por tanto, las náuseas y vómitos anticipatorios representan un desafío especial en el campo de la psicooncología y su prevención podría mejorar el estado físico y psicológico de los pacientes en tratamiento con quimioterapia.

Bibliografía

Domjan, Michael. *Principios de aprendizaje y conducta*. Madrid: Ediciones Paraninfo, 2005.

Figueroa-Moseley, Colmar et al. "Behavioral interventions in treating anticipatory nausea and vomiting". *Journal of the National Comprehensive Cancer Network* 5.1 (2007): 44–50.

Gasalla, Patricia et al. "Functional brain networks underlying latent inhibition of conditioned disgust in rats". *Behavioural Brain Research*. 315.15 (2016): 36–44.

Hammond, D. Corydon. "Hypnosis in the treatment of anxiety-and stress-related disorders". *Expert Review of Neurotherapeutics* 10.2 (2010): 263–273.

Haro, Laura María et al. "Tratamiento psicológico de las náuseas y vómitos anticipatorios inducidos por quimioterapia o radioterapia". *Psicooncología* 10.2-3 (2013): 289-298.

Hickok, Jane et al. "The role of patients' expectations in the development of anticipatory nausea related to chemotherapy for cancer". *Journal of Pain and Symptom Management*. 22.4 (2001): 843–50.

Limebeer, Cheryl et al. "Exposure to a lithium-paired context elicitsaping in rats: a model of anticipatory nausea". *Physiology & Behavior* 88 (2006):398–403.

López, Matías et al. "Latent inhibition of conditioned disgust reactions in rats". *Learning and Behavior* 38.2 (2010): 177–186.

Parker, Linda. "Conditioned flavor avoidance and conditioned gaping: rat models of conditioned nausea". *European Journal of Pharmacology* 722 (2014): 122–133.

Rodríguez-Velázquez, Ana Laura et al. "Náusea, vómito y ansiedad anticipatorios, una explicación conductual". *Gaceta Mexicana de Oncología*.9.1 (2010): 25–29.

Soto, Alberto et al. "c-Fos activity in the insular cortex, nucleus accumbens and basolateral amygdala following the intraperitoneal injection of saccharin and lithium chloride". *Neuroscience Letters*.647 (2017): 32–37.

Stockhorst, Ursula et al. "Pavlovian conditioning of nausea and vomiting". *Autonomic Neuroscience*. 129.1-2 (2006): 50-57.

Stockhorts Ursula et al. "Anticipatory symptoms and anticipatory immune responses in pediatric cancer patients receiving chemotherapy: features of a classically conditioned response?". *Brain, Behavior, and Immunity*. 14.3 (2000): 198-218.

Symonds, Michelle y Hall, Geoffrey. "Contextual conditioning with an illness US is attenuated by the antiemetic ondansetron". *Psychobiology*.28.3 (2000): 360-366.

Tarpy, Roger. *Principios básicos del aprendizaje*. Madrid: Debate, 1977.

Tarpy, Roger. *Aprendizaje: Teoría e investigación contemporáneas*. Madrid: McGrawHill, 2000.

Laura Esteban García

Análisis y caracterización de los fenómenos *Pinkwashing, Purpplewashing y Cripwashing* como supuestas estrategias sociales, políticas y económicas de apoyo a colectivos tradicionalmente desfavorecidos.

En la actualidad, existen una serie de anglicismos tales como *Pinkwashing, Purpplewashing y Cripwashing*, que comprenden el adverbio inglés *"washing"* y que tuvieron su origen en el llamado *"Greenwashing"* (Greer y Bruno 37), es decir, en el uso de la publicidad para limpiar la imagen de marcas señaladas por su impacto ambiental. Sin embargo, todos los términos que aquí se analizan se caracterizan por ser de índole más social, política y/o económica. Así, en el presente capítulo, se examinarán y caracterizarán cada uno de estos tres vocablos, relacionados con colectivos tradicionalmente desfavorecidos y con la forma social, política e histórica de regular determinadas situaciones.

El primero de ellos es el llamado *Pinkwashing*, traducido al español como "encalado rosa", "lavado de cara rosa" o "lavado de imagen rosa". Este término se ha abordado desde disciplinas, entre las que destaca la economía, pero han sido las ciencias políticas y la sociología, con autores como Spade (15), las que, en cierta medida, desde un punto de vista del activismo, lo han conceptualizado y analizado en profundidad. Aunque el término *"pinkwahisng"* fue acuñado originalmente en el ámbito de la lucha contra el cáncer de mama (King 473), en la actualidad, ha tenido más calado en todo el mundo con relación al colectivo LGTBIQA+[1].

Principalmente, para Melania Moscoso-Pérez el *pinkwashing* se refiere a
Todas aquellas prácticas que realizan ciertos gobiernos neoliberales del norte global, especialmente Israel, de proporcionar un mínimo de derechos jurídicos homonormativos a los colectivos LGTBIQA+ (como, por ejemplo, matrimonio

---

[1] Las siglas LGTBIQA+ hacen referencia a la variabilidad y diversidad de orientaciones e identidades sexuales más comunes: Lesbianas, Gais, Transexuales, Bisexuales, Intersexuales, Queer y Asexuales. El símbolo +, supone que tienen cabida como colectivo cualquier otra orientación e identidad no recogida en los términos anteriores por la que una persona pueda sentirse identificada o atraída (Poteat 1495).

a personas del mismo sexo) para posteriormente promocionar el país en el extranjero como una nación tolerante hacia sus minorías sexuales y que da la bienvenida a turistas LGTBIQA+ (lo que ha venido a denominarse, específicamente, "turismo rosa") (349).

Es decir, el *pinkwashing* en este contexto persigue la proyección al mundo de una imagen favorable y amigable hacia personas que tradicionalmente han sido marginadas, excluidas e incluso consideradas enfermas por razón, en este caso, de su orientación sexual, aunque también se puede incluir a aquellas personas con identidad sexual no cisgénero[2], a través de medidas legislativas, políticas y sociales (Sánchez-Soriano y García-Jiménez, 97). Dichas medidas han tenido como objetivo el contrarrestar las críticas e imagen negativa de Israel frente al mundo, debido a la guerra mantenida con Palestina, pretendiendo proyectar una imagen progresista (esto es, de democracia neoliberal desarrollada y "moderna"), lo que redundaría, supuestamente, en mejorar sus relaciones internacionales y generar más riqueza, atrayendo a turistas del propio colectivo a su país (Puar 337). A menudo, los mismos grupos LGTBIQA+ israelíes apoyan este tipo de racismo de estado contra la población palestina cayendo en lo que se ha denominado como "racismo gay" (Puar, 172). Paralelamente, aunque de manera menos publicitada en el exterior, e incluso dentro del propio país, estos mismos gobiernos recrudecen las leyes contra sus minorías raciales o religiosas y, especialmente, contra los inmigrantes provenientes de países mayoritariamente de religión musulmana, aduciendo que estos hacen peligrar los derechos de las mujeres y de las personas LGTBIQA+ porque profesan una religión machista y homófoba (Pérez-Sánchez, 352).

Se puede considerar que fue Sara Schulman quien popularizó este término en EE. UU. gracias a la publicación de un artículo de opinión en el periódico *The New York Times* en 2011. En dicha publicación, Schulman define el *pinkwashing* como la "cooptación de las personas homosexuales blancas en Europa occidental e Israel por parte de fuerzas políticas anti-inmigrantes y anti-musulmanas". Su escrito acaba concluyendo que "cada vez más, los derechos de los homosexuales han hecho que algunas personas de buena voluntad juzguen erróneamente lo avanzado que es un país por la forma en que este

---

2   La identidad sexual no cisgénero hace referencia a las personas trans* en general, es decir, a aquellas personas que no se sienten identificadas con el sexo biológico que se les asignó en el momento del nacimiento. El término trans* incluye tanto a personas transexuales como a personas transgénero, esto es, tanto a aquellas que se han sometido a algún tipo de tratamiento médico u hormonal que les haya provocado cambios en su cuerpo, como a aquellas que no (respectivamente).

responde a la homosexualidad"[3]. Si bien, cabe destacar que este término, antes de la publicación de Schulman y de su incursión en el discurso académico, ya había sido reapropiado por movimientos *queer*[4] contrarios a la ocupación israelí de Palestina (Pérez-Sánchez, 349).

No obstante, el término *pinkwashing*, originalmente, fue acuñado en el año 1985 por la organización Breast Cancer Action[5] para identificar a empresas que pretendían apoyar a las mujeres con cáncer de mama, mientras que en realidad se beneficiaban de su enfermedad.

A su vez, este término se considera un giro de *greenwashing* (o "lavado de cara verde"), entendido como todas aquellas prácticas o estrategias que, llevadas a cabo también por empresas, pretenden obtener beneficios, fundamentalmente de índole económica, afirmando ser respetuosos en sus prácticas y procedimientos con el medio ambiente. Por ejemplo. España tuvo que prohibir el término "bio" para aquellos productos que no procedían realmente de la agricultura ecológica o biológica. Así, actualmente, y tal y como indica Aguirregómezcorta, "las etiquetas "ecológico", "biológico" u "orgánico" y sus abreviaturas están protegidas para que no sean usadas en productos que no cumplan con la legislación vigente correspondiente[6]".

En el contexto español, el término *pinkwashing* entra en circulación en el año 2014, aunque la práctica real del mismo se circunscribe en torno al año 2004, coincidiendo con la primera legislatura de Rodríguez-Zapatero, en la que se inicia una campaña acerca de la llamada "Marca España" con un marcado carácter sobre la lucha por los derechos legales del colectivo LGTBIQA+ (de hecho, se aprueba la ley que permite el matrimonio entre personas del mismo sexo -Ley 13/2005-) al tiempo que se recrudecía la Ley de Extranjería. Para Pérez-Sánchez, "las prácticas de *pinkwashing* españolas por vía de la Marca España preceden al menos dos años a las mismas por parte del Estado de Israel, solo que en España hemos sido tal vez más lentos en denunciarlas" (353).

El *pinkwashing* se relaciona estrechamente con otros conceptos tales como el *purplewashing* (traducido como "lavado lila" o "lavado de imagen púrpura"),

---

[3] https://www.nytimes.com/2011/11/23/opinion/pinkwashing-and-israels-use-of-gays-as-a-messaging-tool.html
[4] El movimiento *queer* lo integran personas marginadas, excluidas, que viven en situaciones sociales y económicas difíciles por razón de su expresión de género y/o de su identidad y orientación sexual.
[5] Breast Cancer Action. Think Before You Pink: https://www.bcaction.org/about-think-before-you-pink/campaigns/stop-banking-on-breast-cancer/
[6] https://elpais.com/diario/2005/07/15/sociedad/1121378406_850215.html

popularizado por autoras como Vasallo (43), en apoyo al movimiento feminista, que se caracteriza por el conjunto de estrategias políticas y de marketing dirigidas a la promoción de instituciones, países, personas, productos o empresas apelando a su compromiso con la igualdad de género. En concreto, Brigitte Vasallo, lo define de la siguiente forma:

    El proceso de instrumentalización de las luchas feministas con la finalidad de legitimar políticas de exclusión contra poblaciones minorizadas, habitualmente de corte racista. La paradoja es que estas poblaciones minorizadas también incluyen mujeres. Es un término que hago derivar del *pinkwashing*, ampliamente desarrollado por Jasbir Puar o Dean Spade (58).

Por su parte, Sayak Valencia entiende el *purplewashing* como "una técnica de apropiación en la cual se usan los argumentos del feminismo ilustrado para hacer lecturas simplistas, denigrantes o moralizantes de ciertas prácticas de reapropiación corporal realizadas por mujeres racializadas o de clase baja" (31).

Sirva como ejemplo el hecho de que, en el año 2018, la revista semanal *Der Spiegel* publicaba una entrevista en la que la candidata alemana Nicole Höchst, miembro de AfD[7], indicaba su preocupación por las mujeres alemanas y la protección de estas frente a la llegada de islamistas radicales y migrantes, indicando que su partido era el único que realmente luchaba por los derechos y libertades de las mujeres (Bonhome, s.p.).

En España, Gisbert y Rius-Ulldemolins (778) indican, tomando en consideración el ámbito de los festivales culturales como por ejemplo, los San Fermines, que estos podrían llegar a convertirse en una forma de *purplewashing,* por el modo de reproducir los roles de género y el control ejercido sobre el cuerpo de las mujeres. Específicamente, se entiende que, en partes del ritual festivo, se estimula la exhibición del cuerpo femenino, pero al mismo tiempo, se limita la participación de las mujeres en otros eventos (considerados típicamente masculinos), tales como la participación en los encierros o el uso del uso de fuegos artificiales, que están reservados casi en exclusividad a los hombres (Ravenscroft y Matteucci 7).

Finalmente, y en palabras de Platero, se presenta el "barbarismo" (9) *Cripwashing*, en el que se sustituye el *pink* o *purpple* por *crip*, abreviatura coloquial de la palabra inglesa *cripple* que, de modo despectivo, significa tullido (McRuer

---

7   Las siglas AfD corresponden en alemán a *Alternative für Deutschland,* partido político de extrema derecha, conocido, entre otros aspectos, por su oposición a la Unión Europea y a la inmigración en Alemania. La candidata Nicole Höchst destaca especialmente por su posicionamiento homófobo.

15). En concreto, el *cripwashing* se refiere a la instrumentalización de los derechos de las personas con discapacidad, para recortar los derechos de otros colectivos en situación de desventaja. Del mismo modo que ocurre con Israel, España y otros países (Nathan-Kazis[8]; Sahuquillo[9]), los estados enmascaran sus prácticas opresivas sobre grupos desfavorecidos, al tiempo que se promocionan como referentes internacionales en la lucha en favor de los derechos de las personas con discapacidad (Moscoso-Pérez 107).

Bordieu indica que la teoría *crip* comparte con el colectivo LGTBIQA+ "la violencia simbólica que ambos colectivos experimentan bajo la posición de subordinación en la que socialmente viven" (39). Para Moscoso-Pérez:

La alianza entre el colectivo LGTBIQA+ y el de las personas con discapacidad ha puesto sobre la mesa cuestiones como la visibilización de las sexualidades alternativas y una notable producción teórica que cuestiona de forma implacable la normatividad y denuncia sus implicaciones sociales y políticas (108).

El ejemplo más significativo y de los más recientes en nuestro país de *cripwashing* tiene que ver con la reforma de la Ley 2/2010 de salud sexual y reproductiva e interrupción del embarazo. Así, para Puar (4) España se presentaría como uno de los gobiernos más avanzados de la Unión Europea en materia de discapacidad (o diversidad funcional si nos acogemos a la terminología más actual), sin embargo y paralelamente, y, a través del uso estratégico de los derechos de estas personas, dicha ley estaría menoscabando algunos de los derechos reproductivos de las mujeres españolas. Así, para Moscoso y Platero el *cripwashing* "es la capitalización de los derechos de las personas con discapacidad para recortar los derechos de otros colectivos en situación de desventaja" (112).

En este sentido, tanto las personas que se identifican con el colectivo LGTBIQA+, como las personas que presentan algún tipo de diversidad funcional, se podrían englobar dentro de las sexualidades no normativas o, como se habría dicho en el pasado, sexualidades desviadas, en las que la medicalización ha sido su forma de tratamiento como signo de la patología que han representado y siguen representado, especialmente, en nuestro contexto, para algunos sectores conservadores de la población y, más allá de nuestras fronteras, para países como Nigeria, Arabia Saudí o Yemen, en los que la homosexualidad, por ejemplo, está penada con la muerte.

---

8   https://paulinepark.com/2013/02/20/gays-debate-pinkwashing-as-n-y-center-rever ses-ban-on-israel-related-events-forward-2-20-13/
9   https://elpais.com/sociedad/2013/05/12/actualidad/1368391369_435284.html

Tomados en su conjunto, los tres términos *pinkwashing, purpplewashing* y *cripwashing* tienen a la base colectivos históricamente marginados y, en algunos casos, considerados enfermos. Veamos cómo se llega a este punto, a través de un breve recorrido histórico.

En la antigüedad se tenía conciencia de la importancia de la sexualidad, independientemente de los fines de procreación, de hecho, en la época prehistórica, en las diferentes culturas (sumerios, antiguo Egipto, China, Grecia...), parece que no había límites para el sexo, ni reglas que regularan la relación entre hombres y mujeres. Es bien sabido, por ejemplo, que los griegos, incluso los grandes filósofos, mantenían relaciones sexuales con sus pupilos, también hombres. Curiosamente, en aquella época, no se hablaba de homosexualidad ni de desviación, sino que este tipo de comportamientos eran considerados normales y habituales. Aunque esta consideración también estaba influida por el poco valor que tenía la mujer en algunas esferas de la vida pública griega.

Numerosos historiadores, definen la Edad Media en la Europa cristiana, como una época de retroceso y retraimiento cultural, social y económico, especialmente en lo que se refiere a la sexualidad, viéndose esta como algo fundamentalmente de carácter pecaminoso, aunque deseado en secreto. Así, el sentir deseo sexual era considerado una especie de enfermedad. El sexo se utilizaba para fines reproductivos y los tratados de la época especificaban cómo debían ser las relaciones sexuales, despojándolas de todo goce o disfrute. Sodoma y Gomorra sirvieron a la Iglesia para tomar partido respecto a la homosexualidad, la masturbación en solitario y mutua, la cópula entre los muslos y la cópula en la "parte posterior". Santo Tomás de Aquino declaró el lesbianismo como un pecado y las mujeres que hubiesen utilizado algún "dispositivo" con forma de miembro masculino debían hacer penitencia durante 5 años. Como cura para los pensamientos libidinosos se recomendaban las sangrías en los muslos para los hombres y las fumigaciones en los genitales para las mujeres. No obstante, no en todo el globo terráqueo la situación era igual, sino que, en otras culturas, como la musulmana, el enfoque era más permisivo y científico. Paradójicamente, en la actualidad, parece haberse revertido esta situación.

En la Edad Media, destacan algunos descubrimientos sobre órganos sexuales internos, coito y embarazo (Leonardo Da Vinci, Gabrielle Fallopio o Regnier de Graad, entre otros), que han contribuido de forma significativa al conocimiento, en términos biológicos y anatómicos, de las bases del funcionamiento sexual.

En los siglos XIX y XX se empiezan a asentar las bases de la moderna y actual ciencia sexológica (Sigmund Freud, Albert Moll o Magnus Hirschfeld son algunos de los autores más destacados). Sin embargo, ha sido en los últimos 50 años en los que la sexología se constituye como una ciencia cuyo objetivo es mejorar la calidad de vida de las personas a través de la evidencia científica. Sin embargo, la vivencia de la sexualidad y sus avances, además de ir paralelos al desarrollo científico y tecnológico, lo ha hecho en base a los cambios sociales y culturales del momento. Cambios intensos y profundos en los que, al menos en nuestro contexto, se ha reclamado la igualdad entre personas, independientemente de sus intereses, orientaciones e identidades sexuales, al mismo tiempo en el que se ha intentado reconocer la variabilidad y diversidad sexual existente, tanto en términos de personas, relaciones, prácticas, gustos, intereses, etc. De entre todos esos cambios podemos destacar, para el objetivo que se está abordando en el presente capítulo, tres fundamentales:

1) A lo largo de la historia numerosos filósofos, médicos y naturalistas se han interesado por construir explicaciones teóricas sobre la naturaleza y la incidencia de lo que consideraban un comportamiento sexual inusual o desviado. Desde el ámbito de la psiquiatría y de la psicología se ha intentado conceptualizar y categorizar los deseos y prácticas sexuales inusuales, comenzando con la publicación de *Psychopathia Sexualis* de Richard Von Krafft-Ebing en 1886 y terminando con la publicación en 2013 de la quinta edición del Manual Diagnóstico y Estadístico de los Trastornos Mentales (DSM-5). No obstante, unos años antes la sexualidad ya había comenzado a sistematizarse, concretamente en el año 1844 con la publicación del libro de Heinrich Kaan, el precursor poco conocido del ya citado manual medicolegal de Krafft-Ebing, compartiendo ambos título. Antes de que la homosexualidad fuera identificada como una de las formas definitorias de la sexualidad desviada, Kaan identificó el onanismo o la masturbación, como la "aberración del impulso sexual", considerando que era la puerta de entrada a todas las demás desviaciones y que, por lo tanto, había que erradicar urgentemente.

De forma específica, la heterosexualidad y la homosexualidad fueron categorías conceptuales e ideológicas que se construyeron desde mediados del siglo XIX hasta mediados del siglo XX. Según indica Peidro de forma literal en su artículo:

Hasta ese momento, no había habido nadie que cuestionara que la sexualidad entre hombres obedeciera a una debilidad moral, siendo que cualquiera que no fuera lo suficientemente fuerte podría sucumbir ante la sodomía. No se hablaba de homosexualidad como concepto o como idea, aunque sí se penaba la relación entre hombres o entre mujeres. No fue en 1350, que Johann Ludwig Casper, un médico berlinés, sostuvo por primera vez la idea de que algunos sodomitas tenían una atracción biológica innata hacia personas de su mismo sexo (228).

La primera edición del DSM, publicada en 1952, incluía la desviación sexual como trastorno de la personalidad. Específicamente, se incluyó la homosexualidad como criterio diagnóstico considerándola como una categoría más de enfermedad mental, proponiendo una conexión entre homosexualidad y enfermedad mental. De este modo, se suponía que la homosexualidad era el síntoma de un trastorno (Peidro 230). Esta clasificación y caracterización se mantuvo hasta la publicación del DSM-III en 1980, en el que, a partir del abandono de postulados psicoanalíticos y la asunción de la ciencia basada en la evidencia, se eliminó la homosexualidad como criterio diagnóstico. Asimismo, a este cambio también contribuyeron las revueltas sociales, especialmente significativa fue la que tuvo lugar el 28 de junio de 1969 en el pub neoyorquino llamado Stonewall Inn. Se considera que esa noche fue la primera vez en la historia de EE. UU. en la que el colectivo LGTBIQA+ luchó por sus derechos, por la igualdad y la no discriminación. Es precisamente por este motivo por el que todos los años en la misma fecha se celebra el Día del Orgullo Gay en diferentes lugares del mundo.

Hablando en términos de salud y enfermedad y, de acuerdo con la literatura actual existente (Stevens et al. 2; MacLeod et al. 217; Lambe y O'Shaughnessy 2; Arnett et al. 480), en general, las personas con orientaciones LGTBIQA+, presentan mayor probabilidad de tener problemas de salud, tanto física como mental, están sometidas a más estrés y experimentan menos aceptación personal en comparación con las personas heterosexuales. Estas circunstancias no obedecen al hecho de presentar una orientación sexual homosexual *per se,* sino que están relacionadas con las sociedades en las que vivimos. Específicamente, tienen que ver con las normas, leyes, valores e ideales propios de cada cultura y sociedad. Así, aunque España es un país que se considera bastante avanzado en este sentido, no deja de haber ciertos sectores sociales, que marginan y discriminan, en las diversas esferas de su vida, al colectivo LGTBIQA+.

Yendo más allá, y respecto al colectivo bisexual, según se indica en los estudios hay una mayor discriminación que en comparación con el colectivo de lesbianas y gais, por ejemplo. La razón que autores como McLean (80) esgrimen es que la sociedad presenta una visión binaria y monosexista de las orientaciones sexuales, considerando que las más válidas son en las que existe atracción hacia un único género, por ende, homosexualidad o heterosexualidad. Así, las personas con esta orientación presentan diferentes problemáticas en lo que se refiere a su estado de salud y bienestar. Por lo general, la literatura muestra una mayor probabilidad de presentar síntomas depresivos, ansiedad y menor bienestar y seguridad a nivel social que las personas gais y lesbianas (Chan et al. 297-298; MacLeod et al., 219; Petrocchi et al. 80).

Por su parte, si atendemos a cuestiones relacionadas con la identidad de género, en la actualidad, la transexualidad –como opuesto a lo cisgénero–, esto es, a la concordancia entre sexo y género, nos encontramos que sigue apareciendo en el DSM-V como trastorno mental, recibiendo el nombre de disforia de género. De hecho, en algunas comunidades autónomas españolas se requiere de dicho diagnóstico como paso previo para iniciar un proceso de transición (ya sea social, por ejemplo, cambio de nombre o médico-quirúrgica) hacia la identidad sentida. Los datos sobre las agresiones, las discriminaciones, los crímenes de odio y las muertes prematuras de personas trans* son alarmantes, especialmente fuera de nuestras fronteras, basta con echar un vistazo a cualquier medio de comunicación tanto nacional como internacional.

Finalmente, respecto a la intersexualidad[10] y asexualidad[11], son aspectos que siguen en continua reformulación y que, para la mayor parte de la población, resultan desconocidos o mal entendidos. En general, hay pocos estudios al respecto de la situación de estas personas, pues dentro de las minorías, estas lo son más aún si cabe.

2) Tras la revolución industrial, comienza a vislumbrarse un nuevo rol para la mujer, como consecuencia de la incorporación de esta al mundo laboral, lo que supuso una apertura y liberación frente a su tradicional aislamiento en los siglos anteriores. Así, si antes su función se reducía al cuidado de la casa y de los hijos, al tiempo que trataba de satisfacer los requerimientos y necesidades sexuales de su marido. A partir de la revolución industrial, las mujeres empiezan a salir y, por tanto, a abandonar su domesticidad, al tiempo que se relacionan con otras personas más allá de su entorno familiar lo que, en cierta medida, permite que, entre otros muchos aspectos, aprendan nuevas alternativas sexuales. Sin embargo, lo más significativo es que este cambio de lugar y de funciones da pie a la aparición de movimientos feministas. Movimientos que empiezan a surgir, como cualquier otro movimiento social, cuando las personas perciben como injustas situaciones

---

10 Se refiere a personas que nacen con características sexuales internas, órganos, hormonas y cromosomas, y externas o genitales que no encajan en los cuerpos prototípicamente de hombre o de mujer.
11 Orientación sexual que se caracteriza por la falta de atracción sexual hacia otras personas.

concretas, lo que las lleva a movilizarse socialmente con intención de cambiarlas (Javaloy 173).

3) Por último, el tercer gran colectivo al que se refiere el presente capítulo son las personas con diversidad funcional a las que, tradicionalmente, se les ha considerado como seres angelicales, sin deseo erótico, poco atractivas y a las se les han negado sistemáticamente sus derechos sexuales (López, 37–46). El abordaje de la sexualidad en diversidad funcional es muy diverso, pues depende de los condicionantes físicos, sensoriales e intelectuales de la propia persona. Así, existen diferencias en cuanto a las limitaciones cognitivas y físicas y al momento de aparición de estas (presentes desde el nacimiento o adquiridas como resultado de algún traumatismo craneoencefálico o tumor cerebral, por ejemplo). Hasta hace poco tiempo, las personas con diversidad funcional eran aisladas y ocultadas socialmente, durante muchos siglos fueron consideradas enfermas, por lo que se entendió que, entre otros aspectos, no tenían sexualidad, lo que ha supuesto que se les hayan negado sus derechos afectivos y sexuales. Es más, en la actualidad, determinados colectivos y personas siguen manteniendo actitudes y creencias contrarias al reconocimiento de tales derechos. Sin embargo, son muchas las razones que justifican que, en el campo de la sexualidad, es necesaria la normalización e integración también de este colectivo.

Así, cada uno de esos hitos históricos comprenden a tres colectivos tradicionalmente marginados que, paradójicamente, son los que están a la base de los tres términos que hemos analizado y caracterizado. Los estados, las políticas y las empresas utilizan y enarbolan los derechos de estos colectivos para conseguir sus propios fines, fundamentalmente económicos y de poder.

Por lo que se considera que el *pinkwashing, purplewashing* y *cripwashing* constituyen una forma de abuso (Brennan 200–206) sobre las representaciones y las identidades del propio colectivo LGTBIQA+, de las mujeres y de las personas con diversidad funcional, que ayudan a mantener la heteronormatividad hegemónica y a ocultar la diversidad de orientaciones, identidades y prácticas diversas relacionadas con la sexualidad, así como a invisibilizar el papel y la fuerza que tiene la mujer en el mundo.

En síntesis y tras este análisis, se puede afirmar que la consideración como enfermos y, por ende, la patologización de las sexualidades no hegemónicas no es novedosa. El problema viene, y es precisamente lo que se ha analizado en estas páginas, cuando son las instituciones y los gobiernos de los diferentes países quienes ejercen de forma más o menos encubierta la discriminación y rechazo a las minorías sexuales disidentes que se alejan del sistema patriarcal y normativo. Y esto va más allá, en el sentido de que la marginación, discriminación y abuso sea de la índole que sea tiene consecuencias en la salud mental de quienes las sufren.

Bibliografía

Aguirregómezcorta, Marta. "La UE prohíbe a España usar el término 'bio' en productos no ecológicos". *El País*, 14 jul. 2005, https://elpais.com/diario/2005/07/15/sociedad/1121378406_850215.html

American Psychiatric Association – APA. *Manual Diagnóstico Y Estadístico De Los Trastornos Mentales DSM-5*. 5a. ed. Madrid: Editorial Médica Panamericana, 2014.

Arnett, James. E. III; Frantell, Kery A., Miles, Joseph. R., y Fry, Kevin. M. "Antibisexual discrimination as insidious trauma and impacts on mental and physical health". *Psychology of Sexual Orientation and Gender Diversity*, 6 (4) (2019): 475–485, doi:10.1037/sgd0000344. Recuperado el 17 Enero 2022.

Bonhomme, Edna. "The Disturbing Rise of 'Femonationalism'", The Nation, 7 may. 2019, disponible en https://www.thenation.com/article/archive/feminism-nationalism-right-europe/

Bordieu, Pierre. *Meditaciones pascalianas*, vol. 1. Barcelona: Anagrama, 1999.

Brennan, Joseph. "Queerbaiting: The 'playful 'possibilities of homoeroticism". *International Journal of Cultural Studies*, 21-2(2018): 189–206, doi:10.1177/1367877916631050. Recuperado el 17 Enero 2022.

Chan, Randolph., Operario, Don. y Mak, Winnie. "Bisexual individuals are at greater risk of poor mental health than lesbians and gay men: The mediating role of sexual identity stress at multiple levels". *Journal of Affective Disorders* 260 (2020): 292–301, doi:10.1016/j.jad.2019.09.020. Recuperado el 17 Enero 2022.

Gisbert, Verònica y Rius-Ulldemolins, Joaquim. "Women's bodies in festivity spaces: feminist resistance to gender violence at traditional celebrations". *Social identities* 25. 6 (2019): 775–792, doi:10.1080/13504630.2019.1610376. Recuperado el 16 Febrero 2022.

Greer, Jed y Bruno, Kenny. *Greenwash: The Reality Eehind Corporate Environmentalism*. Manila–Penang: IBON–Third World Network, 1996.

Heaney, Emma. "A Deviant Sexual Type Well before 1870." *GLQ: A Journal of Lesbian and Gay Studies*, 24.4 (2018): 566–568. Project MUSE, doi:muse.jhu.edu/article/706706.

Javaloy, Federico. "Comportamiento colectivo y movimientos sociales: un reto para la Psicología Social". *Revista de Psicología Social*, 18.2 (2003): 163–206, doi:10.1174/021347403321645267. Recuperado el 14 Enero 2022.

Kaan, Heinrich. *"Psychopathia Sexualis". A Classic Text in the History of Sexuality*. Editado por Benjamin Kahan y traducido por Melissa Haynes. Nueva York: Ithaca, Cornell University Press, 1944.

King, Samantha. "Pink Ribbons Inc.: Breast Cancer Activism and the Politics of Philanthropy" *International Journal of Politics in Education* 17 (2004): 473–492.

Krafft-Ebing, Richard. *Psychopathia Sexualis: avec recherches spéciales sur l'inversion sexuelle*. Paris: Georges Carré, 1895.

Lambe, Jaclyn., Cerezo, Alison y O'Shaughnessy, Tiffany. "Minority Stress, Community Involvement, and Mental Health Among Bisexual Women". *Psychology of Sexual Orientation and Gender Diversity* 4.2 (2017): 218–226, doi:10.1037/sgd0000222. Recuperado el 17 Enero 2022.

Lenore, Víctor. "Del pornoburka al purplewashing, los trucos más sucios contra el feminismo", entrevista a Brigitte Vasallo, *El Confidencial*, 3 de abril 2016, https://www.elconfidencial.com/cultura/2016-04-03/del-pornoburka-al-purplewashing-los-trucos-mas-sucios-contra-el-feminismo_1170764/.

López, Félix. *Sexo y Afecto en las personas con discapacidad*. Madrid: Biblioteca nueva, 2013.

McLean, KE. *Bisexuality in Society*. En Swan D. J., Habibi S., editors. *Bisexuality: Theories, Research, and Recommendations for the Invisible Sexuality*. Switzerland: Springer, 2018.

MacLeod Melissa, Bauer Greta, Robinson Margaret, MacKay Jenna y Ross Lori. "Biphobia and Anxiety Among Bisexuals in Ontario, Canada". *Journal of Gay & Lesbian Mental Health* 19.3 (2015): 217–24, doi:10.1080/19359705.2014.100312. Recuperado el 15 Enero 2022.

McRuer, Robert. *Crip Theory: Cultural Signs of Queerness and Disability*. Nueva York: NYC University Press, 2016.

Moscoso-Pérez, Melania. "Cripwashing". *Barbarismos Queer y Otras Esdrújulas*, editado por R. Lucas Platero, María Rosón y Esther Ortega. Barcelona: Ediciones Bellaterra, 2017: 348–355.

Moscoso-Pérez, Melania y R. Lucas Platero. "Cripwashing: the abortion debates at the crossroads of gender and disability in the Spanish media". *Continuum, Journal of Media and Cultural Studies*, 31.3 (2017): 468–479.

Nathan-Kazis, Joshua. "Gays Debate "Pinkwashing" as N. Y. Center Reverses Ban on Israel-Related Events". *Forward*, 20 feb. 2013, https://forward.com/news/israel/171503/gays-debate-pinkwashing-as-ny-center-reverses-ban/

Pérez-Sánchez, Gema. "Pinkwashing". *Barbarismos Queer y Otras Esdrújulas*, editado por R. Lucas Platero, María Rosón y Esther Ortega. Barcelona: Ediciones Bellaterra, 2017: 348–355.

Peidro, Santiago. "La patologización de la homosexualidad en los Manuales diagnósticos y clasificaciones psiquiátricas". *Revista de Biodiversidad y Derecho*. 52 (2021): 221–235.

Petrocchi, Nicola., Pistella, Jessica., Salvati, Marco. et al. "I Embrace My LGB Identity: Self-Reassurance, Social Safeness, and the Distinctive Relevance of Authenticity to Well-Being in Italian Lesbians, Gay Men, and Bisexual People". *Sexuality Research and Social Policy* 17 (2020): 75–86, doi:10.1007/s13178-018-0373-6. Recuperado el 17 Enero 2022.

Poteat V. Paul. "Individual Psychological Factors and Complex Interpersonal Conditions that Predict LGBT-Affirming Behavior". *Journal of youth and adolescence* 44.8 (2015): 1494–1507, doi:10.1007/s10964-015-0257-5. Recuperado el 17 enero 2022.

Puar, Jasbir. "Ensamblajes terroristas. El homonacionalismo en tiempos queer", traducido al castellano por María Enguix. Barcelona: Edicions Bellaterra, 2007 [2017].

Puar, Jasbir. "Rethinking homonationalism". *International Journal of Middle East Studies*. 45.2 (2013): 336–339, doi:10.1017/S002074381300007X. Recuperado el 17 de enero 2022.

Ravenscroft, Neil y Matteucci, Xavier. "The festival as carnivalesque: Social governance and control at Pamplona's San Fermin fiestas". *Tourism Culture & Communication*, 4(1), 2003, pp. 1–15.

Sahuquillo, María. Una indicación "encubierta". *El País,* 12 may. 2013, https://elpais.com/sociedad/2013/05/12/actualidad/1368391369_435284.html

Sánchez-Soriano, Juan José y García-Jiménez, Leonarda. "La construcción mediática del colectivo LGTB+ en el cine blockbuster de Hollywood. El uso del pinkwashing y queerbaiting". *Revista Latina de Comunicación Social*. 77 (2020): 95–116, doi:10.4185/RLCS-2020-1451. Recuperado el 15 de diciembre de 2021.

Spade, Dean. *Normal life: Administrative violence, critical trans politics, and the limits of law*. Durham: Duke University Press, 2015.

Stevens, Sally., Haverly, Katie y Powell, Claudia. "Improvement in self-acceptance for LGBTQ+ and straight allied youth and young adults enrolled in an affirming system of care program". *Children and Youth Services Review* 118 (2020): 1–10, doi: 10.1016/j.childyouth.2020.105332. Recuperado el 17 de enero 2022.

Valencia, Sayak. "El transfeminismo no es un generismo". *Pléyade (Santiago)*, 22 (2018): 27–43, doi:10.4067/S0719-36962018000200027. Recuperado el 17 de enero 2022.

Vasallo, Brigitte. *PornoBurka: desventuras del Raval y otras f(r)icciones contemporáneas*. Barcelona: Ediciones Cautivas, 2013.

Borja Romero-González

Carolina Mariño-Narváez

María Isabel Peralta-Ramírez

José A. Puertas-González

Embarazo y adversidad: repercusión en las etapas de educación infantil y primaria

1. Introducción

El embarazo, en ocasiones puede considerarse una etapa de alto estrés, en el cual la mujer debe adaptarse a múltiples cambios. Además, la mujer embarazada se encuentra inmersa en una esfera biopsicosocial que puede marcar el desarrollo fetal.

En este sentido, desde la "Hipótesis de Programación Fetal", propuesta por David Barker en 1993, se considera el embarazo como un proceso en el cual diversos factores maternos, como la nutrición, pueden influir en las vías del desarrollo del feto durante su período de crecimiento. Dicha influencia puede ocasionar cambios a nivel metabólico en el feto, aumentando el riesgo a sufrir una amplia variedad de enfermedades durante la infancia, adolescencia y adultez (938–941).

En este capítulo, se narran algunos estudios que apoyan la denominada Hipótesis de Programación Fetal, hecho que genera cierta controversia ya que otros estudios no encuentran evidencia alguna, en la etapa de educación infantil y primaria.

2. Mecanismo explicativo de la programación fetal

Además de la alimentación, así como la exposición a contaminantes o la psicopatología materna, el estrés se ha postulado como uno de los factores que influyen en la programación fetal (Romero-González et al. 1–13; Van Den Bergh et al. 237–258).

Para entender el mecanismo o vías de transmisión por las cuales el ambiente intrauterino es tan importante en el desarrollo de futuras enfermedades, es necesario entender la respuesta fisiológica del estrés. Dicha respuesta está dividida en dos ejes, y se pone en marcha cuando la persona percibe una situación como estresante y activa en primer lugar el eje adrenomodular. La activación de este eje conlleva reacciones fisiológicas que preparan al cuerpo para luchar ante la posible amenaza, como puede ser el aumento de la presión arterial o la aceleración de la tasa cardíaca (Peralta-Ramírez, 42-43).

El segundo eje implicado entra en acción cuando el estresor se mantiene en el tiempo. El eje hipotálamo hipofisario adrenal (HHA) comprende estructuras cerebrales como el hipotálamo, la hipófisis y diversas glándulas adrenales que activan cascadas fisiológicas, produciendo la liberación de cortisol desde las glándulas suprarrenales (Tsigos y Chrousos, 865-871).

El cortisol es un glucocorticoide cuya misión es controlar la homeostasis corporal, suprimiendo la activación del hipotálamo y de la hipófisis. Debido a esto, cantidades elevadas de cortisol pueden producir una desregulación en el eje, produciendo a su vez un desajuste metabólico o la supresión del sistema inmunitario (Frodl y O'Keane, 24-37).

Este cortisol, puede atravesar la placenta cuando la mujer está embarazada (alrededor de un 40 %) (Beijers et al. 943-956). Además, existe vía alternativa de transmisión de cortisol materno-fetal, que consiste en la síntesis y liberación de hormona liberadora de corticotropina (CRH) placentaria, y es que la placenta al ser estimulada por el cortisol sintetiza y libera CRH en su interior, lo que provoca la liberación de hormona adrenocorticotropa (ACTH) fetal y la segregación de cortisol, estimulando el eje HHA fetal (Glover et al. 843-854; Beijers et al. 943-956).

Por ello, desde la hipótesis de programación fetal, se plantea que la exposición uterina a altos niveles de cortisol desde etapas tempranas de la gestación puede comprometer el desarrollo del feto (Beijers et al. 943-956; Entringer et al. 579-587; Howerton y Bale, 237-242).

A pesar de que el cerebro está en continuo crecimiento, su formación ocurre durante la gestación, siendo entonces este período crítico, en el que el estrés se considera un elemento nocivo que puede afectar a la madre y repercutir en el feto (Díaz y Barba, 441-446; Gaviria, 281-326; Gogtay et al. 8174-8179).

A lo largo de este capítulo se presentarán las principales consecuencias que puede tener el estrés materno en las etapas de educación infantil y primaria (3-12 años de edad).

3. Efectos del estrés prenatal en período de educación infantil y primaria (3-12 años)

El cerebro continúa desarrollándose a lo largo de toda la vida, y obtiene importantes influencias cuando el niño comienza su etapa escolar. En este momento, pueden aparecer distintas problemáticas que los maestros detectan, y que algunas investigaciones han intentado relacionar con el estrés prenatal.

3.1 Retrasos y problemas en el desarrollo cognitivo, lingüístico y motor

Cuando atendemos al desarrollo infantil, sobre todo en los primeros años de educación (3-6 años), solemos hablar de tres vertientes o áreas del desarrollo que condicionan al niño: el desarrollo cognitivo, lingüístico y motriz.

En primer lugar, el estrés prenatal puede afectar al desarrollo cognitivo. Un estudio realizado con una muestra de 162 niños y niñas con edades comprendidas entre 3 y 5 años mostró que habilidades como el razonamiento no verbal, habilidades espaciales o conceptuales se encontraban empobrecidas cuando la madre había sufrido elevados niveles de estrés durante el embarazo (Schechter et al. 249-260).

Otro estudio analizó el estrés producido por una tormenta de hielo que azotó Canadá en 1988. Se seleccionaron a madres en función de si su zona de vivienda había sido más o menos afectada, diferenciando entre pocos efectos de las tormentas (bajo estrés), efectos moderados (estrés medio), efectos devastadores (alto estrés). Se encontró que aquellos niños cuyas madres pertenecían al grupo de alto estrés tenían un peor desarrollo cognitivo y un cociente intelectual (CI) inferior a sus pares a los 3 y 5 años. Además, de forma sorprendente, se descubrió que niños cuyas madres experimentaron un estrés medio, rendían de forma mejor en todas las tareas cognitivas, además de tener un CI más alto (King et al. 273-288).

Otra de las grandes áreas estudiadas en el desarrollo infantil es la del desarrollo lingüístico. A partir de los 2 años de edad, cuando sucede un hito del desarrollo conocido como "explosión del lenguaje", comienzan a verse diferencias entre niños que estuvieron expuestos a estrés intrauterino.

Un estudio realizado en el contexto de inundaciones de Queensland encontró que el efecto del estrés sufrido durante las inundaciones se relacionó con puntuaciones más bajas en el desarrollo lingüístico a los 3 años (Laplante et al. 400-410). En el caso de la tormenta de nieve, se encontró relación entre el alto estrés materno y un peor desarrollo del lenguaje cuando la descendencia tenía 5 años.

En lo que respecta al desarrollo motor, el estudio realizado tras la tormenta de nieve de Quebec arrojó resultados que variaron en función del sexo de la descendencia y el momento de embarazo en el que se encontraban las madres. Se evaluó el equilibrio, la coordinación y la integración visomotora en niños y niñas de 5 años, y se encontró una peor coordinación e integración visomotora. Atendiendo al sexo, en niños no se encontró que el desarrollo variara en función del período de exposición al estrés, algo que sí sucedió en niñas, en las cuales su desarrollo era aún menor si las madres estaban en una etapa tardía del embarazo (más de 32 semanas de gestación) cuando ocurrió el evento (Cao et al. 117-125; King et al. 273-288).

3.2 Problemas emocionales y conductuales asociados al estrés prenatal

A medida que los niños van creciendo, otro tipo de problemas pueden comenzar a detectarse. El proceso de socialización que comienza en la escuela permite a los maestros detectar posibles alteraciones emocionales o conductuales.

En primer lugar, un estudio llevado a cabo con una muestra de más de tres mil quinientos niños encontró relación entre el estrés sufrido antes de la semana 16 de gestación y un mayor número de problemas relacionados con la conducta y el comportamiento, problemas emocionales, problemas de atención e hiperactividad, problemas en la relación con los iguales y de comportamiento prosocial en la etapa de educación primaria. En relación con el sexo, se encontraron mayor número de problemas de conducta e hiperactividad en niños (Loomans et al. 565-570).

Otro estudio encontró una relación entre sufrir estrés prenatal y el número de problemas emocionales y conductuales en niños de entre 4 y 13 años, así como un mayor riesgo de sufrir trastornos mentales (O'Donnell et al. 393-403).

Existen estudios realizados además con cohortes, que se basan en analizar el efecto que determinados hechos históricos o desastres naturales, vividas durante el embarazo, tienen en la descendencia. Englobado dentro de ese estudio, el desastre nuclear de Chernóbil (1986) sirvió para analizar una muestra de mujeres embarazadas que vivían en la frontera de Bielorrusia, lugar en el que llegó la radiación varias horas más tarde del desastre, y con menor riesgo nuclear. Se llevó a cabo una comparación entre estas mujeres y otro grupo de mujeres que no vivieron el desastre, encontrando un riesgo mayor de tener problemas emocionales en los niños de madres expuestas al suceso (Igumnov y Drozdovitch, 244-253).

Por otro lado, también se han encontrado un mayor número de problemas internalizantes de la conducta, especialmente entre los 4 y 15 años, los cuales se han relacionado con la exposición a estrés prenatal (O'Donnell et al. 393-403).

3.3 Déficit de Atención e Hiperactividad (TDAH)

El TDAH ha sido uno de los trastornos del desarrollo más diagnosticado en la infancia en las últimas décadas, aumentando su prevalencia y, por tanto, la necesidad de requerir tratamiento psicológico o farmacológico desde edades muy tempranas (Fayyad et al. 47–65; Polanczyk et al. 434–442).

A pesar de que todavía se desconoce el origen exacto de la enfermedad, existe un interés especial por parte de los investigadores de conocer si el estrés prenatal puede ser uno de los factores implicados en la etiología del trastorno. En primer lugar, algunos estudios han revelado que, estar embarazada durante el desastre nuclear de Chernóbil se relacionaba con un aumento en la sintomatología relacionada con el trastorno, aunque no con su diagnóstico en sí (Huizink et al. 438–446).

Otro revelador estudio fue realizado con hermanos nacidos en diferentes momentos, siendo uno de ellos diagnosticado de TDAH pero el otro no. En este estudio se buscó qué variable podía predecir la aparición del trastorno, de entre una variedad de variables emocionales, conductuales, sociodemográficas, genéticas, y cómo no, prenatales. Se encontró que el estrés prenatal era la variable que mejor podía predecir la aparición del trastorno, por encima del resto (Grizenko et al. 9–15; Grizenko et al. 92–99).

Dentro del estrés experimentado, existen, como se ha visto, distintos estresores. Otro de los posibles estresores que ha sido analizado ha sido el sufrido por un duelo ocasionado por la pérdida de un ser querido. En este sentido, la muerte de un familiar durante el embarazo aumenta el riesgo de que la descendencia sufra TDAH, incrementándose además el riesgo si la pérdida era de un hijo o de la pareja sentimental (Li et al. 747–753).

No obstante, y a pesar de haber presentado algunos estudios a favor de considerar el estrés como una posible causa del trastorno, es muy importante tener en cuenta que la aparición del trastorno es multicausal, y nunca debido únicamente a un factor determinado, como pueda ser experimentar estrés prenatal. Por ello, es necesario continuar investigando en este ámbito para poder contribuir al conocimiento de este campo.

3.4 Autismo

Otro de los trastornos del desarrollo que despierta la atención de los investigadores es el autismo, el cual se encuentra dentro del trastornos del espectro autista (TEA) y afecta a uno de cada 160 niños (Organización Mundial de la Salud, párr. 5). Las primeras apariciones del trastorno suelen surgir al finalizar la etapa de educación infantil (en torno a los 5 años) y se caracteriza por alteraciones en la comunicación y su uso, así como alteraciones en socialización, y en el comportamiento, mostrándose conductas estereotipadas y repetitivas.

Una vez descartada la idea de que las vacunas son la causa del autismo, los investigadores comenzaron nuevos estudios para encontrar una posible causa del trastorno (Taylor et al. 2026-2029).

No está tan claro que el estrés prenatal pueda ser una de las causas del trastorno, pues existen datos a favor y en contra. Uno de los estudios que no apoya dicha relación se basó en el número de eventos estresantes experimentados durante el embarazo. A pesar de los análisis exhaustivos realizados, no encontró relación alguna (Li et al. 1102-1107; Rai et al. 1–8; Rijlaarsdam et al. 430–438). Sin embargo, estudiando los sucesos vitales estresantes, ya comentados anteriormente como hechos históricos o desastres naturales, sí se ha encontrado relación.

Resaltando de nuevo la tormenta de nieve de Quebec, se encontró que los niños de madres embarazadas en este período tenían un riesgo mayor de sufrir sintomatología autista a los 6 años. Este riesgo aumentaba, además, si la exposición al desastre natural era durante el primer trimestre de embarazo (Walder et al. 353-360).

Un suceso que se investigó también como desastre natural fue el ocurrido en Luisiana (Estados Unidos), entre 1980 y 1995 hubo diversas tormentas eléctricas y huracanes. Tras esta cadena de desastres, se investigó el número de casos de autismo en la zona, y se encontró que la prevalencia de niños con el trastorno rondaba el 18 % en aquellos casos en los que las madres estaban embarazadas durante ese período. Además, en relación con la variabilidad existente en función al momento gestacional, la prevalencia superaba el 28 % si estaban embarazadas en el noveno mes (Kinney et al. 481–488).

No obstante, a pesar de las evidencias, debemos mantener la misma precaución que cuando hablamos de TDAH. Es cierto que el estrés prenatal puede ser una variable implicada, pero nunca la única, ya que existen muchas variables de carácter biológico, genético y sociales que pueden estar implicadas.

3.5. Enfermedades físicas asociadas al estrés perinatal

Para finalizar, el estrés prenatal también se ha considerado un importante predictor de enfermedades físicas que aparecen durante la infancia.

Entre algunos de los resultados encontrados, se ha estudiado la aparición de alergias, asmas, o problemas respiratorios en los niños. Se analizó el impacto del estrés laboral sufrido durante el embarazo en la aparición de problemas respiratorios y alergias alimentarias, encontrándose una relación positiva (Smejda et al. 70–76).

Un metaanálisis realizado en 2017 con más de 9700 artículos y una muestra de más de 6 millones de niños y niñas, encontró una relación entre la exposición al estrés prenatal y el riesgo a sufrir eczemas y dermatitis, rinitis alérgica, sibilancias pulmonares y asma. Además, en la línea de otros resultados mostrados en este capítulo acerca del momento gestacional de exposición, se encontró un efecto mayor cuando las madres habían sufrido estrés durante el tercer trimestre de embarazo (Flanigan et al. 403–414).

Por otro lado, encontramos el caso de la obesidad infantil, la cual se ha encontrado relacionada con el estrés prenatal, ya que se ha visto un aumento en el índice de masa corporal en niños cuyas madres sufrieron estrés (Burgueño et al. 1–12; Lamichhane et al. 1–13).

Finalmente, y aludiendo a la función inmunosupresora del cortisol, se ha encontrado relación entre sufrir estrés prenatal y un incremento de hasta un 25 % de prevalencia de sufrir enfermedades infecciosas en la descendencia (Nielsen et al. 990–997).

4. Conclusiones

El entorno intrauterino está sujeto a la influencia de factores ambientales, así como a factores psicológicos de la madre. Como se ha mostrado en este capítulo, el estrés puede ser un elemento nocivo cuando se sufre durante el embarazo, ya que puede empeorar el desarrollo cognitivo, lingüístico y motriz de la descendencia. Además, cuando el niño crece y comienza la etapa de educación primaria pueden detectarse más problemas que parecen estar asociados al estrés prenatal, como son las conductas externalizantes e internalizantes, ciertos problemas emocionales, y en ocasiones, el diagnóstico de TDAH o TEA.

Por todo ello, se vuelve crucial cuidar la salud psicológica de la mujer embarazada (Romero-González et al. 1–7), pues todo lo que la rodea puede afectar de forma negativa al feto a corto, medio, y largo plazo.

Financiación: Este trabajo es parte del proyecto de I+D+i PID2019-110115GB-I00 financiado por el Ministerio de Ciencia e Innovación y la Agencia Estatal de Investigación 10.13039/501100011033.

Bibliografía

Barker, David et al. "Fetal nutrition and cardiovascular disease in adult life." *The Lancet* 341 (1993): 938–941.

Beijers, Roseriet et al. "Mechanisms underlying the effects of prenatal psychosocial stress on child outcomes: beyond the HPA axis." *European child and adolescent psychiatry*. 23. 10 (2014): 943–956.

Burgueño, Adriana et al. "Systematic review and meta-analysis on the relationship between prenatal stress and metabolic syndrome intermediate phenotypes." *International Journal of Obesity* 44.1 (2020): 1–12.

Cao, Xiujing et al. "Prenatal maternal stress affects motor function in 51/2-year-old children: Project Ice Storm." *Developmental Psychobiology* 56.1 (2014): 117–125.

Díaz, Rodrigo y Barba, Fabiola. "Estrés prenatal y sus efectos sobre el neurodesarrollo." *Revista Médica Clínica Las Condes* 27.4 (2016): 441–446.

Entringer, Sonja et al. "Influence of prenatal psychosocial stress on cytokine production in adult women." *Developmental Psychobiology* 50.6 (2008): 579–587.

Fayyad, John et al. "The descriptive epidemiology of DSM-IV Adult ADHD in the World Health Organization World Mental Health Surveys." *ADHD Attention Deficit and Hyperactivity Disorders* 9.1 (2017): 47–65.

Flanigan, Catherine et al. "Prenatal maternal psychosocial stress and offspring's asthma and allergic disease: A systematic review and meta-analysis." *Clinical and Experimental Allergy* 48.4 (2018): 403–414.

Frodl, Thomas y O'Keane, Veronica. "How does the brain deal with cumulative stress? A review with focus on developmental stress, HPA axis function and hippocampal structure in humans." *Neurobiology of Disease* 52 (2013): 24–37.

Gaviria, Silvia. "Estrés prenatal, neurodesarrollo y psicopatología." *Revista Colombiana de Psiquiatría* 35.3 (2006): 281–326.

Glover, Vivette et al. "Prenatal maternal stress, fetal programming, and mechanisms underlying later psychopathology – A global perspective." *Development and Psychopathology* 30.3 (2018): 843–854

Gogtay, Nitin et al. "Dynamic mapping of human cortical development during childhood through early adulthood." *Proceedings of the National Academy of Sciences of the United States of America* 101.21 (2004): 8174–8179.

Grizenko, Natalie et al. "The effect of maternal stress during pregnancy on IQ and ADHD symptomatology." *Journal of the Canadian Academy of Child and Adolescent Psychiatry* 24.2 (2015): 92–99.

Grizenko, Natalie et al. "Maternal stress during pregnancy, ADHD symptomatology in children and genotype: Gene-environment interaction." *Journal of the Canadian Academy of Child and Adolescent Psychiatry* 21.1 (2012): 9–15.

Huizink, Anja et al. "Chernobyl exposure as stressor during pregnancy and behaviour in adolescent offspring." *Acta Psychiatrica Scandinavica* 116.6 (2007): 438–446.

Howerton, Christopher y Bale, Tracy. "Prenatal programing: At the intersection of maternal stress and immune activation." *Hormones and Behavior* 62.3 (2012): 237–242.

Igumnov y Drozdovitch "The intellectual development, mental and behavioural disorders in children from Belarus exposed in utero following the chernobyl accident." *European Psychiatry : The Journal of the Association of European Psychiatrists* 15.4 (2000): 244–253.

King, Suzanne et al. "Using Natural Disasters to Study the Effects of Prenatal Maternal Stress on Child Health and Development." *Birth Defects Research Part C: Embryo Today: Reviews* 96.4 (2012): 273–288.

Kinney, Dennis et al. "Autism prevalence following prenatal exposure to hurricanes and tropical storms in Louisiana." *Journal of Autism and Developmental Disorders* 38.3 (2008): 481–488.

Lamichhane, Nishan et al. "Associations between maternal stress during pregnancy and offspring obesity risk later in life—A systematic literature review." *Obesity Reviews* 21.2 (2020): 1–13

Laplante, David et al. "Stress during pregnancy affects general intellectual and language functioning in human toddlers." *Pediatric Research* 56.3 (2004): 400–410.

Li, Jiong et al. "Attention-deficit/hyperactivity disorder in the offspring following prenatal maternal bereavement: A nationwide follow-up study in Denmark." *European Child and Adolescent Psychiatry* 19.10 (2010): 747–753.

Li, Jiong et al. A Nationwide Study on the Risk of Autism After Prenatal Stress Exposure to Maternal Bereavement. *Pediatric* 123.4 (2009): 1102–1107.

Loomans et al. "Antenatal maternal anxiety is associated with problem behaviour at age five." *Early Human Development* 87.8 (2011): 565–570.

Nielsen, Nete et al. "Prenatal stress and risk of infectious diseases in offspring." *American Journal of Epidemiology* 173.9 (2011): 990–997.

O'Donnell, Kieran et al. "The persisting effect of maternal mood in pregnancy on childhood psychopathology." *Development and Psychopathology* 26.2 (2014): 393–403.

Organización Mundial de la Salud, "*Trastornos del espectro autista.*" http://www.who.int/es/news-room/fact-sheets/detail/autism-spectrum-disorders

Peralta-Ramírez, María Isabel. *Un villano llamado estrés: Cómo impacta en nuestra salud* Madrid: Pirámide, 2019.

Polanczyk, Guilherme et al. "ADHD prevalence estimates across three decades: An updated systematic review and meta-regression analysis." *International Journal of Epidemiology* 43.2 (2014): 434–442.

Rai, Dheeraj et al. "Prenatal and early life exposure to stressful life events and risk of autism spectrum disorders: Population-based studies in Sweden and England." *PLoS ONE* 6 (2012): 1–8.

Rijlaarsdam, Jolien et al. "Prenatal stress exposure, oxytocin receptor gene (OXTR) methylation, and child autistic traits: The moderating role of OXTR rs53576 genotype." *Autism Research* 10.3 (2017): 430–438.

Romero-González, Borja et al. "Newborn infants' hair cortisol levels reflect chronic maternal stress during pregnancy." *Plos One* 13.7 (2018): 1–13.

Romero-González, Borja et al. "Effects of cognitive-behavioural therapy for stress management on stress and hair cortisol levels in pregnant women: A randomised controlled trial." *Journal of Psychosomatic Research* 135 (2020): 110-162.

Schechter, Julia et al. "Maternal Prenatal Psychological Distress and Preschool Cognitive Functioning: the Protective Role of Positive Parental Engagement." *Journal of Abnormal Child Psychology* 45.2 (2017): 249–260.

Smejda, Katarzyna et al. "Maternal Stress During Pregnancy and Allergic Diseases in Children During the First Year of Life." *Respiratory Care* 63.1 (2018): 70–76.

Taylor, Brent et al. "Autism and measles, mumps, and rubella vaccine: no epidemiological evidence for a causal association." *The Lancet* 353 (1999): 2026–2029.

Tsigos, Constantine y Chrousos, George. "Hypothalamic-pituitary-adrenal axis, neuroendocrine factors and stress." *Journal of Psychosomatic Research* 53.4 (2002): 865–871.

Van Den Bergh, Bea et al. "Antenatal maternal anxiety and stress and the neurobehavioural development of the fetus and child: Links and possible mechanisms. A review." *Neuroscience and Biobehavioral Reviews* 29.2 (2005): 237–258.

Walder, Deborah et al. "Prenatal maternal stress predicts autism traits in 6-1/2 year-old children: Project Ice Storm." *Psychiatry Research* 219.2 (2014): 353–360.

Carolina Mariño-Narváez

Nerea Hernández-Ramos

María Isabel Peralta-Ramírez

Humbelina Robles-Ortega

Impacto psicológico del confinamiento por COVID-19: estrés, síntomas psicopatológicos y estado de salud

Introducción

A finales de diciembre de 2019 surgió en China una enfermedad de neumonía causada por un nuevo tipo de coronavirus, el SARS-CoV-2 o COVID-19. Durante los primeros meses de 2020, el virus se extendió globalmente generando un elevado número de contagios y muertes, por lo que el 11 de marzo de 2020, la OMS declaró la enfermedad como pandemia internacional (World Health Organization, párr. 6). En España, cuatro días más tarde, se ordenó el confinamiento bajo la declaración del estado de alarma (RD 463/2020, de 14 de marzo), lo que limitó la movilidad y el contacto social.

Más allá de los riesgos médicos, el impacto psicológico de esta pandemia es indiscutible. Así lo han señalado algunos de los estudios que se han realizado a lo largo de la historia, donde la población tuvo que ser confinada por epidemias como el brote de SARS en 2003 o el de Ébola de 2014. Entre los efectos psicológicos negativos encontrados están el desapego hacia los demás, ansiedad, irritabilidad, insomnio, dificultad para concentrarse (Bai et al. 1055–1057), síntomas depresivos (Cava, et al. 398–406, Liu, Kakade, et al. 15–23) y niveles elevados de estrés (Barbisch et al. 547–553). Además, una alta incidencia de síntomas de estrés postraumático entre las personas que vivieron confinadas (Wu et al. 302–311), relacionado directamente con una mayor duración del confinamiento (Hawryluck et al. 1206–1212).

Investigaciones recientes concluyen que vivir una pandemia puede generar consecuencias psicológicas tales como, reacciones emocionales intensas, llevar a cabo conductas de riesgo para la salud y el desarrollo de trastornos de ansiedad, depresión, estrés y somatizaciones (Shigemura et al. 277–283; Wang et al. 1–25). Otros síntomas psicopatológicos detectados mediante la escala SCL-90-R, en población china, son la sensitividad interpersonal, obsesiones-compulsiones, ansiedad fóbica y psicoticismo (Tian et al. 1-9).

Los primeros estudios realizados en población española (Becerra-García et al. 1-11, Sandín et al. 1-22) señalan resultados similares a los encontrados hasta ahora: niveles elevados de malestar psicológico con un predominio de síntomas emocionales de preocupación, estrés, desesperanza, problemas de sueño, depresión, ansiedad, nerviosismo e inquietud. También se han identificado como factores de riesgo, el afecto negativo, la intolerancia a la incertidumbre y la exposición excesiva a los medios de comunicación. Entre los factores de protección está la edad, nivel de ingresos, trabajar fuera de casa, disponer de jardín privado y el afecto positivo (Sandín et al. 1-22). Paralelamente, otros estudios indicaron que determinadas características se relacionaban con una mayor vulnerabilidad psicológica: ser joven (18-35 años), el desempleo, desinformación sobrela COVID-19, no practicar deporte, tener familiares con COVID-19, vivir solo/a (Becerra-García et al. 1-11) así como, padecer enfermedades crónicas (Ozamiz-Etxebarria et al. 1-9).

Por otro lado, también se ha visto que la alta prevalencia de problemas de salud mental se asocia positivamente con el uso frecuente de las redes sociales durante el confinamiento (Gao et al. 1-10). Al igual que la calidad del sueño ha sido un factor predictivo para presentar sintomatología de estrés postraumático (Liu, Zhang, et al. 1-7; Sun et al. 123-129). La alimentación también podría jugar un papel importante en el bienestar durante el confinamiento (Rodríguez-Pérez et al. 1-19)

Como se puede observar, numerosos estudios que han demostrado el impacto que la COVID-19 tiene sobre la salud mental de las personas. Sin embargo, y como objetivos del presente estudio, es esencial identificar qué características particulares del confinamiento se relacionan con el estrés que percibe la población, al igual que cuáles son las consecuencias emocionales y físicas que este genera.

Materiales y métodos

Participantes

La muestra constó de 172 participantes españoles: 126 mujeres (73.3 %) y 46 hombres (26.7 %), reclutados de forma *online*. El rango de edad se encontraba entre 18 y 70 años (Me = 30.83; DT = 13.03). Los criterios de inclusión fueron saber leer en español, ser mayor de 18 años y estar residiendo en España durante el confinamiento.

Todos los participantes dieron su consentimiento para su inclusión antes de participar en el estudio de forma voluntaria, que se llevó a cabo de conformidad con la Declaración de Helsinki (Asociación Médica Mundial, 2013) y la Directiva sobre Buenas Prácticas Clínicas (Directiva 2005/28/CE) de la Unión Europea. El protocolo fue aprobado por el Comité de Investigación de Ética Humana de la Universidad de Granada.

Instrumentos

Para la evaluación y obtención de información se elaboró un cuestionario *online* a través de la plataforma de encuestas *online Google Forms*. Dicha encuesta se dividió en tres apartados:

1. *Variables sociodemográficas* (7 ítems): edad, sexo, lugar de residencia, estado civil, nivel educativo, profesión y problemas médicos.
2. *Variables relacionadas con la pandemia y el confinamiento* (31 ítems): los ítems se dividieron en cuatro dimensiones.
   - Vivienda y convivencia (7 ítems): residencia en la que está confinado, tipo de vivienda, con quién y con cuantas personas se convive, número de personas dependientes a su cargo, sentimiento de soledad y cuántas semanas lleva confinado.
   - Actividad laboral (4 ítems): situación laboral durante el confinamiento, miedo a la pérdida del trabajo, si es profesional sanitario y el grado de exposición a la COVID-19 durante el trabajo.
   - Situación en relación con la pandemia (6 ítems): presencia de síntomas en el/la participante y/o en personas allegadas, pertenencia a grupos de riesgo del participante y/o de personas allegadas, si se ha sufrido la pérdida de algún ser querido y solicitud de ayuda psicológica durante el confinamiento.
   - Hábitos y actividades durante el confinamiento (14 ítems): calidad del sueño (dificultades para dormir y nivel de satisfacción con el sueño), rutinas, y frecuencia de los siguientes hábitos y/o actividades: llamadas/videollamadas con familiares, dieta saludable, beber agua, ver las noticias, hobbies y/o actividades relajantes, ver películas y/o series en plataformas digitales, tiempo en el exterior (terrazas, balcones, etc.), uso de redes sociales, consumo de tabaco y si se han realizado actividades de voluntariado durante el confinamiento.

La elaboración de los ítems se realizó a partir de dimensiones de interés y basado en los resultados obtenidos en otros estudios (Sandín et al. 1–22; Brooks et al. 912–920; Gao et al. 1–10; Liu, Zhang, et al. 1–7).

3. *Variables psicológicas y perfil de salud general.*

Para evaluar la salud mental y física, se utilizaron los siguientes instrumentos de evaluación:

Escala de Estrés Percibido (EEP) (Cohen et al. 385–396) Este autoinforme busca evaluar el grado en que las situaciones de la vida se perciben como estresantes (en el último mes). Compuesto de 14 ítems con 5 alternativas de respuesta, siendo 56 la puntuación máxima. Se utilizó la versión española y en esta adaptación se obtuvieron valores óptimos de fiabilidad (consistencia interna, α = .81, y test-retest, r = .73), validez concurrente y sensibilidad (Remor y Carrobles, 195–201).

Inventario de Síntomas (SCL-90-R) (Derogatis) Se utilizó la versión española (De Las Cuevas et al. 93–96)· Evalúa la sintomatología psicopatológica utilizando una escala de 0 (*nada en absoluto*) hasta 4 (*mucho o extremadamente*). Consta de 9 dimensiones de malestar psicológico: somatizaciones, obsesión-compulsión, sensitividad interpersonal, depresión, ansiedad, hostilidad, ansiedad fóbica, ideación paranoide y psicoticismo. Y de tres índices globales: índice de severidad global (IGS), total de síntomas positivos (SP) y malestar sintomático positivo (PSDI). Presenta adecuada fiabilidad y validez cuyo alfa de Cronbach por dimensiones es el siguiente: somatización, 0,90; obsesivo-compulsivo, .85; depresión, .91; ansiedad, .86; hostilidad, .83; ansiedad fóbica, .90; síntomas paranoides, .64; síntomas psicopáticos, .86.

Perfil de Salud de Nottingham (NHP) (Hunt et al.221–229) Se utilizó la versión española (Alonso et al. 704–708). Evalúa la percepción subjetiva de los problemas de salud. Se estructura en dos partes. La primera, recoge diferentes problemas de salud englobados en seis dimensiones: energía, dolor, reacciones emocionales, sueño, aislamiento social y movilidad física. La segunda, evalúa las limitaciones que se puedan derivar del estado de salud a nivel de trabajo, tareas domésticas, vida social, vida familiar, vida sexual, aficiones y tiempo libre. Las propiedades psicométricas son óptimas (consistencia interna, α = .58 – .85 y test-retest, r = .69 – .85).

Procedimiento

Debido al confinamiento, se realizó una encuesta *online* mediante la plataforma *Google Forms*. Para reclutar al mayor número de personas de la población general, se utilizó una técnica de muestreo de bola de nieve, difundiéndola entre contactos cercanos y redes sociales.

La encuesta fue difundida por primera vez el 13 de abril de 2020, tras un mes confinados. La recogida de datos se llevó a cabo el 10 de mayo (una semana previa a iniciar la desescalada).

Análisis estadísticos

En primer lugar, los participantes fueron divididos en dos grupos en función de la puntuación en EEP. Los participantes con puntuaciones entre 0 y 21 (n =72), formaron el grupo de bajo estrés, mientras que los participantes con puntuaciones entre 22 y 56 (n =100), formaron el grupo de alto estrés.

Con el fin de comprobar si había diferencias significativas entre los grupos respecto a las variables sociodemográficas y a las variables relacionadas con el confinamiento se utilizó la prueba t de *Student* para variables cuantitativas y el estadístico *Chi* cuadrado (χ^2) para variables cualitativas.

Por otro lado, con el objetivo de comprobar si había diferencias significativas entre las personas con bajo y alto nivel de estrés en cuanto a sintomatología psicopatológica y salud física, se realizaron diferentes pruebas t de *Student*. Los resultados del NHP han sido expresados con medias y desviaciones típicas de las puntuaciones obtenidas en las distintas dimensiones; en el caso del SCL-90-R, las puntuaciones totales fueron transformadas a percentiles mediante baremos, por lo que los resultados muestran las medias y desviaciones típicas de dichos percentiles. Todos los análisis fueron realizados con el programa estadístico SPSS. 25.

Resultados

Descripción de la muestra

Los resultados muestran que no hay diferencias estadísticamente significativas entre los grupos de alto y bajo estrés en lo que respecta a los datos sociodemográficos, excepto en el nivel educativo; en esta variable, se observa mayor porcentaje de estudios universitarios en el grupo de bajo estrés (ver Tabla 1).

Tabla 1. *Variables sociodemográficas en los grupos con bajos y altos niveles de estrés percibido*

Variables sociodemográficas		Bajo estrés (N =72) N (%)	Alto estrés (N =100) N (%)	χ^2	p
Sexo	Mujer	49 (68.1)	77 (77)	1.70	.129
	Hombre	23 (31.99)	23 (23)		
Lugar de residencia	Norte	34 (48.6)	36 (51.4)	3.54	.170
	Centro	11 (47.8)	12 (52.2)		
	Sur	27 (34.2)	52 (65.8)		
Estado civil	Soltero/a	52 (72.2)	81 (81)	5.39	.145
	Casado/a	14 (19.4)	17 (17)		
	Divorciado/a	3 (4.2)	2 (2)		
	Viudo/a	3 (4.2)	0 (0)		
Profesión	Desempleado/a	6 (8.3)	9 (9)	8.85	.182
	Estudiante	21 (29.2)	41 (41)		
	Profesorado	6 (8.3)	8 (8)		
	Sanitario/a	16 (22.2)	13 (13)		
	Administración	10 (13.9)	10 (10)		
	Vendedores	2 (2.8)	10 (10)		
	Otro	11 (15.3)	9 (9)		
Nivel educativo	No universitarios	14 (19.4)	40 (40)	8.21	.003**
	Universitarios	58 (80.6)	60 (60)		
Problemas médicos	No	63 (87.5)	80 (80)	1.68	.138
	Sí	9 (12.5)	20 (20)		

Nota. * Significativo a nivel p≤.05. ** Significativo a nivel p≤.02.

Características del confinamiento y nivel de estrés percibido

En las variables de la dimensión denominada vivienda y convivencia, se encontró una relación estadísticamente significativa entre el sentimiento de soledad y el nivel de estrés (χ^2= 16.41; p =.000). Concretamente, se observó que el 75 % de los participantes del grupo de bajo estrés no indicó sentirse solo, mientras que, en el grupo de alto estrés, el 56 % sí indicó tener estos sentimientos. Por otro lado, los resultados encontrados mostraron que ambos grupos estaban igualados en la dimensión de actividad laboral.

En la dimensión situación en relación con la pandemia, se encontraron diferencias estadísticamente significativas en la atención psicológica (χ^2 = 7.93; p =

.004). En el grupo de alto estrés, 9 participantes (5,2 %) indicaron haber solicitado o estar recibiendo ayuda psicológica; mientras que en el grupo de bajo estrés ninguno indicó estar recibiéndola.

Por último, en la dimensión de hábitos y actividades durante la cuarentena, se observó que los dos grupos se diferenciaban en dificultades para dormir (χ^2 = 7.93; p =.004), satisfacción con el sueño (χ^2 = 11.12; p = .004), dieta variada y saludable (χ^2 = 6.41; p =.041), tiempo en exteriores como balcones o terrazas (χ^2 = 10.49; p =.005), haber realizado un voluntariado y/o haber ayudado a personas vulnerables durante la crisis sanitaria (χ^2 = 3.94; p = .04) y el tiempo de uso de las redes sociales (χ^2 = 11.84; p = .003).

En lo que se refiere al sueño, el 66 % de los participantes del grupo de alto estrés indicó tener dificultades para quedarse dormido. Además, el 48 % categorizó su sueño como insatisfactorio. En el grupo con bajo estrés, sin embargo, el 55.6 % indicó no tener problemas para quedarse dormido y el 44.4 % se mostró satisfecho con su sueño. La gran mayoría de los participantes con bajo estrés (84.7 %) indicó estar siguiendo casi todos los días una dieta variada y saludable. En cambio, el 32 % de los participantes del grupo alto estrés no la llevó a cabo ningún día o solo algunos días. En lo que se refiere a pasar tiempo en el exterior, en ambos grupos hubo un mayor número de personas que indicaba hacerlo casi todos los días. No obstante, en el caso del grupo con bajo estrés, fue un 76.4 %, frente al 56 % del grupo con alto estrés. Un total de 14 de las 72 personas (19.4 %) del grupo de bajo estrés informaron haber participado en voluntariado, mientras que en el grupo de alto estrés lo hicieron 9 participantes (9 %). Por último, y en relación con el tiempo de uso de las redes sociales, en el grupo de bajo estrés, el 59.7 % indicó dedicarle entre 1 y 3 horas, frente al 51 % del grupo con alto estrés, que señaló dedicarle más de 3 horas diarias.

Estrés percibido y síntomas psicopatológicos

Analizados los síntomas psicopatológicos, se encontraron diferencias estadísticamente significativas entre los grupos con alto y bajo estrés en las nueve subescalas que evalúa el SCL-90-R: somatizaciones (t = -5.79; p =.000), obsesiones (t = -5.26; p = .000), sensitividad interpersonal (t = -5.26; p =.000), depresión (t = -5.26; p =.000), ansiedad (t = -5.26; p = .000), hostilidad (t = -5.26; p =.000), ansiedad fóbica (t = -5.26; p =.000), ideación paranoide (t = -5.26; p = .000) y psicoticismo (t = -5.26; p = .000). También hubo diferencias significativas en el Índice Global de Severidad (t = -5.26; p = .000), en el Total de Síntomas Positivos (t = -5.26; p = .000) y en el Índice de Malestar Sintomático Positivo (t = -5.26; p = .000). En todos los casos, el grupo con alto estrés percibido obtuvo mayores puntuaciones que el grupo con bajo estrés, por lo que muestran mayor psicopatología. Por otra parte, cabe destacar que el grupo de alto estrés mostró puntuaciones por encima del percentil 70 (lo que implica psicopatología clínica), en las subescalas siguientes: obsesiones-compulsiones (M = 74.99; DT = 26.45), sensitividad interpersonal (M = 70.62; DT = 28.20) y depresión (M = 70.72), además del total de síntomas positivos (M = 75.79; DT = 28.01) (Figura 1).

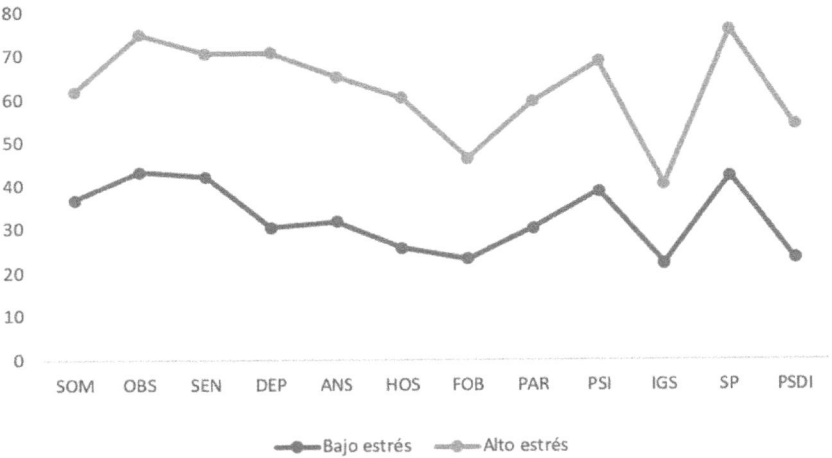

Figura 1. Perfil psicopatológico de la muestra según el grupo de alto o bajo estrés.
Nota. SOMS = somatizaciones; OBS = obsesión-compulsión; SI = sensitividad interpersonal; DEP = depresión; ANS = ansiedad; HOST = hostilidad; FOB = ansiedad fóbica; PAR = ideación paranoide; PSI = psicoticismo; IGS = índice global de severidad; SP = total de síntomas positivos; PSDI = índice de malestar sintomático positivo.

Estrés percibido y problemas de salud general

Tras analizar la relación entre el nivel de estrés percibido y los problemas de salud general, se encontró que existían diferencias estadísticamente significativas entre los grupos de alto y bajo nivel de estrés en las dimensiones denominadas energía, dolor, reacciones emocionales, sueño y aislamiento social. Los resultados mostraron mayores puntuaciones en el grupo con alto estrés. Sin embargo, los grupos estaban igualados respecto la movilidad física. Las áreas limitadas por el estado de salud también fueron superiores en el grupo de alto estrés, siendo esta diferencia estadísticamente significativa (Tabla 2).

Tabla 2. *Diferencias en salud general entre los grupos con bajo y alto nivel de estrés percibido*

NHP		Bajo estrés M(DT)	Alto estrés M(DT)	t	p
Dimensiones del estado de salud	Energía	.03 (.11)	.25 (.34)	-5.26	.001**
	Dolor	.03 (.12)	.08 (.15)	-2.11	.036*
	Dormir	.21 (.27)	.40 (.30)	-4.03	.001**
	Aislamiento social	.03 (.08)	.19 (.26)	-5.00	.001**
	Movilidad física	.07 (.10)	.09 (.10)	-1.21	.223
	Reacciones emocionales	.09 (.16)	.36 (.25)	-7.57	.001**
Áreas limitadas por el estado de salud		.19 (.66)	.90 (1.6)	-3.35	.001**

Nota. * Significativo a nivel p≤.05. ** Significativo a nivel p≤.02.

Discusión

El objetivo general del presente estudio ha sido examinar el impacto psicológico que la situación de confinamiento por el brote de COVID-19, ha podido tener sobre la población española. En concreto, (a) la relación entre determinadas características del confinamiento y el nivel de estrés percibido y (b) las consecuencias psicológicas y físicas de dichos niveles de estrés.

En relación con el primer objetivo, los resultados indican que existen diferencias entre los participantes con alto y bajo estrés en algunas características del confinamiento. Entre las características de *vivienda y la convivencia*, más de la mitad de las personas con niveles altos de estrés refirieron sentirse solas durante el confinamiento. Esto podría relacionarse con la falta de apoyo de familiares y/o amistades, que puede haber afectado negativamente en el afrontamiento del confinamiento y consecuentemente podría haber aumentado los pensamientos negativos hacia uno mismo. Se ha mencionado en otros estudios que estos factores se relacionan con un aumento en los niveles de estrés (Becerra-García et al. 1–11). Por otro lado, la percepción de necesitar atención psicológica fue mayor en el grupo de alto estrés, lo cual puede deberse a varios aspectos como la resistencia social a solicitar de ayuda psicológica en España, las limitaciones de movilidad que ha conllevado el confinamiento, el desconocimiento de otras opciones (por ej. citas *online*) y/o las dificultades económicas que el confinamiento ha podido generar (Becerra-García et al. 1–11).

En cuanto a la dimensión de *hábitos y actividades durante el confinamiento*, se observaron diferencias entre ambos grupos en las áreas de calidad del sueño, alimentación, uso de redes sociales, tiempo pasado en el exterior y haber realizado algún voluntariado durante el estado de alarma. La relación encontrada entre altos niveles de estrés y mayores dificultades para dormir e insatisfacción con el sueño se ha visto evidenciada en otros estudios y reflejan el papel que juega el sueño sobre la salud mental (Liu, Zhang, et al. 1–7; Sun et al. 123–129).

Variables como llevar una dieta saludable, pasar tiempos en el exterior y hacer algún voluntariado se vieron más representadas en el grupo de bajo estrés, lo que reafirma la importancia que tienen estos factores en la regulación y el manejo del estrés que genera el confinamiento (Rodríguez-Pérez et al. 1–19; Sandín et al. 1–22; Wang et al. 1–25). Finalmente, como se ha visto en otros estudios (Gao et al. 1–10), quienes indicaron dedicar más tiempo a las redes sociales, mostraron mayores niveles de estrés. Lo cual podría relacionarse con la difusión de falsas noticias que se ha dado en las redes sociales (Salaverría et al. 1–15) que han podido provocar pensamientos negativos entre sus lectores.

El segundo objetivo de la presente investigación consistió en examinar el nivel de impacto psicológico y físico asociado a los niveles de estrés generados por el confinamiento. En lo que se refiere a nivel psicológico, la intención era examinar el tipo de perfil psicopatológico en personas con bajo y alto nivel de estrés, basado en las 9 dimensiones de malestar psicológico que propone el SCL-90-R. Los resultados constatan que la pandemia por COVID-19 ha tenido un impacto negativo sobre la población, como se ha presentado en los principales estudios tanto en China como en España (Ozamiz-Etxebarria et al. 1–9; Sandín et al. 1–22). Sin embargo, en el presente estudio, tratando de profundizar en esta problemática, se comprobó si había un mayor porcentaje de problemas y/o una mayor gravedad de la sintomatología en las personas con niveles elevados de estrés. En esta línea se encontró un perfil emocional agravado en las personas con alto de estrés: mayor prevalencia de problemas emocionales y puntuaciones más altas en todas las dimensiones. Concretamente, en este grupo se han encontrado puntuaciones clínicamente significativas (por encima del centil 70) en depresión, sensitividad interpersonal y obsesiones-compulsiones. También obtuvieron puntuaciones altas (por encima del centil 60) en psicoticismo, ansiedad y somatizaciones. Estos resultados son similares a los de Tian et al. (1–9), con diferencias en cuanto a las puntuaciones en ansiedad fóbica y depresión. Lo cual podría estar relacionado con las diferencias culturales entre la población china y española, así como la diferencia temporal en la evaluación de la población. En China, la recogida de información se realizó al inicio de la pandemia, mientras que, en el presente estudio, se realizó un mes después del inicio del confinamiento. Esta información puede ser especialmente relevante ya que sugiere un mayor impacto psicológico cuanto mayor es el tiempo del confinamiento (Ozamiz-Etxebarria et al. 1–9; Brooks et al, 912–920).

Con respecto a la salud física, se pretendía analizar cómo el nivel de estrés puede influir sobre el desarrollo de diferentes problemas de la salud general. Los resultados han mostrado que el estado de salud de los participantes con niveles altos de estrés es peor que el de los participantes con niveles bajos, obteniendo mayores puntuaciones en todas las dimensiones. Además, cabe destacar que las puntuaciones más altas se dieron en lo referido a problemas de sueño, lo que apoyaría, una vez más, la importancia de la calidad del sueño sobre la salud física y mental (Liu, Zhang, et al. 1–7; Sun et al. 123–129). No obstante, no hubo diferencias significativas en movilidad física entre grupos. Probablemente, debido a la limitación en la movilidad durante el confinamiento, por lo que este tipo de ítems podría no tener relevancia.

Esta investigación presenta una serie de limitaciones que deberían ser consideradas para investigaciones futuras. En primer lugar, aunque han participado personas de diversas comunidades, la mayoría residen en Andalucía o el País Vasco, por lo que sería necesario conseguir una mayor representación de cada comunidad. Algo similar ha ocurrido en relación con el estado laboral: la mayoría de los participantes han sido estudiantes. Una segunda limitación podría estar ligada a los inconvenientes que presentan las encuestas *online*. Cabe destacar que, aunque este tipo de encuestas puede ser muy útil para la recogida de la información de forma rápida, es común que se produzca una sobrerrepresentación de un perfil más joven (Díaz de Rada, 193–223).

A modo de conclusión, es pertinente resaltar que este estudio aporta información relevante sobre dos aspectos fundamentales: el impacto que las características del confinamiento tuvieron sobre los niveles de estrés y cómo estos niveles se relacionan con una mayor prevalencia y gravedad de sintomatología psicopatológica, así como con un peor estado de salud.

Bibliografía

Alonso, Jordi, et al. "Spanish Version of the Nottingham Health Profile: Translation and Preliminary Validity". *American Journal of Public Health* 80.6 (1990): 704–708.

Bai, YaMei, et al. "Survey of Stress Reactions Among Health Care Workers Involved with the SARS Outbreak". *Psychiatr Serv* 55.9 (2004): 1055–1057, https://doi.org/10.1176/appi.ps.55.9.1055.

Barbisch, Donna, et al. "Is There a Case for Quarantine? Perspectives from SARS to Ebola". *Disaster Med Public Health Prep* 9.5 (2015): 547–53, https://doi.org/10.1017/dmp.2015.38.

Becerra-García, Juan A., et al. "Síntomas psicopatológicos durante la cuarentena por COVID-19 en la población española: un análisis preliminar en función de variables sociodemográficas y ambientables-ocupaciones" *Rev. Esp. Salud Pública* 94 (2020): 1–11.

Brooks, Samantha K., et al. "The Psychological Impact of Quarantine and How to Reduce It: Rapid Review of the Evidence". *Lancet (London, England)* 395 (2020): 912–20. *PubMed*, https://doi.org/10.1016/S0140-6736(20)30460-8.

Cava, Maureen. A., et al. "The Experience of Quarantine for Individuals Affected by SARS in Toronto". *Public Health Nurs* 22.5 (2005): 398–406, https://doi.org/10.1111/j.0737-1209.2005.220504.x.

Cohen, Sheldon, et al. "A Global Measure of Perceived Stress". *Journal of Health and Social Behavior* 24.4 (1983): 385–96. JSTOR, *JSTOR*, https://doi.org/10.2307/2136404.

De Las Cuevas, Carlos, et al. "Análisis Factorial de la Versión Española del SCL-90-R en la Población General". *Anales de Psiquiatría* 7.3 (1991): 93–96.

Derogatis, Leonard R. *Symptom Checklist-90-R: Administration, Scoring and Procedure Manual for the Revised Version of the SCL-90*. National Computer Systems, 1994.

Díaz de Rada, Vidal. "Ventajas e inconvenientes de la encuesta por internet". *Papers* 97.1 (2012): 193–223, https://doi.org/10.5565/rev/papers/v97n1.71.

Gao, Junling, et al. "Mental health problems and social media exposure during COVID-19 outbreak". *PLoS ONE*, vol. 15, n.º 14, 2020, pp. 1–10. https://doi.org/10.1371/journal.pone.0231924.

Hawryluck, Laura, et al. "SARS Control and Psychological Effects of Quarantine, Toronto, Canada". *Emerging Infectious Diseases* 10.7 (2004): 1206–12. *PubMed*, https://doi.org/10.3201/eid1007.030703.

Hunt, Sonja. M., et al. "The Nottingham Health Profile: Subjective Health Status and Medical Consultations". *Soc Sci Med A* 15 (1981): 221–29, https://doi.org/10.1016/0271-7123(81)90005-5.

Liu, Nianqi, Zhang, Fan, et al. "Prevalence and Predictors of PTSS during COVID-19 Outbreak in China Hardest-Hit Areas: Gender Differences Matter". *Psychiatry Research* 287 /2020): 1–7. https://doi.org/10.1016/j.psychres.2020.112921.

Liu, Xinhua, Kakade, Meghana, et al. "Depression after Exposure to Stressful Events: Lessons Learned from the Severe Acute Respiratory Syndrome Epidemic". *Comprehensive Psychiatry* 53.1 (2012):15–23. *PubMed*, https://doi.org/10.1016/j.comppsych.2011.02.003.

Ozamiz-Etxebarria, Naiara, et al. "Stress, Anxiety, and Depression" Levels in the Initial Stage of the COVID-19 Outbreak in a Population Sample in the

Northern Spain". *Cadernos De Saude Publica* 36.4 (2020): 1–9. *PubMed*, https://doi.org/10.1590/0102-311X00054020.

Remor, Eduardo. "Psychometric Properties of a European Spanish Version of the Perceived Stress Scale (PSS)". *The Spanish Journal of Psychology* 9.12(006): 86–93, https://doi.org/10.1017/S1138741600006004.

Remor, Eduardo, y Carrobles, José A. "Versión Española de la Escala de Estrés Percibido (PSS-14): Estudio psicométrico en una muestra VIH+". *Ansiedad y Estrés* 7.2–3 (2001): 195–201.

Rodríguez-Pérez, Celia, et al. "Changes in Dietary Behaviours during the COVID-19 Outbreak Confinement in the Spaninsh COVIDiet Study". *Nutrients* 12.6 (2020): 1–19. https://doi.org/10.3390/nu12061730.

Salaverría, Ramón, et al. "Desinformación en tiempos de pandemia: tipología de los bulos sobre la COVID-19". *El profesional de la información* 29.3 (2020): 1–15.

Sandín, Bonifacio, et al. "Impacto psicológico de la pandemia de COVID-19: Efectos negativos y positivos en población española asociados al periodo de confinamiento nacional". *Revista de Psicopatología y Psicología Clínica* 25.1 (2020): 1–22, https://doi.org/10.5944/rppc.27569.

Shigemura, Jun, et al. "Public Responses to the Novel 2019 Coronavirus (2019-NCoV) in Japan: Mental Health Consequences and Target Populations". *Psychiatry and Clinical Neurosciences* 74.4 (2020):277–83, https://doi.org/10.1111/pcn.12988.

Sprang, Ginny, y Silman, Miriam. "Posttraumatic Stress Disorder in Parents and Youth After Health-Related Disasters". *Disaster Med Public Health Prep* 7.1 (2013):105–10, https://doi.org/10.1017/dmp.2013.22.

Sun, Luna, et al. *Prevalence and Risk Factors of Acute Posttraumatic Stress Symptoms during the COVID-19 Outbreak in Wuhan. China* 289 (2020): 123–129 https://doi.org/10.1101/2020.03.06.20032425.

Tian, Fangyuan, et al. "Psychological Symptoms of Ordinary Chinese Citizens Based on SCL-90 during the Level I Emergency Response to COVID-19". *Psychiatry Research* 288 (2020): 1–9, https://doi.org/10.1016/j.psychres.2020.112992.

Wang, Cuiyan, et al. "Immediate Psychological Responses and Associated Factors during the Initial Stage of the 2019 Coronavirus Disease (COVID-19) Epidemic among the General Population in China". *International Journal of Environmental Research and Public Health* 17.5 (2020): 1–25. *PubMed Central*, https://doi.org/10.3390/ijerph17051729.

World Health Organization. *WHO Director-General's opening remarks at the media briefing on COVID-19* – 11 March 2020, párr. 6. https://covid19.who.int/.

Wu, Ping, et al. "The Psychological Impact of the SARS Epidemic on Hospital Employees in China: Exposure, Risk Perception, and Altruistic Acceptance of Risk". *Can J Psychiatry* 54 (2009): 302–11, https://doi.org/10.1177/070674370905400504.

José A. Puertas-González

Borja Romero-González

María Isabel Peralta-Ramírez

Carolina Mariño-Narváez

Embarazo durante la COVID-19: Factores de riesgo y aspectos protectores

1. Salud mental de la mujer embarazada

El embarazo es un periodo de adaptación en el que la mujer se ve expuesta a cambios físicos, hormonales, emocionales y sociales. Y, a pesar de ser en la mayoría de las ocasiones, una situación positiva y con motivo de alegría, inevitablemente la acompaña una gran carga de estrés (Romero-González, 235–243).

Algunos factores que caracterizan una situación como estresante son la impredecibilidad y la incertidumbre (Peralta-Ramírez, 23), aspectos que en el embarazo se encuentran muy presentes, como en la incertidumbre de que todo curse bien durante el embarazo o la impredecibilidad del momento en que llegará el parto.

Múltiples estudios se han dedicado a investigar cómo todos estos cambios afectan psicológicamente a la mujer embarazada. Un estudio centrado en cuáles son las principales diferencias en la salud mental de una mujer embarazada con respecto a una que no lo está, identificó que durante el embarazo las mujeres presentan más síntomas psicopatológicos en 8 de 9 dimensiones del Inventario de 90 Síntomas SCL-90-R (Romero-González, 235–243). Entre estos síntomas destaca las somatizaciones que se relacionan con los cambios propios del embarazo, a nivel físico y hormonal como una mayor sensitividad interpersonal que van de la mano de las dificultades que expresan las mujeres para mantener relaciones sociales durante el embarazo. A estos dos síntomas hay que añadir la ansiedad fóbica, que refleja la exposición excesiva a información sobre el embarazo, lo cual aumenta los miedos relacionados con el cuidado de su bebé (Romero-González, 235–243).

La depresión y ansiedad constituyen los síntomas psicopatológicos más estudiados en el periodo perinatal (Biaggi, et al. 62–77; Fairbrother, et al. 1–9). Y es que la prevalencia de esta sintomatología es significativa durante el embarazo. Se ha observado que algunas variables que se relacionan con presentar mayor sintomatología de este tipo son los problemas en la relación de pareja y un alto índice de masa corporal en la mujer durante el embarazo (Ayaz et al, 965–970).

Adicionalmente, se ha identificado que los síntomas de ansiedad generalizada y depresión se presentan de forma comórbida en un 9.5 % de las mujeres embarazadas a lo largo de todo el embarazo, y se presentan como diagnóstico clínico en un 1.7 % (Falah-Hassani, et al. 2041–2053).

Por otro lado, los efectos de las alteraciones de salud mental prenatal no se limitan únicamente al periodo de embarazo, de hecho, trascienden al periodo del posparto. Así, se ha encontrado que las mujeres que presentan depresión posparto tienen mayores somatizaciones en el primer trimestre, al igual que más síntomas de obsesiones-compulsiones, depresión, ansiedad y somatizaciones en el segundo trimestre y, por último, mayores niveles de estrés específico del embarazo en el tercer trimestre. Sumado a ello, se ha identificado que los niveles de cortisol en pelo durante el primer y tercer trimestre de embarazo predicen el 21.7 % de la varianza de presentar depresión posparto (Caparros-González, Romero-González, Strivenz-Vilchez, et al. 1–17).

Finalmente, es importante resaltar que la importancia de estudiar el estado psicológico prenatal de la madre no yace únicamente en las consecuencias que este pueda tener sobre ella, también está sustentado por la gran inquietud en cuanto al efecto que tiene sobre su descendencia. Ya que se ha visto que el estado psicológico de la madre durante el embarazo, así como sus niveles de cortisol en pelo, pueden influir en el neurodesarrollo posterior de su bebé (Glover, et al. 843–854; Romero-González, Caparrós-González, González-Pérez, et al., 1–13).

2. Embarazo durante la COVID-19

La pandemia causada por la COVID-19 ha exacerbado las dificultades psicológicas a las que se enfrentan las mujeres durante el embarazo. Esto es debido a múltiples factores, entre los que destacamos, el miedo al contagio propio o de sus familiares y, la adaptación a los cambios derivados de las restricciones de movilidad y contacto social, promovidas para hacer frente a la pandemia y reducir su expansión. Esto ha implicado un cambio radical en la forma de vivir, teniendo que adaptar diferentes áreas vitales (trabajo, relaciones sociales, ocio, etc.) a la situación de pandemia en un marco de restricciones y medidas para frenarla. Así, diversos estudios que se han llevado a cabo desde que apareció la COVID-19, han revelado que la pandemia provocó un impacto negativo en la salud psicológica de las mujeres embarazadas. A continuación, describiremos los principales hallazgos encontrados sobre dicho impacto.

En primer lugar, (Khoury et al. 1161-1169) estudiaron durante la pandemia por la COVID-19 una muestra de 303 mujeres embarazadas en Canadá. En esta investigación encontraron que más del 50 % presentaban, según el instrumento empleado, niveles clínicos de depresión, más del 30 % un grado alto de preocupación y hasta el 19 % niveles elevados de insomnio. Además, hallaron que el aislamiento, padecer dificultades financieras, problemas en las relaciones sociales y estar en riesgo de contagiarse, se asociaban con una peor salud psicológica.

En segundo lugar, un estudio realizado en España evaluó y comparó los síntomas psicopatológicos y los niveles de estrés percibido en dos muestras de mujeres embarazadas: una primera muestra evaluada antes del comienzo de la pandemia; y una segunda muestra evaluada durante la pandemia por la COVID-19. Esta investigación reveló que las mujeres que se encontraban embarazadas durante la pandemia padecían más síntomas depresivos, más ansiedad fóbica y mayores niveles de estrés percibido, que aquellas que tuvieron su embarazo de manera previa a la pandemia (Puertas-González, Mariño-Narváez, et al. 1-6). Finalmente, informaron que el insomnio y el miedo a contagiarse con el virus fueron factores que se relacionaban con esta sintomatología psicopatológica y estrés.

En la misma línea, otro estudio llevado a cabo en España encontró en mujeres embarazadas durante la pandemia, que el estrés percibido, el estrés específico del embarazo y, nuevamente el insomnio, fueron variables predictoras de la sintomatología depresiva, ansiosa, ansiedad fóbica y obsesiones-compulsiones (Romero-González, Puertas-González, Mariño-Narváez et al. 172-176).

Simultáneamente en Irán, una investigación llevada a cabo en mujeres embarazadas durante la pandemia encontró que el 32 % de la muestra presentaba síntomas de estrés, el 43 % síntomas de ansiedad y el 32 % síntomas depresivos (Effati-Daryani et al. 1-10).

Estos resultados fueron corroborados en un estudio que se llevó a cabo en Argentina (López-Morales et al. 1-10). En esta investigación se evaluó de manera longitudinal en tres momentos diferentes a un grupo de mujeres embarazadas y también a un grupo de población general. Este estudio reveló que las mujeres embarazadas mostraron un incremento más pronunciado que el grupo de población general en sintomatología ansiosa, depresiva y en afecto negativo. Lo que refleja nuevamente la vulnerabilidad frente a la población general que presentan las mujeres durante el embarazo, en situaciones de crisis como lo es una pandemia.

Finalmente, en los Países Bajos, evaluaron y compararon los niveles de depresión y ansiedad de una muestra de mujeres embarazadas durante el periodo de la pandemia con otro grupo de mujeres embarazadas evaluadas antes de la pandemia (Vacaru et al. 1–11). En este estudio se encontró que el porcentaje de mujeres embarazadas durante la pandemia que superaban la puntuación de los límites clínicos del instrumento empleado era el doble, en comparación con el grupo evaluado antes de que apareciese la COVID-19, para depresión (6 % y 12 %) y el doble para ansiedad (24 % y 52 %).

3. Factores de riesgo

Como en múltiples situaciones de vulnerabilidad, existen factores de riesgo que incrementan la posibilidad de que las mujeres embarazadas padezcan las alteraciones en salud mental descritas anteriormente durante la pandemia por COVID-19.

Uno de ellos es tener una historia de problemas de salud mental. Un estudio evaluó la relación existente entre presentar antecedentes de síntomas psicopatológicos y la probabilidad de sufrir problemas de salud mental durante la pandemia (Liu, Erdei & Mittal, 1–18). En esta investigación se identificó que tener antecedentes de depresión aumentaba casi dos veces la probabilidad de presentarla durante la pandemia; haber sufrido síntomas de estrés postraumático aumentaba igualmente más de 3 veces la probabilidad de sufrirla durante la pandemia; y finalmente, haber experimentado ansiedad generalizada en el pasado aumentaba casi 3 veces más la posibilidad de sufrirla en pandemia (Liu, Erdei & Mittal, 1–18). Adicionalmente, informaron de que existía comorbilidad entre los síntomas, ya que haber padecido síntomas de ansiedad en el pasado, incrementaba la posibilidad de presentar depresión y síntomas de estrés postraumático en una ratio de 1.6 y 1.7 veces, respectivamente.

Por otro lado, un factor de riesgo muy característico durante la pandemia ha sido el miedo al contagio, de hecho, es un factor que se ha visto presente en diferentes poblaciones durante la COVID-19, y no únicamente en mujeres embarazadas (Luo, et al. 1–11). Sin embargo, en esta población, el miedo a los efectos secundarios de la enfermedad, así como la posible transmisión vertical al bebé, se han relacionado con una peor salud mental (Ahmad y Vismara, 12–15).

Algunos autores han identificado que los síntomas de ansiedad relacionados al miedo al contagio se encuentran aumentados durante el primer trimestre debido a la incertidumbre que genera enfrentarse a un embarazo durante una pandemia (Saccone, 293–295); mientras que, otros sugieren que la sintomatología ansiosa se encuentra aumentada hacia el final del embarazo debido a la preocupación que genera cuidar de su bebé durante la COVID-19 (Liu, Erdei & Mittal, 1–18).

Adicionalmente, otra variable de riesgo que se relacionó con los miedos ha sido el miedo a dar a luz durante la COVID-19. Particularmente, las mujeres mostraron más miedo al parto, al igual que a no poder contar con su pareja durante el mismo, lo cual consecuentemente ha aumentado sus niveles de ansiedad (Khoury et al. 1161–1169).

En la misma línea, debido a las constantes restricciones en la prestación de servicios sanitarios, la disponibilidad de personal y los cambios en las normativas y plan de acción durante el parto en múltiples países, las mujeres embarazadas expresaron sentir el proceso de dar a luz como una experiencia amenazante y sus niveles de estrés percibido se vieron significativamente aumentados debido a la COVID-19 (Dymecka, et al. 1–10).

Por último, subrayar que el insomnio es una variable que se ha considerado como un factor de riesgo muy relevante durante la pandemia. Un estudio realizado con mujeres embarazadas que residen en España informó que el insomnio exacerbaba el estrés percibido y los síntomas de depresión (Puertas-González, Mariño-Narváez, et al. 1–6). Esto, que a pesar de haber tenido una relación clara en mujeres embarazadas antes a la pandemia (Fang, et al, 2324–2332), tiene gran relevancia en este periodo, ya que las alteraciones en la higiene del sueño fueron unas de las principales quejas de las mujeres embarazadas en otras investigaciones, precisamente por las condiciones que se generan al estar confinados (Khoury et al. 1161–1169).

4. Aspectos protectores

Diversos estudios llevados a cabo durante la pandemia por la COVID-19, también se han focalizado en hallar los factores protectores de la salud psicológica en las mujeres embarazadas.

Uno de los factores protectores hallados es el apoyo social, que se ha encontrado como un fuerte factor protector frente a los problemas psicológicos. De este modo, las mujeres embarazadas que presentaban una fuerte red de apoyo social, ya fuese en número o en calidad de las relaciones, presentaban menores problemas psicológicos durante la pandemia (Khoury et al. 1161–1169). Así, mantener contacto con amigos o familiares de manera física, telefónica o virtual a través de las redes sociales u otras plataformas, ha sido un factor clave para prevenir problemas psicológicos durante el aislamiento por COVID-19 en esta población.

En la misma línea, se encontró que las mujeres embarazadas que contaban con mayor apoyo social presentaban menores preocupaciones relacionadas con la pandemia, derivando en una menor angustia psicológica (Vacaru et al. 1–11). Por lo tanto, el apoyo social ha sido vital durante la pandemia, actuando como un amortiguador de los efectos psicológicos negativos provocados por la misma, así como, del impacto indirecto derivado de las medidas establecidas para reducir la transmisión, entre las que destacan el aislamiento y la restricción para desplazarse y/o salir de casa (Ahmad y Vismara, 12–15).

Otro factor protector crucial, durante la pandemia por la COVID-19, ha sido la capacidad de resiliencia. La resiliencia psicológica puede ser definida como la capacidad individual para adaptarse de una manera óptima a las experiencias estresantes (problemas personales, cambios en el ambiente, fracasos, frustración, enfermedades, etc.) (García-León et al. 138–145; Lubián López et al. 115–122). Por lo tanto, las personas con una alta capacidad de resiliencia han sido capaces de adaptarse de una manera más adecuada a las dificultades y a los cambios vitales provocados por la pandemia y sus consecuencias asociadas.

Si trasladamos estos resultados al ámbito del estrés perinatal encontramos, que mayores niveles de resiliencia psicológica se relacionaron con una menor presencia de pensamientos obsesivos y catastróficos sobre la COVID-19 y con menores dificultades para conciliar el sueño (Lubián López et al. 115–122). Estos resultados van en la línea de las investigaciones llevadas a cabo en otras poblaciones durante la pandemia, en las que se encontraron una relación inversa entre la resiliencia y la angustia psicológica (Rodríguez-Hidalgo et al. 1–9) y de las realizadas antes de la pandemia en mujeres durante el embarazo, en las cuales hallaron la misma relación inversa (García-León et al. 138–145). Además, se ha encontrado que actividades como el ejercicio físico, las técnicas de relajación, cocinar o pintar pueden estar asociadas con una mayor resiliencia (Lubián López et al. 115–122).

En relación con las intervenciones que pueden aumentar la resiliencia en las mujeres embarazadas, ya sea de una manera preventiva para la promoción de la salud, o focalizada a en reducir los síntomas psicopatológicos y el estrés en las mujeres embarazadas, destaca la terapia cognitivo-conductual (TCC). En una investigación llevado a cabo durante los momentos previos y el inicio de la pandemia en España, reveló que la TCC puede ser eficaz para mejorar la capacidad de resiliencia psicológica en las mujeres embarazadas en momentos de adversidad (Puertas-González, Romero-González, et al. 1–10). Por lo tanto, deberían promoverse y ofrecerse, para las mujeres embarazadas, intervenciones psicológicas basadas en esta terapia en momentos de crisis. Por un lado, con el objetivo de prevenir el aumento de síntomas psicopatológicos y estrés descrito en los estudios anteriores y, por otro lado, para reducir dicha sintomatología en las mujeres que ya los presentan.

5. Conclusiones

El embarazo es una situación en la cual la mujer se enfrenta a múltiples cambios y, en el caso de no contar con las herramientas necesarias para enfrentarlos, puede generar malestar psicológico y, por ende, un incremento de síntomas psicopatológicos. Entre las principales sintomatologías presentadas durante la etapa prenatal se encuentran el estrés, la ansiedad y la depresión. Adicionalmente, durante la pandemia las mujeres embarazadas han presentado un incremento de la angustia psicológica, entre lo que destacan el aumento de los síntomas psicopatológicos mencionados. Por otro lado, unos de los factores más importantes que se han asociado con esta sintomatología han sido el miedo al contagio y el insomnio. Asimismo, es importante seguir estudiando en profundidad a esta población para comprobar si este empeoramiento de la salud psicológica es de carácter transitorio o permanente.

Finalmente, es especialmente necesario promover y ofrecer en momentos de crisis a esta población herramientas de prevención e intervención psicológica, que se han demostrado eficaces para disminuir la angustia psicológica y mejorar la capacidad de resiliencia, como lo son los programas basados en la TCC (Romero-González, Puertas-González, Strivens-Vilchez, et al. 1–7; Puertas-González, Romero-González, et al. 1–10).

6. Financiación

Este trabajo es parte del proyecto de I+D+i PID2019-110115GB-I00 financiado por el Ministerio de Ciencia e Innovación y la Agencia Estatal de Investigación 10.13039/501100011033.

Bibliografía

Ahmad, Monica, y Laura Vismara. "The Psychological Impact of COVID-19 Pandemic on Women's Mental Health during Pregnancy: A Rapid Evidence Review." *International Journal of Environmental Research and Public Health* 18.13 (2021): 12–15. *www.mdpi.com*, https://doi.org/10.3390/ijerph18137112.

Ayaz, Reyhan et al. "Anxiety and depression symptoms in the same pregnant women before and during the COVID-19 pandemic". *Journal of Perinatal Medicine* 48.9 (2020): 965–70, doi:10.1515/jpm-2020-0380.

Biaggi, Alessandra, et al. «Identifying the Women at Risk of Antenatal Anxiety and Depression: A Systematic Review». *Journal of Affective Disorders* 191 (2016): 62–77. ScienceDirect, https://doi.org/10.1016/j.jad.2015.11.014.

Caparrós-González, Rafael A., Romero-González, Borja, Strivens-Vilchez, Helen, et al. "Hair cortisol levels, psychological stress and psychopathological symptoms as predictors of postpartum depression". *PLOS ONE* 12.8 (2017): 1–17, doi:10.1371/journal.pone.0182817.

Effati-Daryani, Fatemeh, et al. "Depression, Stress, Anxiety and Their Predictors in Iranian Pregnant Women during the Outbreak of COVID-19." *BMC Psychology* 8.1 (2020): 1–10. *Springer Link*, https://doi.org/10.1186/s40359-020-00464-8.

Fairbrother, Nichole, et al. «Depression and anxiety during the perinatal period». *BMC Psychiatry* 15.1 (2015): 1–9. BioMed Central, https://doi.org/10.1186/s12888-015-0526-6.

Falah-Hassani, K., et al. «The Prevalence of Antenatal and Postnatal Co-Morbid Anxiety and Depression: A Meta-Analysis». *Psychological Medicine* 47.12 (2017): 2041–53. PubMed, https://doi.org/10.1017/S0033291717000617.

Fang, Hong, et al. «Depression in Sleep Disturbance: A Review on a Bidirectional Relationship, Mechanisms and Treatment». *Journal of Cellular and Molecular Medicine* 23.4 (2019): 2324–32. Wiley Online Library, https://doi.org/10.1111/jcmm.14170.

García-León, María Ángeles, et al. "Resilience as a Protective Factor in Pregnancy and Puerperium: Its Relationship with the Psychological State, and with Hair Cortisol Concentrations." *Midwifery* 75 (2019): 138–145. *ScienceDirect*, https://doi.org/10.1016/j.midw.2019.05.006.

Glover, Vivette, et al. «Prenatal Maternal Stress, Fetal Programming, and Mechanisms Underlying Later Psychopathology—A Global Perspective». *Development and Psychopathology* 30.3 (2018): 843–54. Cambridge University Press, https://doi.org/10.1017/S095457941800038X.

Khoury, Jennifer E., et al. "COVID-19 and Mental Health during Pregnancy: The Importance of Cognitive Appraisal and Social Support." *Journal of Affective Disorders* 282 (2021): 1161–1169. *ScienceDirect*, https://doi.org/10.1016/j.jad.2021.01.027.

Liu, Cindy H., Erdei, Carmina y Leena, Mittal. "Risk factors for depression, anxiety, and PTSD symptoms in perinatal women during the COVID-19 Pandemic". *Psychiatry Research* 295 (2021): 1–18, doi:10.1016/j.psychres.2020.113552.

López-Morales, Hernán, et al. "Mental Health of Pregnant Women during the COVID-19 Pandemic: A Longitudinal Study." *Psychiatry Research* 295 (2021): 1–10. *ScienceDirect*, https://doi.org/10.1016/j.psychres.2020.113567.

Lubián López, Daniel María, et al. "Resilience and Psychological Distress in Pregnant Women during Quarantine Due to the COVID-19 Outbreak in Spain: A Multicentre Cross-Sectional Online Survey." *Journal of Psychosomatic Obstetrics and Gynecology* 42.2 (2021): 115–122, https://doi.org/10.1080/0167482X.2021.1896491.

Luo, Faxiang, et al. «Systematic Review and Meta-Analysis of Fear of COVID-19». *Frontiers* in Psychology 12 (2021): 1–11. Frontiers, https://www.frontiersin.org/article/10.3389/fpsyg.2021.661078.

Peralta-Ramírez, María Isabel. *Un villano llamado estrés: Cómo impacta en nuestra salud*. Madrid: Piramide, 2019.

Puertas-González, José A., Borja Romero-González, et al. "La Terapia Cognitiva-Conductual Como Amortiguadora de Los Efectos Psicológicos Negativos Del Confinamiento Por La COVID-19 En Mujeres Embarazadas." *Revista Española de Salud Publica* 95 (2021): 1–10.

Puertas-González, José A., Carolina Mariño-Narváez, et al. "The Psychological Impact of the COVID-19 Pandemic on Pregnant Women." *Psychiatry Research* 301 (2021): 1–6, https://doi.org/10.1016/j.psychres.2021.113978.

Rodríguez-Hidalgo, Antonio J., et al. "Fear of COVID-19, Stress, and Anxiety in University Undergraduate Students: A Predictive Model for Depression." *Frontiers in Psychology* 11 (2020): 1–9. *Frontiers*, https://www.frontiersin.org/article/10.3389/fpsyg.2020.591797.

Romero-González, Borja, Caparrós-González, Rafael A., González-Pérez, Raquel, et al. "Newborn infants' hair cortisol levels reflect chronic maternal stress during pregnancy". *PLOS ONE* 13.7 (2018): 1–13, doi:10.1371/journal.pone.0200279.

Romero-González, Borja, José A. Puertas-González, Carolina Mariño-Narváez, et al. "Confinement Variables by COVID-19 Predictors of Anxious and Depressive Symptoms in Pregnant Women." *Medicina Clínica (English Edition)*, vol. 156, no. 4, 2021, pp. 172–176, https://doi.org/10.1016/j.medcle.2020.10.010.

Romero-González, Borja, Puertas-González, José A., Strivens-Vilchez, Helen, et al. "Effects of Cognitive-Behavioural Therapy for Stress Management on Stress and Hair Cortisol Levels in Pregnant Women: A Randomised Controlled Trial." *Journal of Psychosomatic Research* 135 (2020): 1–7, https://doi.org/10.1016/J.JPSYCHORES.2020.110162.

Romero-González, Borja et al. ""I am pregnant. Am I different?": Psychopathology, psychological stress and hair cortisol levels among pregnant and non-pregnant women". *Journal of Psychiatric Research* 131 (2020): 235–243, doi:10.1016/j.jpsychires.2020.09.023.

Saccone, Gabriele et al. "Psychological impact of coronavirus disease 2019 in pregnant women". *American Journal of Obstetrics and Gynecology* 223.2 (2020): 293–295, doi:10.1016/j.ajog.2020.05.003.

Vacaru, Stefania, et al. "The Risk and Protective Factors of Heightened Prenatal Anxiety and Depression during the COVID-19 Lockdown." *Scientific Reports* 11.1.1 (2021): 1–11. *www.nature.com*, https://doi.org/10.1038/s41598-021-99662-6.

Woody, C. A. et al. "A systematic review and meta-regression of the prevalence and incidenceof perinatal depression". *Journal of Affective Disorders* 219 (2017): 86–92, doi:10.1016/j.jad.2017.05.003.

Diego Fernández Lázaro

Pandemias, Salud Integral: Oportunidad para un Nuevo Humanismo

"Queridos humanos, no pueden verme a simple vista, y, sin embargo, ya no pueden ignorar mi existencia, mi nombre oficial es largo: síndrome respiratorio agudo grave, - Coronavirus - 2 (SARS-CoV-2). A principios de diciembre de 2019, estaba haciendo las rondas habituales en Wuhan un mercado de alimentos en la provincia de Hubei en China. El "paciente cero" pensó que yo era un virus común que causaba la gripe estacional endémica. No fue hasta que me multipliqué por cientos y miles, cuando ya se había notificado un número inusualmente alto de casos de neumonía. Para el 11 de marzo de 2020, ya soy la causa oficial de la última pandemia del siglo XXI, llamado COVID-19, la nueva enfermedad por coronavirus y quedaré en la historia para siempre" (Selim 353). En diciembre de 2019 se identificó un brote de neumonía de origen desconocido en la ciudad de Wuhan, provincia de Hubei en China. Así, del estudio de dicho brote resultó el aislamiento de SARS-CoV-2. La Organización Mundial de la Salud (OMS) nombró a la enfermedad causada por este patógeno como COVID-19. La presentación clínica del nuevo coronavirus se caracteriza por fiebre, tos, disnea y compromiso del parénquima pulmonar, ocasiona neumonía de leve a severa intensidad, la que puede resultar en admisión la UCI y muerte. Los principales factores de riesgo de mortalidad por COVID-19 son la edad avanzada y la presencia de comorbilidades como hipertensión arterial, diabetes, enfermedad coronaria, enfermedad renal crónica (Fernández-Lázaro et al. Long COVID 2; Fernández-Lázaro y Garrosa 3).

La pandemia provocada por SARS-CoV-2 ha transformado de manera extremadamente disruptiva nuestra realidad y no solo en el ámbito de la salud, sino en muchos otros ámbitos, como el familiar, social, económico, profesional, cultural e, incluso, político. Toda la humanidad está siendo puesta a prueba. El SARS-CoV-2 nos pone en una situación de dificultad sin precedentes, dramática y de alcance mundial (Montalvo Jääskeläinen 286).

La COVID-19 como ente microscópico nos ha arrebatado nuestra vida, la de nuestras familias y amigos. Esta enfermedad afectó dramáticamente la práctica de la salud mental, así como muchos aspectos de la sociedad. Las situaciones de crisis ponen los problemas existenciales en un foco crítico, sin embargo, las perspectivas existencial-humanistas a menudo quedan fuera de las opciones de respuesta a desastres (Hoffman 34).

La COVID-19, nos ha dejado un sin número de enseñanzas, ha evidenciado la vulnerabilidad humana, tanto individual como colectiva, mostrando todas nuestras carencias como sociedad. Por lo tanto, debe ser el hombre el centro de los cuidados y atenciones para emplear medidas de soporte mientras se busca un tratamiento efectivo para esta pandemia. La disponibilidad actual de fármacos para tratar las infecciones por COVID-19 sigue limitada a los tratamientos de apoyo. Estos son el pilar de la atención, como el oxígeno suplementario y la ventilación mecánica en los casos graves y críticos. Es decir, el tratamiento en general es sintomático, así como el manejo respectivo de las complicaciones (Fernández-Lázaro et al. Glycophosphopeptical AM3 2). Sin embargo, los medicamentos como los antiparasitarios, incluidos los fármacos antipalúdicos basados en la actividad *in vitro* o en modelos animales, antibióticos, antivirales de amplio espectro y otros agentes terapéuticos modernos se han reutilizado. Los ensayos clínicos se han centrado en los antipalúdicos antimaláricos cloroquina e hidroxicloroquina, el antibiótico azitromicina, y la transfusión de plasma convaleciente (Fernández-Lázaro et al. Long COVID 3). Todas las vacunas contra la COVID-19 aprobadas o autorizadas en la actualidad son seguras y efectivas, y reducen su riesgo de enfermarse gravemente. La vacunación puede reducir la propagación de la enfermedad y ayudar a proteger a los que están vacunados y a las personas que los rodean. La mayoría de las personas que enferman de COVID-19 no están vacunadas. Sin embargo, al igual que otras vacunas, no son 100 % efectivas; algunos de los que están completamente vacunados se infectarán con COVID-19 de todos modos (Döbler and Carbon 4). Por lo tanto, con la proliferación de infecciones en todo el mundo, se necesitan urgentemente estrategias de tratamiento que sean viables y eficaces para hacer frente a la enfermedad (Sharma et al. 4).

La Medicina no es una ciencia exacta, que debe enfrentarse a casos particulares de cada individuo, en los cuales participan numerosas variables clínicas y sintomatológicas que no es posible controlar y en las que el médico utilizando información imprecisa e incompleta establece un diagnóstico que debe ser personalizado y preciso. De este modo, la práctica galénica no puede reducirse a la aplicación del conocimiento con técnicas especializadas, ni puede guiarse por parámetros clínicos solamente, sino que debe ser un arte que se desarrolla a través de una relación humana y simétrica. El paciente y el médico son desiguales, es decir existe una relación asimétrica, uno es el enfermo en una situación de alta vulnerabilidad, y por otra parte el galeno por su conocimiento sobre la enfermedad se encuentra en una situación de poder (Lerman Garber 366). El conjunto de estas reflexiones invita a practicar la atención al paciente en que el hombre como ser humano en toda su complejidad y extensión, sea el centro de las actuaciones médicas. Es decir, implementar el humanismo como catalizador de las actuaciones en la modulación de la enfermedad. Los problemas de salud consisten en la existencia de una sintomatología derivada de una determinada enfermedad, y los síntomas son vividos o experimentados por el paciente debido a sus características personales de orden psíquico, cultural, autobiográfico, y social. Es decir, la enfermedad se convierte en un problema de salud: psíquico, cultural y social, donde las acciones terapéuticas para su atenuación deben ejecutarse desde la acción humanista interpretada desde el punto de acción médica. El humanismo médico es el interés por modular y curar los problemas de salud que presentan los pacientes, pero no considerados como cuerpos humanos, sino como personas. Tales acciones se fundamentan en las ciencias clínicas y técnicas biomédicas a los que se añade una antropología médica de aplicación clínica, que comprende elementos físicos, psicológicos, sociales, culturales y filosóficos (Cortés 114).

La base del humanismo médico es una antropología médica que oriente y complete las acciones basadas en las ciencias biomédicas, cuyo fundamento es el paciente como ser somato-psíquico y sociocultural en su calidad de persona. Por otra parte, la consulta médica, este es el campo en el que la antropología médica de aplicación clínica estudia al paciente y al médico y, por tanto, a la relación médico-paciente. Esto se debe a que una persona adquiere el carácter de paciente justamente por estar ante el médico, al entrar en relación con este y seguir sus indicaciones. El rol de médico solamente es en presencia del paciente, al estudiarlo y dirigirlo con objeto de resolver el problema de salud que ha motivado la consulta. Paciente es un término que viene del latín *pati* que significa padecer, sufrir. El verbo padecer para nombrar al conjunto de molestias corporales, temores, y angustias, que el paciente comunica al médico durante la consulta y que tiene su origen en el cuerpo humano: dolores, disnea, palpitaciones, o vómitos. A esto se debe que en la antropología médica de aplicación clínica en el cuerpo humano contiene los elementos psíquicos y socioculturales que, aunados a las molestias somáticas, integran el conjunto del padecer del paciente (Lolas Stepke 174; Diaz Bernal et al. 657; Hernández Rosales 256).

Es necesario profundizar en los dos planos del padecer entendiendo que el paciente es una persona que está soportando la pérdida del bienestar físico, psíquico y social que define o explica lo que es la carencia de salud y que por esta razón busca ayuda médica. Todo padecer está constituido por dos planos: primero, el plano de las molestias o de los síntomas, por ejemplo, dolores, disnea, y astenia; segundo, el plano de las interpretaciones y significados personales de estos fenómenos. El primer plano del padecer le sirve al médico para construir su hipótesis diagnóstica, la cual confirmará o descartará con la información que obtenga al ahondar y precisar sobre lo que le comunica el paciente, al realizar la exploración física de su cuerpo, así como con los datos de las técnicas de diagnóstico por imagen, los biomarcadores del laboratorio clínico y del resto innovadoras técnicas de fundamento tecnológico para el diagnóstico de las enfermedades (Maldonado 149; Montes 96). Pero debe completarse con el conocimiento de lo que ese malestar o padecer es o significa para la persona que lo está viviendo, es decir incorporar el segundo plano de esta experiencia de carencia de salud. Para profundizar en este segundo plano del padecer del paciente es necesario que el galeno tenga: interés por la persona, su estado de salud y escuchar al sujeto. Esto último, saber escuchar es complejo y un arte donde el médico debe ser entrenado (Curran 941).

En esta situación es necesario contextualizar el momento donde se establece la condición humanista de la medicina, son dos momentos del ejercicio de la medicina en los cuales se hace patente la orientación humanista. El primero es el reconocimiento de la existencia e importancia del padecer del paciente, de la manera como él está viviendo, interpretando y sufriendo las molestias, los dolores, las impotencias, los trastornos en las funciones de su cuerpo, las modificaciones en su aspecto exterior, etcétera, todo lo cual es la razón o causa de que esa persona busque o acepte la ayuda médica. Tal interés por el padecer del paciente debe ser capaz de reconocer y valorar los cambios que aquel experimenta cuando el médico le informa sobre la enfermedad que ha diagnosticado, cuando le explica cuáles son las características de esta, cuáles las restricciones o los cambios en la vida cotidiana que dicha enfermedad impone, así como las medidas terapéuticas que deben seguirse. La orientación humanista de la práctica no se reduce al reconocimiento y valoración del padecer, sino que exige también su manejo terapéutico cuyas principales o únicas armas son la palabra y la actitud del médico frente al paciente y sus problemas de salud. El otro momento del ejercicio de la medicina en el que se hace presente la orientación humanista es la valoración ética del paciente como persona, la cual debe establecer el trato que le da el médico, lo que le dice y lo que no le dice, lo que hace y lo que no hace, dicho esto último tomando en cuenta los variados recursos científicos y tecnológicos con los que hoy se cuenta para el diagnóstico y el tratamiento de las enfermedades (Cortés 113).

La orientación humanista de la medicina requiere cambios en la consulta médica tradicional. Estos cambios deben realizarse especialmente en la entrevista / interrogatorio con el paciente. Los cambios exigen una doble vertiente en la relación con la persona –paciente–. Esta relación debe de ser *"Objetivante"*, en palabras del doctor Pedro Laín Entralgo, historiador, ensayista y filósofo español, que fue Premio Príncipe de Asturias de Comunicación y Humanidades en

1989 por sus disertaciones en antropología médica. Esta cualidad *"Objetivante"* permite diagnosticar la enfermedad como una patología estructural y funcional desde el prisma biológico, histológico, bioquímico y anatómico. Además, orientación humanista de la medicina exige, por parte del médico, generar una relación con el paciente. Entonces la percepción sobre el paciente cambia de ser un objeto a un sujeto y gracias a una antropología médica de aplicación clínica. El cambio en el interrogatorio clínico se basa en la inclusión antropológica en el diálogo clínico, con una libre y activa participación del paciente, lo cual le permite al médico conocerlo y comprenderlo en su nivel de persona, así como conocer y entender su padecer. Por lo tanto, la consulta médica tradicional conduce al diagnóstico de la enfermedad (conocimiento y definición), sin embargo, el diálogo clínico humanista permite conocer y comprender lo que esa enfermedad es para quien la está viviendo y padeciendo, es decir el individuo carente de salud (Cortés 116; Góngora 26; Paini 638). Esta transformación hace que el médico sea un profesional sanitario con vocación de servir, actitud compasiva y espíritu de ayuda hacia la persona que está enferma o sufre, que llegar a la práctica de una medicina de excelencia desde el punto de vista académico, técnico, práctico y humano; estableciendo un consenso médico-paciente orientado hacia las dos partes, hacia la enfermedad y también hacia el paciente.

Para la aplicación en toda su extensión de humanismo médico en la salud es necesario hacerlo desde una perspectiva integral. Para aproximarnos al concepto de salud y poder interpretarlo debemos recorrer aquellas definiciones que nos acerque al concepto aplicativo de salud integral. La Organización Mundial de la Salud (OMS) en 1946 en su carta constitucional señala que la salud "es el estado de completo bienestar físico, mental y social y no solamente la ausencia de afecciones o enfermedades" (Moreno 95). Esta definición enmarca la salud en un triángulo, en cuyos lados están las dimensiones, física, mental y social de la salud. Además, tiene en cuenta al ser humano en su totalidad, surgiendo el término de salud holística, que comprende en su definición las dimensiones física, mental, social, emocional y espiritual, de manera interdependiente y a la vez, integradas en el ser humano, que funciona como una entidad completa en relación con el mundo que le rodea (Álvarez 12).

En esta definición de salud de la OMS se establece que la palabra salud, y adjetivos como *"saludables"* y *"sanos"* se mencionan y se escuchan por doquier, adquiriendo una gran popularidad, lo que establece una diferencia entre un aspecto positivo (bienestar) y otro negativo (enfermedad) (Devís et al. 3). Sin embargo, en el concepto de salud se debe incluir el factor histórico para una definición del mismo más compleja. Antonio Frías Osuna (2000) señalan que el concepto de salud es dinámico e histórico y se modifica de acuerdo con la época y a las condiciones ambientales en las que nos encontramos (Frías 11). Según estos autores (Frías 20) el concepto de salud tiene la influencia de la época en la que se viven, contexto cultural y social, lo que hace que la salud integral se vea influenciada por factores socioculturales e históricos, que son cambiantes y por lo tanto no siempre son compartidos por todas las comunidades humanas. En resumen, el concepto de salud, *"si no se circunscribe al momento histórico y al contexto cultural en el que se encuentra, adquiere un significado radicalmente diferente"* (Contreras 51). Por eso en este momento de pandemia COVID-19, nuestra salud depende de esta situación particular (grado y número de ola infecciosa) que se vive, del pensamiento y valores individuales que, unidos a unos conocimientos biomédicos lo establecen.

Por otra parte, en estos momentos de emergencia sanitaria COVID-19, cada disciplina que conforma la salud integral aborda y establece la manera de profundizar en él. La disciplina médica, que busca la supervivencia del paciente, esgrime que el concepto de salud contenga en toda su extensión la ausencia de enfermedad, en el plano de la ciencia fisiológica argumenta que la salud corresponde a que el ser orgánico ejerce normalmente todas sus funciones; la rama de la psicología focaliza en el equilibrio mental como clave en la salud; la recuperación funcional del paciente en la fisioterapia establece la condición física en el hecho de tener un nivel de eficiencia motriz conseguida a través del ejercicio terapéutico; además la imagen generada por la estética indica que el individuo saludable debe ser o parecer robusto; la religión emplaza a conseguir un estado de gracia espiritual que complete el estado físico (Ramos Gordillo 43). Desde un punto de vista general, el concepto y significado de salud que la OMS aportó en 1946 fue pertinente y acertado, aun reconociendo que los tiempos transforman en diferentes grados las visiones de la sociedad. En resumen, sino nos hiciéramos la pregunta, ¿cuáles serían tus propuestas para lograr una salud integral?, podríamos responder de forma completa: "Tener un equilibrio entre los factores físicos, biológicos, emocionales, mentales, espirituales y sociales; también con un estilo de vida saludable.

La pandemia de COVID-19 nos ha dejado una crisis de salud mental por sus características de alta transmisibilidad, fatalidad, periodo de ventana y estrategias de aislamiento social y/o cuarentenas a larga escala, que le exigen a los sistemas de salud adoptar medidas para afrontar paralelamente esta crisis (Dong y Bouey 1617). Las medidas de aislamiento social y/o cuarentena se traducen en un impacto psicológico asociado con la duración de la medida, el miedo a la infección, el peligro de desabastecimiento, las pérdidas de finanzas y la inadecuada información recibida (Brooks et al. 915). Por otro lado, el acatamiento del aislamiento social y/o cuarentena significan un cambio súbito en los niveles de actividad física y ejercicio, lo cual puede perjudicar la salud física y mental de cada individuo; frente a ello, los mayores afectados son la población adulta mayor y con otras comorbilidades. Para contrarrestar este efecto negativo, se sugiere el aumento de la actividad física en el hogar durante el aislamiento social, debido a sus beneficios en la salud física y mental de la población (Bravo-Cucci et al. 13). La salud integral aborda la enfermedad desde la acción del ser humano en todo el proceso de esta (Frias 342). Asimismo, entre las determinantes de la salud que se vinculan a las enfermedades no transmisibles (ENT) se encuentran los estilos de vida no saludables, que toman un rol importante, dentro de los cuales se hallan la inactividad física, el alcohol, fumar y una alimentación inadecuada; de modo que una actividad física adecuada ha sido recomendada para promover la salud integral en general, así como para prevenir y tratar los problemas asociados a las enfermedades no transmisibles (Fernández-Lázaro et al., Actividad física en pacientes 268). El componente físico de la salud integral puede ser una medida eficaz contra la progresión del SARS-CoV-2 con intervenciones que aumente la actividad física individual. El ejercicio físico ha demostrado ser una terapia eficaz para la mayoría de las enfermedades crónicas e infecciones microbianas con beneficios preventivos/terapéuticos, considerando que el ejercicio involucra mediadores inmunológicos primarios y/o propiedades antiinflamatorias. La implementación de un programa de ejercicio físico contra la COVID-19 puede ser una herramienta complementaria útil para la prevención, que también puede mejorar la recuperación, mejorar calidad de vida y proporcionar protección inmunológica contra la infección por el virus del SARS-CoV-2 a largo plazo. En resumen, el entrenamiento con ejercicio físico ejerce efectos inmunomoduladores, controla la puerta de entrada viral, modula la inflamación, estimula las vías de síntesis del óxido nítrico y establece un control del estrés oxidativo (Fernández-Lázaro et al., Physical Exercise as a Multimodal 3). La letalidad por COVID-19, definida como el número de muertes por casos detectados o la probabilidad de muerte por dar positivo a la infección por SARS-CoV-2, es mayor en pacientes con comorbilidades, específicamente 11 veces en pacientes con enfermedad cardiovascular comparada con las que no la tienen (Yanping 298). Uno de los objetivos principales de mantener a los individuos sanos y reducir las consecuencias de las ENT manteniendo la actividad física durante la pandemia por COVID-19 es evitar que las personas acudan a los hospitales por enfermedades que son prevenibles. Por ejemplo, si un adulto mayor saludable sufre una caída o infarto agudo de miocardio y requiere ir a emergencia, su riesgo de contagio de SARS-CoV-2 se incrementa significativamente y pasa a ocupar una cama hospitalaria que en otro caso podría haber sido usada para atender a un paciente con

COVID19. En ese sentido, si se asumen diferentes niveles de interrelación entre las poblaciones en riesgo de ENT y COVID-19, es posible aproximarse a una dinámica negativa para la salud, si es que se mantienen estilos de vida no saludables en las poblaciones que ingresan a procesos de aislamiento social como la inactividad física (menos de 600 METs por semana), sedentarismo, consumo de alcohol, tabaco y alimentación inadecuada. La proporción de población saludable puede disminuir y aumentar las poblaciones en riesgo o que padecen de ENT, las cuales de acuerdo con el riesgo de enfermar se enfrentarían a mayor riesgo de hacer formas moderadas, severas o muerte (Bravo-Cucci et al. 8).

En conclusión, la concepción del humanismo médico incluye que la salud humana debe abarcar todas las dimensiones del ser humano (cognitiva, afectiva y motriz). A la vez considerar, por un lado, aspectos relevantes como el entorno y el contexto biológico-sociocultural, y por otro, elementos subyacentes como la emocionalidad, configurando así el término *"salud integral"*. El paciente puede modificar su salud a través de la práctica de ejercicio porque se encontró evidencia exhaustiva que respalda los beneficios de la actividad física terapéutica, como una mejora de la condición física, impacto positivo en la calidad de vida, disminución de síntomas de ansiedad y reducción de la morbimortalidad y discapacidad asociada a ENT. La falta de actividad física tiene efectos negativos sobre la salud física y mental, se constituye como factor de riesgo importante para el desarrollo de un gran espectro de ENT. La prescripción de intervenciones basadas en la actividad física o el ejercicio físico son de bajo coste y enormemente efectivas, requieren poco o ningún equipamiento y puede ser realizada en el hogar, pero hay que considerar las barreras intrínsecas y extrínsecas que impiden su aplicación. El contexto de emergencia sanitaria por COVID-19, donde se produce un aislamiento social y emocional que tienden a aumentar la probabilidad de adquirir estilos de vida no saludables, como la presencia de inactividad física y el aumento de la conducta sedentaria, lo que incrementa el riesgo de padecer ENT a largo plazo impidiendo la consecución de la salud integral para el paciente.

Bibliografía

Bravo-Cucci, Sergio, et al. "La actividad física en el contexto de aislamiento social por COVID-19." *GICOS: Revista del Grupo de Investigaciones en Comunidad y Salud* 5.2 (2020): 6–22.

Brooks, Samantha Kelly, et al. "The psychological impact of quarantine and how to reduce it: rapid review of the evidence." *The lancet* 395.10227 (2020): 912–920.

Contreras Valenzuela, Luis Marcel. "La salud, desde una perspectiva integral." *Revista Universitaria de la Educación Física y el Deporte* 9 (2016): 50–59.

Cortés Martínez, Fernando. "Enfermedad y padecer. Ciencia y humanismo en la práctica médica." *Anales Médicos de la Asociación Médica del Centro Médico ABC* 47.2 (2002): 112–117.

Curran, James. "The doctor, his patient and the illness." *Bmj* 335.7626 (2007): 941–941.

Díaz Bernal, Zoe, Aguilar Guerra, Tania, y Linares Martín, Xiomara. "La antropología médica aplicada a la salud pública." *Revista Cubana de Salud Pública* 41.4 (2015): 655–665.

Döbler, Niklas Alexander, y Carbon, Claus-Christian. "Vaccination against SARS-CoV-2: a human enhancement story." *Translational medicine communications* 6.1 (2021): 1–10.

Dong, Lu, y Bouey, Jennifer. "Public mental health crisis during COVID-19 pandemic, China." *Emerging infectious diseases* 26.7 (2020): 1616.

Fernández-Lázaro, Diego, et al. "Glycophosphopeptical AM3 Food Supplement: A Potential Adjuvant in the Treatment and Vaccination of SARS-CoV-2." *Frontiers in Immunology* 12 (2021): 698672.

Fernández-Lázaro, Diego, et al. "Long COVID a New Derivative in the Chaos of SARS-CoV-2 Infection: The Emergent Pandemic?." *Journal of Clinical Medicine* 10.24 (2021): 5799.

Fernández-Lázaro, Diego, et al. "Physical Exercise as a Multimodal Tool for COVID-19: Could It Be Used as a Preventive Strategy?." *International Journal of Environmental Research and Public Health* 17.22 (2020): 8496.

Fernández-Lázaro, Diego, y Garrosa, Manuel. "Identification, mechanism, and treatment of skin lesions in COVID-19: a review." *Viruses* 13.10 (2021): 1916.

Frías Osuna, Antonio. "Salud pública y educación para la salud." Barcelona: Masson, 2000.

Garber Lerman, Ismael. "Medicina: Ciencia y Humanismo." *Revista de investigación clínica* 54.4 (2002): 366–375.

Góngora Bohórquez, Francisco. "El diálogo como mediador de la relación médico-paciente." *Revista de la Facultad de Ciencias de la Salud Universidad del Cauca* 6.3 (2004): 24–33.

Hernández Rosales, Mayda Josefa. "El humanismo y la relación médico-paciente." *Revista Cubana de Medicina Militar* 42.3 (2013): 255–257.

Hoffman, Louis. "Existential–Humanistic Therapy and Disaster Response: Lessons From the COVID-19 Pandemic." *Journal of Humanistic Psychology* 61.1 (2021): 33–54.

Lolas Stepke, Fernando. "Bioética y antropología médica." *Bioética y antropología médica*. Santiago de Chile: Mediterráneo, 2000.

Maldonado Alférez, Almudena Dolores. "La comunicación en la relación de ayuda al paciente en enfermería: saber qué decir y qué hacer." *Revista Española de Comunicación en Salud* 3.2 (2012): 147-157.

Montalvo Jääskeläinen, Federico de. "La pandemia de la COVID-19 como oportunidad para un nuevo humanismo." *Razón y fe: Revista hispanoamericana de cultura* 282.1448 (2020): 285-297.

Montes Rivero, Teddy. "El paciente y la narración del padecer: la experiencia de la atención." *Revista CONAMED* 21.S 2 (2018): 94-98.

Moreno Alcántara, Gustavo. "La definición de salud de la Organización Mundial de la Salud y la interdisciplinariedad." *Sapiens. Revista Universitaria de Investigación* 9.1 (2008): 93-107.

Paini Pichinin, Joseani. "Diálogo como cuidado: uma abordagem humanística junto aos acadêmicos de enfermagem." *Texto & contexto enferm* (2000): 632-645.

Ramos Gordillo, Antonio Sebastián. "Actividad física e higiene para la salud." *Actividad física e higiene para la salud* (2012): 1-390.

Selim, Nasima. "Letter from the (un) seen virus:(post) humanist perspective in corona times." *Social anthropology* 28 (2020): 353-355.

Sharma, Atul, et al. "Severe acute respiratory syndrome coronavirus-2 (SARS-CoV-2): a global pandemic and treatment strategies." *International Journal of Antimicrobial Agents* 56.2 (2020): 106054.

Yanping, Zanhg. "The epidemiological characteristics of an outbreak of 2019 novel coronavirus diseases (COVID-19)—China, 2020." *Zhonghua Liuxingbingxue Zazhi*, 41.2 (2020): 297-300.

Blanca García Gómez y Alfonso Gómez Aguirre

Internet como medio de información sobre salud. Herramientas y motivaciones de búsqueda por perfiles de individuos

Introducción

Hace ya unos años, la irrupción de blogs y redes sociales, esto es, la web 2.0, inició un profundo cambio en la forma en que los individuos se relacionaban. Según datos de Statista, en enero de 2021 la red social Facebook tenía un total de 2740 millones de usuarios, YouTube 2291 millones, WhatsApp 2000 millones e Instagram 1221. En lo relativo a España, según datos del informe Digital de Hootsuite, en enero de 2021, el 80 % de españoles eran usuarios de las redes sociales, las cuales arrojan el revelador dato de contar con 37,4 millones de usuarios activos. Todo ello nos sitúa por encima de la penetración mundial que se cifra en el 53,6 %, de acuerdo con las mismas fuentes.

Evidentemente, el uso masivo de estas potentes herramientas de comunicación ha provocado su elección como medio de contacto con los clientes por parte de las empresas. Así, firmas de todo tipo, pertenecientes a diferentes sectores, diseñan sus estrategias de comunicación a través de redes sociales y blogs.

El sector de la salud no es ajeno a esta tendencia, pues cada vez con más frecuencia, los usuarios demandan información sobre enfermedades, tratamientos, hábitos saludables y un largo etcétera, vía online (Andreassen y otros, 2; Fox, 25; Delgado-López y Corrales-García, 1; Pilgrim y Bohnet-Joschko, 2), tanto es así que Internet se ha convertido en la principal fuente de información en temas de salud (Kummervold y otros, 6; Jiménez-Pernett y otros, 1). Hasta tal punto, que se ha llegado a acuñar el término Dr. Google (Avery y otros, 136) para referirse a esta nueva corriente conductual. El que el 80 % de los pacientes consulten en Internet dudas sobre salud, antes de acudir a consulta médica, que el 52 % (según el informe realizado por Solomon Mc Cown para 2014) de las búsquedas en la Red se refieran a algún tipo de enfermedad, que en 2013 el 35 % de los adultos estadounidenses consultaran internet para temas de salud y de ellos solo la mitad buscaran una consulta médica posteriormente (Fox y Duggan, 1), el que en 2015 investigadores de la Universidad de

Curtin (Australia) encontraran que los pacientes con enfermedades crónicas[1] consideraran que la información en internet sobre su dolencia les ayudaba (Lee et al., 2) o que en 2019 un promedio de 70.000 consultas por minuto estuviera asociada a salud (Murphy, 5), muestra de forma clara la inexorable unión entre el entorno digital y el sector de la salud. Concretamente, en el caso de España, según datos de Eurostat para 2020, un 60 % de la población recurrió a Internet para buscar información sobre temas de salud, cinco puntos por encima de la media de la Unión Europea[2]. En esta línea, conviene señalar la capacidad de los medios sociales para influenciar la elección de hospital o profesional sanitario, como lo muestra el estudio realizado por Solomon Mc Cown para 2014, que cifra dicho hábito en el 41 %. Y es que los usuarios no solo consultan cuestiones técnicas, sino también las experiencias de otros pacientes al respecto de sus inquietudes sobre salud (Randeree, 258; Phillips, 3; Lau y otros, 133).

Concretamente podemos identificar varias utilidades derivadas del uso de herramientas 2.0 para los pacientes en temas de salud. En primer lugar sirve como medio para realizar consultas a los profesionales, esto aboca en la aparición de lo que se ha dado en llamar salud 2.0 o tendencia de los profesionales de la salud a abrir sus consultas en redes sociales como medio para responder inquietudes de los usuarios. Un segundo uso de estos instrumentos se concreta en la obtención de información sobre temas que preocupan a los internautas, por ejemplo buscar páginas que ofrezcan consejos sobre nutrición a alguien que quiera mejorar su aspecto estético. Finalmente, aunque no menos importante, la utilidad de apoyo, esto es, las herramientas 2.0 ofrecen la posibilidad de crear grupos de individuos aquejados por los mismos problemas que sirven a ayuda al compartir las mismas preocupaciones, miedos e incertidumbres.

De modo que los medios 2.0 son herramientas de gran valor en la divulgación de la salud y la ciencia, siendo especialmente valiosas en la difusión de alertas sanitarias o en la recogida de fondos para proyectos de salud, entre otros fines. Todo ello conlleva una mejor formación y conocimiento del paciente quien, gracias a dicha mejora, se siente empoderado y más fuerte frente a su enfermedad (Hawn, 35; Fernández y Ramos, 2; Arantón, 45; García-Rivero y otros, 20). En este sentido conviene recordar que el paciente ya no es un mero receptor de información, sino que quiere asumir responsabilidad personal en

---

1 *Consideramos necesario precisar que el uso de Internet para consultas sobre salud es mucho más acusado entre personas que se ven aquejadas de enfermedades crónicas.*
2 *Conviene señalar que durante la pandemia de COVID-19 el uso de Internet como medio de consulta sobre temas de salud se incrementó hasta el 66 % en España.*

su salud, participando en la toma de decisiones, todo ello ha culminado en la aparición del término *epaciente* (Fernández-Luque y Traver, 47).

En definitiva, Internet ha logrado hacer más accesible el conocimiento de multitud de materias, entre las que destaca la sanidad por la importancia que tiene para la población, como ya hemos puesto de manifiesto. Todo ello nos hace prever el creciente protagonismo de blogs y redes sociales[3] dentro del sector de la sanidad, como herramientas capaces de promover una sociedad más saludable (Pilgrim y Bohnet-Joschko, 1055). Ello sin perjuicio de reconocer el "doble filo" de estas herramientas (Santamaría-Ochoa et al, 17; Sanz-Lorente y Castejón, 272; García-Rivero et al, 21) puesto que, si bien son capaces de ayudar a los usuarios, también tienen el poder de generar y difundir *fake news* o teorías conspiratorias, capaces de promover comportamientos totalmente alejados de lo que recomiendan los expertos (Delgado-López y Corrales-García, 3; Pilgrim y Bohnet-Joschko, 1056), véase el ejemplo de los negacionistas ante el virus SARS-CoV-2.

A partir de estas consideraciones, el objetivo general de este trabajo se centra en estudiar, en una muestra representativa, el papel que tienen las herramientas 2.0 en la búsqueda de información sobre salud y hábitos saludables. A partir de dicho planteamiento, pretendemos conocer las posibles diferencias entre colectivos diversos, clasificados por edad, género y nivel académico. La metodología empleada será cuantitativa, de modo que recabaremos información primaria a partir de un cuestionario personal administrado sobre una muestra representativa de la población española.

Método

Descripción del contexto y de los participantes

Para la recogida de información optamos por emplear un cuestionario *online*. Elegimos realizar una encuesta por varias razones, en primer lugar por ser una fuente primaria de información que proporciona datos actualizados, concretos y especializados, algo así como una fotografía en el tiempo. Este procedimiento estático nos permite analizar aspectos tanto objetivos como subjetivos del tema que tratamos y, además, nos permite aplicarla a una muestra grande y representativa de la población.

---

3   *Ahora bien, el uso de estos medios todavía presenta importantes gaps en los procesos de adopción tecnológica entre perfiles sociales diferenciados por edad, raza o nivel de renta (Perrin, 2015).*

En cuanto a la forma en la que recabamos las respuestas, elegimos el formulario *online* por ser una herramienta sencilla (utilizando Google Forms) que nos permite alcanzar a una muestra de diferentes procedencias geográficas. Además, dado que el objeto de este trabajo es analizar el uso de Internet para obtener información sobre salud, consideramos que acudir a la recolección *online* es lo más adecuado.

Finalmente obtuvimos un total de 1067 respuestas entre el 10 y el 16 de enero de 2021. La tabla 1 recoge la ficha técnica de la encuesta realizada.

Tabla 1. Ficha técnica de la encuesta

CARACTERÍSTICAS	
Elemento muestral	Individuo
Procedimiento de muestreo	MAS
Tamaño muestral	1067 individuos
Error muestral	± 3 %
Nivel de confianza	95 %
Tiempo	Enero de 2021
Fuente de información	Encuesta *online*

Fuente. Elaboración propia

En cuanto a las características de los encuestados, se han considerado la edad, el género, el nivel de estudios y si tienen o no formación sanitaria. Todas ellas se consideran variables que pueden discriminar el comportamiento o actitudes de los usuarios. En concreto, el 38,23 % son hombres y el resto mujeres. El reparto por grupos de edad: 10,96 % menores de 21 años, 35,23 % entre 21 y 40, 41,23 % entre 41 y 60 años y el 12,55 % restante mayores de 60.

Tabla 2. Muestra por tramos de edad y género

EDAD	GÉNERO		TOTAL EDAD
	Hombre	Mujer	
Menor de 21 años	74	43	117
21–40 años	130	246	376
41–60 años	124	316	440
Mayor de 60	80	54	134
TOTAL GÉNERO	408	659	1067 TOTAL MUESTRA

Fuente. Elaboración propia

En cuanto al nivel de estudios, el 6,5 % poseen estudios primarios o ESO, el 30,7 % estudios de FP o bachillerato y el 62,8 restante universitarios. De ellos el 85,9 % no tiene formación sanitaria, frente al 14,1 % que sí la tiene.

Instrumentos y medidas

El cuestionario recogió información relativa a datos generales sobre uso de internet para la obtención de información sobre salud, así como sobre hábitos de búsqueda. En general se usaron escalas de Likert de cinco posiciones. Por otro lado, se indagó sobre los motivos que llevan a los encuestados a usar el medio *online* para la obtención de información. También en este caso la escala usada fue la de Likert.

Para la validación de escalas recurrimos al Análisis Factorial Exploratorio (AFE): Ejes Principales con Rotación Varimax. Efectuamos un primer AFE para los ítems que miden los hábitos de búsqueda de información en Internet. Se constata que las correlaciones, el test de Barlett -χ^2 (15)= 294,522 (p =0,000)- y el índice KMO -0,668-, son significativos. La información queda agrupada en dos factores (tabla 3). El primero sugiere un hábito investigador al englobar ítems centrados en la búsqueda activa (HAB_INV), frente al segundo que se perfila como un hábito más conservador basado en la confianza que recoge pautas de búsqueda basada en conocidos (HAB_CONSERV).

Tabla 3. AFE, hábitos de búsqueda de información en Internet

Factor	Variables	Pesos	%var explicada	%var acum
HAB_INV	Elijo siempre el primer resultado que sale en el buscador	0.831	32,772	32,772
	Reviso los tres primeros resultados	0.820		
	Reviso los resultados con el título que mejor entienda	0.701		
HAB-CONSERV	Elijo páginas que conozco	0.701	31,887	64,659
	Elijo páginas de personas que me dan confianza	0.742		
	Elijo páginas de personas que conozco por la televisión o la radio	0.768		

Un segundo AFE (tabla 4) se centró en los motivos que los usuarios tienen para buscar información *online* sobre salud y hábitos saludables. Las correlaciones, el test de Barlett -χ^2 (276)= 2177,590 (p =0,000)- y el índice KMO -0,854-, nos permiten comprobar la pertinencia de su aplicación. El primer factor recoge una motivación social basada en compartir con otras personas o grupos inquietudes o preocupaciones (COMPARTIR), el segundo aborda motivaciones hedonistas, lúdicas o de diversión en la búsqueda de información sanitaria en la red (HEDONISTA), el tercero agrupa variables relativas a la insatisfacción del usuario con el servicio sanitario recibido, lo cual le impulsa a buscar otras alternativas (INSATISFACCIÓN), el cuarto aborda motivos de control de la información recibida (CONTROLAR), el quinto se centra en una motivación que descansa en la comodidad o practicidad de buscar información de forma rápida y con acceso a muchas fuentes (COMODIDAD) y el último recoge motivos centrados en el deseo de estar informados (INFORMACIÓN).

Tabla 4. AFE, motivaciones para la búsqueda de información sobre salud *online*

Factor	Variables	Pesos	%var explicada	%var acum
COMPARTIR	Para conocer a personas que tienen las mismas inquietudes que yo en hábitos saludables	0.703	15.888	15.888
	Para compartir con personas que tienen la misma dolencia que yo mis dudas	0.795		
	Para sentirme arropado por personas que conocen como me siento frente a mi enfermedad	0.842		
	Para sentirme parte de un grupo de personas que se cuidan	0.817		
	Para reafirmar mis decisiones sobre salud con otras personas como yo	0.796		
HEDONISTA	Buscar información sobre salud y vida saludable en Internet me hace pasar un rato agradable	0.807	15.839	31.727
	Buscar información sobre salud y vida saludable en Internet me hace pasar un rato divertido	0.829		
	Me entretengo visitando blogs sobre salud y vida saludable	0.858		
	Me gusta consultar las publicaciones en redes sociales de *influencers* de salud y vida saludable	0.807		

Tabla 4. Continuada

Factor	Variables	Pesos	%var explicada	%var acum
INSATISFACCIÓN	Considero que el tiempo que me dedican los profesionales es insuficiente	0.829	11.014	42.741
	Con frecuencia no recibo suficiente información en las consultas con un profesional	.812		
	No estoy de acuerdo con ciertos aspectos indicados por un profesional	0.718		
CONTROL	Quiero ayudar a controlar mi propia enfermedad	0.637	10.840	53.581
	Quiero estar más informado	0.517		
	Quiero aclarar información que me ha dado un sanitario	0.820		
	Quiero verificar la información que se discutió durante una consulta médica	0.645		
	Quiero buscar opciones de tratamiento alternativas o adicionales	0.639		
COMODIDAD	Obtengo información rápidamente	0.728	10.365	63.946
	Hay mucha información disponible	0.846		
	Me gusta disponer de diferentes opciones	0.691		
	Para no tener que ir al médico	0.500		
INFORMACIÓN	Me interesan los temas de salud	0.792	10.036	73.982
	Me interesa conocer todo aquello que me ayude a cuidarme	0.698		
	Me interesa estar al día de nuevos hábitos saludables	0.714		

Analizada la validez de las escalas procede estudiar su fiabilidad (tabla 5). Empleamos el α de Cronbach y el coeficiente de correlación ítem total. Los resultados son indicativos de la fiabilidad de las escalas.

Tabla 5. Fiabilidad

Constructo	Medida	CIT	$\bar{x}$	σ
\multicolumn{5}{c}{Hábitos de búsqueda de información en Internet}				
HAB_INV α= 0,715	Elijo siempre el primer resultado que sale en el buscador	0.519	1.75	0.96
	Reviso los tres primeros resultados	0.614	2.55	1.14
	Reviso los resultados con el título que mejor entienda	0.494	2.66	1.26
HAB_CONSERV α= 0,700	Elijo páginas que conozco	0.534	3.17	1.22
	Elijo páginas de personas que me dan confianza	0.625	3.32	1.15
	Elijo páginas de personas que conozco por la televisión o la radio	0.389	2.29	1.13
\multicolumn{5}{c}{Motivaciones para la búsqueda de información sobre salud online}				
COMPARTIR α= 0,888	Para conocer a personas que tienen las mismas inquietudes que yo en hábitos saludables	0.683	2.39	1.19
	Para compartir con personas que tienen la misma dolencia que yo mis dudas	0.737	2.16	1.13
	Para sentirme arropado por personas que conocen como me siento frente a mi enfermedad	0.719	2.17	1.18
	Para sentirme parte de un grupo de personas que se cuidan	0.750	2.08	1.17
	Para reafirmar mis decisiones sobre salud con otras personas como yo	0.750	2.28	1.23
HEDONISTA α= 0,911	Buscar información sobre salud y vida saludable en Internet me hace pasar un rato agradable	0.832	2.36	1.24
	Buscar información sobre salud y vida saludable en Internet me hace pasar un rato divertido	0.837	2.04	1.15
	Me entretengo visitando blogs sobre salud y vida saludable	0.818	2.23	1.21
	Me gusta consultar las publicaciones en redes sociales de *influencers* de salud y vida saludable	0.720	2.09	1.33
INSATISFACCIÓN α= 0,850	Considero que el tiempo que me dedican los profesionales es insuficiente	0.719	2.67	1.38
	Con frecuencia no recibo suficiente información en las consultas con un profesional	0.790	2.62	1.26
	No estoy de acuerdo con ciertos aspectos indicados por un profesional	0.662	2.20	1.20

Tabla 5. Continuada

Constructo	Medida	CIT	$\bar{x}$	σ
CONTROL α= 0,784	Quiero ayudar a controlar mi propia enfermedad	0.531	2.80	1.43
	Quiero estar más informado	0.407	3.76	1.17
	Quiero aclarar información que me ha dado un sanitario	0.695	2.97	1.36
	Quiero verificar la información que se discutió durante una consulta médica	0.588	2.59	1.31
	Quiero buscar opciones de tratamiento alternativas o adicionales	0.588	2.68	1.26
COMODIDAD α= 0,773	Obtengo información rápidamente	0.657	3.11	1.17
	Hay mucha información disponible	0.697	3.38	1.20
	Me gusta disponer de diferentes opciones	0.637	3.35	1.22
	Para no tener que ir al médico	0.341	2.04	1.19
INFORMACIÓN α= 0,878	Me interesan los temas de salud	0.763	3.09	1.18
	Me interesa conocer todo aquello que me ayude a cuidarme	0.750	3.58	1.18
	Me interesa estar al día de nuevos hábitos saludables	0.784	3.15	1.26

Procedimiento

Una vez validadas las escalas de medición, la información fue sometida a diferentes análisis con SPSS-24; análisis descriptivo de frecuencias, análisis de varianza para explorar la existencia de diferencias en el comportamiento de colectivos diversos y análisis *post hoc* a través del test de Tukey y Bonferroni.

Resultados

Comenzamos con el análisis preliminar de frecuencias para conocer datos generales sobre el proceso de búsqueda de información *online* sobre salud y vida saludable de los usuarios.

Internet como herramienta de búsqueda de información sobre salud. Datos generales

El uso de Internet para obtener información es una constante a día de hoy. La frecuencia con la que se usa esta herramienta para conseguir saber más sobre salud y vida saludable se sitúa en 3 puntos sobre 5. Si analizamos los resultados considerando la edad, observamos que son los individuos mayores de 40 años los que usan este medio con menor frecuencia. En lo que al género se refiere, las mujeres usan este medio significativamente más que los hombres, con un uso promedio de 3.17 frente a 2.80.

En cuanto al nivel académico, no se observan diferencias entre los grupos considerados en este aspecto.

Gráfico 1. Promedio de uso de Internet para buscar información sobre salud por grupos de edad

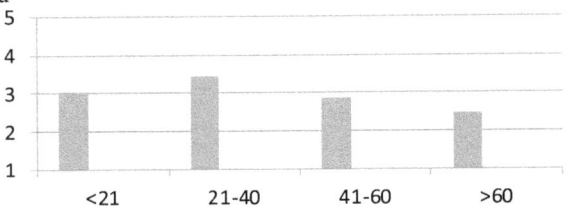

Un aspecto de interés es conocer los instrumentos que emplean los usuarios para obtener información *online* sobre salud. En la tabla se observa que la herramienta más seguida son los *influencers* sobre salud, seguida de redes sociales y blogs temáticos sobre diferentes cuestiones relativas a vida sana y hábitos saludables.

Finalmente preguntamos por las plataformas *online* preferidas para resolver dudas sobre salud. La más usada es Google -60 %-, seguida de Instagram -11.6 %-, blogs y revistas sobre salud -10.1 %- y Youtube -6 %-. Muy pocos afirman seguir consejos que obtienen en Facebook, Twitter o Wikipedia.

Tabla 6. Datos sobre usuarios de herramientas *online* sobre salud

Influencers **de salud**		**Blog sobre salud**		**Redes sociales sobre salud**	
NO	SÍ	NO	SÍ	NO	SÍ
73.9 %	26.1 %	82.9 %	16.6 %	81.4 %	18.1 %

Por otro lado, al abundar en los hábitos de búsqueda de información sobre salud en Internet encontramos que los usuarios no se conforman con cualquier resultado, sino que buscan y seleccionan aquellos que más confianza les dan, además de minimizar riesgo al elegir la fuente consultando páginas o personas que les transmiten confianza.

Tabla 7. Hábitos de búsqueda de información *online**

ITEM	1	2	3	4	5	$\bar{x}$
Elijo siempre el primer resultado que sale en el buscador	52.8	26.6	14.6	4.5	1.5	1.75
Reviso los tres primeros resultados	22.1	25.6	34.2	11.6	6.5	2.55
Reviso los resultados con el título que mejor entienda	24.6	19.6	30.7	15.6	9.5	2.66
Reviso muchos resultados hasta dar con lo que considero más fiable	11.1	10.1	27.1	28.6	23.1	3.43
Elijo páginas que conozco	10.6	19.6	29.1	24.1	16.6	3.17
Elijo páginas de personas que me dan confianza	9.5	12.1	30.7	32.7	15.1	3.32
Elijo páginas de personas que conozco por la televisión o la radio	33.7	21.6	30.2	11.6	3.0	2.29

*Los valores están en porcentaje excepto el valor de la media

Interesa saber si existen diferencias en los hábitos que los diferentes perfiles de individuos muestran, para comprobarlo usaremos el test de diferencia de medias (en el caso de que las muestras a comparar sean dos) y el ANOVA (para más de dos muestras). Ambos test comparan la valoración promedio en cada grupo, pero emplean estadísticos diferentes. Así las cosas, analizaremos la existencia de diferencias entre los grupos por edad, género y nivel académico para los factores obtenidos en el AFE que se recoge en la tabla 3: HAB_INV y HAB_CONSERV. La tabla 8 recoge los resultados para el análisis de diferencia de medias.

TABLA 8: Diferencia de medias para los hábitos de búsqueda de información *online* (género, edad y nivel académico)

Factor	Variable de análisis	Grupos	N	Media	D. típica	F	Sig.
GÉNERO	HAB_INV	Mujer	659	-0.135	0.914	6.027	0.015
		Hombre	408	0.218	1.095		
	HAB_CONSERV	Mujer	659	-0.025	0.983	0.205	0.651
		Hombre	408	0.040	1.031		
EDAD	HAB_INV	<21 años	117	0,950	1.142	12.894	0.000
		21–40 años	376	0.172	0.862		
		41–60 años	440	0.266	0.910		
		>60 años	134	0.445	0.896		
	HAB_CONSERV	<21 años	117	0.440	0.854	5.628	0.001
		21–40 años	376	0.102	0.851		
		41–60 años	440	-0.005	1.000		
		>60 años	134	-0.656	1.220		
NIVEL ACADÉMICO	HAB_INV	Básicos/ESO	69	1.286	0.924	19.968	0.000
		FP/Bachillerato	328	0.250	0.944		
		Universitarios	670	-0.255	0.901		
	HAB_CONSERV	Básicos/ESO	69	0.360	0.603	2.131	0.121
		FP/Bachillerato	328	0.137	0.984		
		Universitarios	670	-0.104	1.028		

Los resultados muestran que las mujeres se muestran menos proclives a buscar información sobre salud a través de Internet que los hombres, si bien ambos grupos muestran un comportamiento similar en relación con el hábito conservador. De manera análoga, los grupos de edad arrojan diferencias tanto en el hábito investigador como el conservador; concretamente, los individuos de edades por encima de los 40 muestran hábitos similares y diferentes a los otros grupos, son los más jóvenes los más proclives a adoptar un hábito investigador. En cuanto al perfil más conservador, son los más mayores quienes se muestran claramente diferentes al mostrar menos propensión a dicho comportamiento.

Finalmente, en lo que al nivel académico se refiere, los grupos se muestran muy diferentes en relación con el hábito investigador, siendo los menos formados los más proclives a realizar dichas búsquedas activas; para el segundo factor no se observan diferencias significativas.[4]

---

[4] *Para verificar la existencia de diferencias significativas, se han utilizado los test de Tukey y Bonferroni como complementarios al ANOVA.*

Motivos para buscar información sobre salud en Internet

Los motivos por los que los usuarios recurren a la red para resolver sus dudas e inquietudes en relación con su salud y vida saludable son un aspecto clave de esta investigación. Los resultados generales se recogen en la tabla 9.

Tabla 9. Motivos de búsqueda de información sobre salud en Internet*

ITEM	1	2	3	4	5	$\bar{x}$
Buscar información sobre salud y vida saludable en Internet me hace pasar un rato agradable	31.7	26.6	24.6	8.5	8.5	2.36
Buscar información sobre salud y vida saludable en Internet me hace pasar un rato divertido	44.2	23.1	21.6	6.5	4.5	2.04
Me entretengo visitando blogs sobre salud y vida saludable	38.7	19.6	27.1	9.0	5.5	2.23
Me gusta consultar las publicaciones en redes sociales de *influencers* de salud y vida saludable	52.2	14.6	10.1	18.6	4.5	2.09
Quiero ayudar a controlar mi propia enfermedad	26.1	18.8	20.3	18.1	16.7	2.80
Quiero estar más informado	2.8	8.0	24.6	27.5	34.1	3.76
Quiero aclarar información que me ha dado un sanitario	21.0	13.0	31.9	15.9	18.1	2.97
Me interesan los temas de salud	12.3	15.9	34.8	23.9	13.0	3.09
Me interesa conocer todo aquello que me ayude a cuidarme	4.3	15.2	27.5	23.9	29.0	3.58
Me interesa estar al día de nuevos hábitos saludables	14.5	13.8	29.7	26.1	15.9	3.15
Quiero verificar la información que se discutió durante una consulta médica	26.8	22.5	26.1	13.8	10.9	2.59
Quiero buscar opciones de tratamiento alternativas o adicionales	22.5	23.2	28.3	15.9	10.1	2.68
Considero que el tiempo que me dedican los profesionales es insuficiente	29.0	15.9	28.3	12.3	14.5	2.67
Con frecuencia no recibo suficiente información en las consultas con un profesional	25.4	21.7	26.1	18.8	8.0	2.62
Quiero poder tomar decisiones relativas a mi salud	13.0	19.6	24.6	26.8	15.9	3.13
No estoy de acuerdo con ciertos aspectos indicados por un profesional	38.4	23.2	25.4	6.5	6.5	2.20
Obtengo información rápidamente	10.1	18.8	35.5	21.0	14.5	3.11
Puedo obtener información confidencial	44.2	26.8	17.4	6.5	5.1	2.01
Hay mucha información disponible	8.7	13.8	29.7	26.8	21.0	3.38

(*Continuada*)

Tabla 9. Continuada

ITEM	1	2	3	4	5	$\bar{x}$
Me gusta disponer de diferentes opiniones	8.0	16.7	30.4	22.5	22.5	3.35
Prefiero buscar tratamientos naturales como alternativa a los médicos	34.8	23.2	24.6	12.3	5.1	2.30
Para no tener que ir al médico	47.1	21.7	14.5	13.8	2.9	2.04
Para conocer a personas con las mismas inquietudes que yo en hábitos saludables	31.9	20.3	29.0	14.5	4.3	2.39
Para compartir con personas con la misma dolencia que yo mis dudas	36.2	28.3	232	8.0	4.3	2.16
Para sentirme arropada por personas que conocen como me siento frente a mi enfermedad	39.1	23.2	24.6	8.0	5.1	2.17
Para sentirme parte de un grupo de personas que se cuidan	42.8	25.4	15.9	13.0	2.9	2.08
Para reafirmar mis decisiones sobre salud con otras personas como yo	37.0	22.5	21.0	15.2	4.3	2.28

*Los valores están en porcentaje excepto el valor de la media

Entre los motivos que más llevan a los usuarios a emplear la red para buscar este tipo de información destacan aquellos que implican estar informados, al día de las novedades en estos campos. También destacan aquellos relacionados con la participación activa del usuario en las decisiones sobre su salud y vida saludable. Finalmente la practicidad vinculada a la obtención de información *online*, concretamente la gran cantidad de información a la que se puede acceder de forma rápida, constituye otra de las motivaciones clave.

Tratamos de indagar si existen diferencias en las motivaciones de acuerdo con las variables de clasificación analizadas (género, edad y nivel de estudios). No encontramos diferencias para el género, en el caso de la edad se observan diferencias para los factores COMPARTIR, HEDONISTA Y COMODIDAD y en lo tocante al nivel de estudios para el factor HEDONISTA. Los resultados de los análisis efectuados muestran que los individuos más jóvenes se muestran significativamente más motivados a buscar información *online* sobre salud y vida saludable para compartir con otros grupos, como forma de entretenimiento y por una cuestión práctica o de comodidad, frente a los grupos de mayores de 40 años. Si atendemos al nivel de estudios, los universitarios son quienes menos buscan este tipo de información con fines hedonistas, frente al resto de los grupos analizados. Los resultados de los análisis que han arrojado diferencias significativas se recogen en la siguiente tabla. No incluimos los test *post hoc* que nos permiten identificar los grupos entre los que se presentan las diferencias, aunque se han comprobado por pares a través de los test de Tukey y Bonferroni.

TABLA 10: ANOVA para los motivos de búsqueda de información *online* (edad y nivel académico)

Factor	Variable de análisis	Grupos	N	Media	D.típica	F	Sig.
EDAD	COMPARTIR	<21 años	117	0.402	0.996	5.409	0.001
		21–40 años	376	0.244	1.129		
		41–60 años	440	-0.185	0.833		
		>60 años	134	-0.429	0.858		
	HEDONISTA	<21 años	117	0.626	0.945	11.693	0.000
		21–40 años	376	0.292	1.097		
		41–60 años	440	-0.205	0.849		
		>60 años	134	-0.696	0.554		
	COMODIDAD	<21 años	117	0.641	0.810	7.026	0.000
		21–40 años	376	0.073	1.043		
		41–60 años	440	-0.044	0.887		
		>60 años	134	-0.623	1.040		
NIVEL ACADÉMICO	HEDONISTA	Básicos/ESO	69	0.669	0.923	7.825	0.001
		FP/ Bachillerato	328	0.257	1.071		
		Universitarios	670	-0.195	0.917		

Conclusiones

Dado el creciente protagonismo del canal *online*, que se ha convertido en un elemento clave en el día a día de la mayoría de individuos, parece más que acertado usar los medios que ofrece Internet para difundir información sobre salud y de ese modo estar ahí donde lo demanda el usuario.

Ayudar a los internautas a seleccionar las fuentes de información para evitar consecuencias poco saludables o incluso nocivas, debería ser una prioridad para los profesionales y empresas de salud.

Por otro lado, los científicos pueden (y deben) equilibrar la balanza de la información, pues son ellos quienes tienen la capacidad y las fuentes para contrarrestar la desinformación que parece reinar en Internet. Sin embargo, los sitios donde se publica este tipo de información son poco accesibles para una persona común, además de estar redactados en un lenguaje técnico, dirigido a quienes tiene la capacidad de comprenderlo. Si a ello se une que para su difusión emplean estrategias comunicativas arcaicas, que distan mucho de las que son capaces de llegar al gran público, nos enfrentamos al caldo de cultivo perfecto para favorecer la proliferación de contenidos hiperestimulantes capaces de facilitar el *engagement* de los internautas, además de ayudar a alcanzar seguidores a los líderes de los movimientos anticientíficos.

No en vano, los principales usuarios de Internet son personas jóvenes, habituados a buscar información en redes sociales, blogs y a través de *influencers* o personas con gran número de seguidores, capaces de crear tendencias y difundir información de forma viral.

Así, se hace necesario que los escasos estudios científicos de los blogs médicos ayuden a una mejora de la productividad de la enseñanza y el aprendizaje de los avances en la investigación científica, así como el apoyo para continuar favoreciendo la educación médica y del paciente (Boulos y otros, 43).

Por otro lado, es conveniente educar a la población en la necesidad de contrastar los hallazgos que realizan *online*, acudiendo a profesionales, ya sea a través de sus publicaciones *online* o mediante consultas personales. Dicho de otro modo, no conformarse con los primeros resultados que arrojan las búsquedas, ni con la información que aportan personas de dudosa cualificación en temas de salud.

Dado que uno de los motivos que llevan a los internautas a buscar información sobre salud es el entretenimiento, es importante que los contenidos sobre salud adopten un formato atractivo, capaz de despertar el interés de su lectura y difusión.

Es importante reconocer que el individuo ya no quiere ser un mero espectador de su salud, sino que cada vez más quiere ser parte de las decisiones. Es por ello que la comunicación bidireccional es clave para lograr una buena conexión con los pacientes o usuarios.

Finalmente, debemos tener presente que Internet ofrece mucha información, accesible de forma rápida, y esto hace que sea una herramienta clave a la que se augura un uso creciente.

Bibliografía

Andreassen, Hege, et al. "European citizens' use of e-health services: a study of seven countries". *BMC Public Health* 7.53 (2007) doi: 10.1186/1471-2458-7-53

Arantón, Luis. "Prescribir Links y Apps para empoderar a los pacientes". *Enfermería Dermatológica* 8.22 (2017): 44–49.

Avery, Neil, et al. "The 'Dr Google' phenomenon--missed apendicitis". *New Zeland Medical Journal* 14.125 (1367) (2012): 135–7.

Boulos, Maged, et al. "Wikis, blogs and podcasts: a new generation of Web-based tools for virtual collaborative clinical practice and education". *BMC Medical Education* 6.1 (2006): 41–49 https://doi.org/10.1186/1472-6920-6-41

Coombes, Rebecca. "Who are the doctor bloggers and what do they want?" *BMJ* 29.335 (7621), (2007): 644–5. https://doi.org/10.1136/bmj.39349.478148.59

Delgado-López, Pedro y Eva María Corrales-García, E. "Influence of Internet and Social Media in the Promotion of Alternative Oncology, Cancer Quackery, and the Predatory Publishing Phenomenon". *Cureus* 10.5 (2018). https://dx.doi.org/10.7759%2Fcureus.2617

Fernández, Serafín y Antonio Ramos. "Prescripción de links y de aplicaciones móviles fiables y seguras, ¿estamos preparados para este nuevo reto." *Evidentia* 10.42 (2013), http://www.index-f.com/evidentia/n42/ev4200.php

Fernández-Luque, Luis y Vicente Traver. *El epaciente y las redes sociales*. Valencia: Publidisa, 2011.

Fox, Susannah. *Pew Internet & American Life Project. The Social Life of Health Information*. 2011, https://www.pewresearch.org/fact-tank/2014/01/15/the-social-life-of-health-information/

Fox, Susannah y Maeve Duggan. *Health Online 2013. Pew Research Center [Pew Research Center. Internet & Technology]. Internet & Tech*. Washington: Pew Research Center's Internet & American Life Project, 2013, http://www.pewinternet.org/2013/01/15/health-online-2013/

García-Rivero, Ainhoa, et al. "Marketing de influencia: educación sanitaria online." *Revista de Comunicación y Salud* 11 (2021): 19–57. https://doi.org/10.35669/rcys.2021.11.e268

Hawn, Carleen. "Take two aspirin and tweet me in the morning: how Twitter, Facebook, and other social media are reshaping health care." *Health affairs* 28.2 (2009): 361–368, https://doi.org/10.1377/hlthaff.28.2.361

Jiménez-Pernett, Jaime, et al. "Use of the internet as a source of health information by spanish adolescents." *BMC Medical Informatics and Decision Making* 10.6 (2010), https://doi.org/10.1186/1472-6947-10-6

Kummervold, Per, et al. "eHealth trends in Europe 2005–2007: a population-based survey." *Journal of Medical Internet Research* 10.42 (2008), https://doi.org/10.2196/jmir.1023

Lau Annie, et al. "The role of social media for patients and consumer health. Contribution of the IMIA *Consumer Health Informatics Working Group*." *Yearbook of Medical Informatics* 6 (2011): 131–8.

Lee, Kenneth, et al. "Dr Google Is Here to Stay but Health Care Professionals Are Still Valued: An Analysis of Health Care Consumers' Internet Navigation Support Preferences." *Journal of Medical Internet Research* 19.6 (2017), https://doi.org/10.2196/jmir.7489

Murphy, Margi. "Dr. Google will see you now: Search giant wants to cash in on your medical queries." *The Telegraph* (2019), https://www.telegraph.co.uk/technology/2019/03/10/google-sifting-one-billion-health-questions-day/

Perrin, Andrew. "Social media usage: 2005-2015. Retrieved from Pew Research Center website" (2015), http://www.pewinternet.org/2015/10/08/social-networking-usage-2005-2015/

Phillips Jim. "Social media and health care: an interactive future." *British Journal of Community Nursing* 16 (2011), http://dx.doi.org/10.12968/bjcn.2011.16.10.504

Pilgrim, Katharina y Sabine Bohnet-Joschko. "Selling health and happiness how influencers communicate on Instagram about dieting and exercise: mixed methods research." *BMC Public Health* 19 (2019): 1054, https://doi.org/10.1186/s12889-019-7387-8

Randeree Ebrahim. "Exploring technology impacts of Healthcare 2.0 initiatives." *Telemedicine and eHealth* 15.3 (2009): 255-60, http://dx.doi.org/10.1089/tmj.2008.0093

Santamaría-Ochoa, Carlos, et al. "Utilización de las redes sociales sobre temas de salud en población universitaria de México." *Revista Española de Comunicación en Salud* 7.1 (2016): 15-28, https://erevistas.uc3m.es/index.php/RECS/article/view/3165

Sanz-Lorente, María y Ramón Castejón. "Redes sociales: Recursos interactivos y la información sobre salud." *Hospital a Domicilio* 3.4 (2019): 269-277, http://dx.doi.org/10.22585/hospdomic.v3i4.84

Joaquín Hidalgo Saavedra

La enferma genialidad del (primer)*wittgenstein* de derek jarman. 1889-1929: Lógica, paseos, silbidos y depresiones.

> 107. Cuanto más de cerca examinamos el lenguaje efectivo, más grande se vuelve el conflicto entre él y nuestra exigencia. (La pureza cristalina de la lógica no me era dada como resultado; sino que era una exigencia). El conflicto se vuelve insoportable; la exigencia amenaza ahora convertirse en algo vacío. – Vamos a parar a terreno helado donde falta la fricción y así las condiciones son en cierto sentido ideales, pero también por eso mismo no podemos avanzar. Queremos avanzar; por ello necesitamos la fricción. ¡Vuelta al terreno áspero!
>
> Ludwig Wittgenstein, Investigaciones filosóficas

Introducción

Hablar de la vida y obra del filósofo Ludwig Wittgenstein siempre resulta un tanto ambiguo, pues para él, un pensador al que muchos definían como un artista, vida y filosofía eran lo mismo, una mezcla homogénea que, aun como su única condición vital, en todo momento resultó febril. Este excéntrico *pathos* definió la personalidad de Wittgenstein, que pronto generó un correlato fascinante en una imagen casi "mítica", como demuestra la numerosa existencia no solo de estudios y trabajos filosóficos (o, si se prefiere, académicos), relativos a su pensamiento y biografía, sino también (y en mayor medida) la variada producción artística en torno a este icono: desde novelas como *El sobrino de Wittgenstein* (Bernhard, 1988) o *El mundo tal como lo encontré* (Duffy, 2001), hasta películas, como *Wittgenstein Tractatus* (Forgács, 1992) y, en especial, *Wittgenstein* (Jarman, 1993).

Como resulta lógico, frente a estas creaciones artísticas más abundan los artículos y ensayos académicos sobre la figura del pensador y, de entre estos, si se comparan con los estrictamente filosóficos, los dedicados a las creaciones artísticas son mínimos; y más aún se reduce su número si en lo que se quiere profundizar, como es nuestro caso, son las películas. De hecho, en adición, los pocos trabajos que versan sobre ellas (casi ninguno en español) centran su atención, normalmente, en el análisis de los elementos más filosóficos de la cinta. En este trabajo, sin embargo, estudiaremos la película de Derek Jarman, *Wittgenstein* (1993), desde un punto de vista con el que, sin olvidar (como tampoco hace el cineasta, que confesó pretender "turn philosophy into cinema" -Peake 508-) la mezcla homogénea entre vida y filosofía, se pretendan resaltar esas escenas o elementos que mejor reflejen el febril *sentir* (y no siempre neurótico *pensar*) de Ludwig Wittgenstein, un hombre que desarrolló su vida en un viaje homérico entre el desprecio por sí mismo y la emergencia del genio más absoluto.

La película de la que hablamos en un principio no fue más que una de las partes de un proyecto superior que, a modo de serie televisiva inglesa, pretendía repasar en episodios la vida y obra de los filósofos más relevantes. El guion fue escrito en origen por Terry Eagleton (profesor de Literatura en Oxford por el entonces), pero más tarde, cuando el *British Film Institute* subvencionó la cinta con 300.000 libras para que de ella naciera una película de 75 minutos, Ken Butler (director asociado) y Derek Jarman, director de películas de bajo coste, reescribieron radicalmente el guion (Bowell 135). La concepción de Eagleton, por un lado, pensada para adaptarse a un capítulo para una serie televisiva, centraba su atención exclusivamente en el intervalo de la vida del pensador situado entre 1929 (año en el que regresa de un "exilio intelectual" al mundo académico de Cambridge) y 1951 (año de su muerte), y daba una visión de Wittgenstein focalizada en su vida inglesa académica. La de Derek Jarman (que es la final, como hemos dicho), por otro lado, más amplia por estar pensada para una película de más de una hora de duración, quiso abarcar toda la vida de Wittgenstein, desde su infancia (comenzada en 1889) hasta su muerte, volviéndola ella misma en todas sus facetas (trayectoria vital y desarrollo intelectual) la materia narrativa de la película (O'Pray 27).

Aun salvando las modificaciones finales que debieron hacerse, a partir de la fecha 1929 en la vida del filósofo, las propuestas de Eagleton y Jarman para una película que la narrase debieron coincidir, razón por la que en esta ocasión, por razones de espacio y a sabiendas de que lo idílico para este trabajo sería verse complementado por un segundo que continuara con lo puntos aquí no tratados, centraremos la atención de este breve estudio en la parte totalmente novedosa y original de Derek Jarman. Esta, como se ha dicho, abarca desde la infancia de Wittgenstein hasta su regreso a Cambridge tras su exilio académico, un fragmento esencial en la vida del pensador, pues en él se asiste a la gestación de su genio, a su nacimiento en el *Tractatus lógico-philosophicus* y a su abandono como el fin de una búsqueda neurótica y depresiva; es decir, la vida del considerado "primer Wittgenstein". Por todo ello, aunque en ocasiones se establecerán relaciones inevitables con el resto de partes de la película, en pro de una mayor claridad, dividiremos este trabajo en ciertos hitos esenciales en este fragmento de la vida de Ludwig Wittgenstein expuesto en la película: su infancia (1), su estancia en Cambridge (2), su exilio a Noruega y participación en la guerra (3), su vida como maestro de escuela y su regreso a Cambridge (4).

1) Infancia y gestación de un genio enfermo

La película comienza con joven Wittgenstein presentándose en primera persona a sí mismo: "Hola. Mi nombre es Ludwig Wittgenstein. Soy un prodigio. Les voy a contar mi historia", comienza diciendo el niño. Afirma que nació en el seno de una familia "asquerosamente rica" en la Viena de 1889, con lo que se presenta al espectador en el contexto de la Viena de *fin-de-siècle* en la que vivieron figuras como Klimt, Musil, Brahms... En ese marco de altivez intelectual y efervescencia cultural, prosigue presentando a su familia de forma un tanto despectiva, pues, tras introducir en primer lugar a su madre, afirma que "tan ocupada estaba invitando a Brahms y a Mahler que *nos dejó a merced* de 26 tutores y 7 pianos". De ahí continúa por sus hermanas y de Gretyl señala (tildándola de loca con un gesto ofensivo) que fue psicoanalizada por Freud, y prosigue hablando de sus hermanos, de los que destaca el suicidio de tres de ellos[1]. Por último, al hablar de su padre, tan solo menciona que pudo salvarse de la inflación porque "siempre estaba en su despacho invirtiendo en bonos americanos", aunque este lánguido comentario se complementa negativamente con la alusión de que Hans (uno de los hermanos suicidas) "se fue a América huyendo de mi padre".

Además de por el difícil contexto familiar que el joven Wittgenstein describe con sus lacónicas presentaciones, de la escena destaca a un nivel más profundo la teatralidad con la que se reproduce. El niño, mirando a la cámara, atravesando la llamada "cuarta pared" y permitiendo al espectador intimar con lo que le cuenta, realiza sus presentaciones al tiempo que su familia sale a escena pomposamente vestida. El vestuario, por ello, destaca con el resto del escenario, en la que solo hay un piano (con el que Paul, el hermano pianista, permite la

---

1 De Rudolf destaca su homosexualidad, por lo que se introdujo así uno de los temas clave en la vida de Ludwig Wittgenstein y, con ello, en la película de Derek Jarman. No obstante, en esta ocasión, por cuestiones de espacio, no desarrollaremos el tema, que escapa al intervalo de la película del que aquí, como se explicará, pretendemos disertar.

introducción de la música) y un fondo negro en un marcado claroscuro. Jarman afirmó que utilizaba esta forma escénica porque "annihilates the decorative" (67), lo que, como bien señaló Tracy Bowell (138), es otro punto común entre Jarman y Wittgenstein, preocupados al extremo por lograr la perfección desnuda y directa, sin ornamentación.

El contraste entre el rasgo *wittgensteiniano* y la presentación de la familia crece por el hecho de que Wittgenstein, aun presentado a sí mismo como un genio, no se relaciona con ninguna de las artes en la que sus hermanos y padres destacan. En la siguiente escena, que como transición, además de los créditos, tiene de nuevo al Niño recitando una frase célebre que deja intuir el sufrimiento del joven Wittgenstein ("los horrores del infierno se pueden probar en un solo día. Es mucho tiempo"), se ve al Niño utilizando una máquina de coser[2] rodeado de tutores que, con libros en la mano y susurrando en un principio, acaban por gritarle sonidos indescifrables mientras él, con una mueca de dolor, se tapa los oídos. El poder simbólico de esta imagen reside, por un lado, en la capacidad para mostrar la dificultad del joven Wittgenstein, tan poco brillante en las artes (en comparación de sus hermanos) que se tuvo que dedicar a la técnica, para encajar en el asfixiante mundo que encontró; pero, por otro, más potencia semántica emana al servir como alegoría del final que, adelantado aquí hasta su niñez, buscaría con todo su pensamiento: un silencio que pusiera fin a ese ruido de la razón que nunca pudo soportar, mezclando así sus problemas filosóficos con sus problemas espirituales.

La última escena dedicada a la infancia, más breve que la anterior, sitúa al joven Wittgenstein simulando que dispara ante una gran pizarra que, haciendo de fondo (es esta una de las pocas escenas con cierto fondo), está totalmente garabateada tan solo con dibujos de la estrella de David. Wittgenstein nació en una familia judía durante la caída del Imperio austro-húngaro y el ascenso de Hitler, por lo que le tocó, como a todo judío en la época, vivir el dolor de unas polémicas creencias, censuradas por la violencia que él mimetiza. Sin embargo, más que en esto, el simbolismo de la escena debe rastrearse en el sentir judío con el que Wittgenstein, como con todo, mantuvo una problemática y extraña relación. Es en sus aforismos (recogidos en *Cultura y valor*, 2013) donde más explayadamente habla de ello, por lo que creemos conveniente recoger las palabras del profesor Sádaba en cuanto al sentir religioso de Wittgenstein, el cual

---

2   Monk (29) cuenta como Wittgenstein, cuando tenía diez años, "construyó una maqueta que funcionaba de una máquina de coser, solo con fragmentos de madera y alambre".

compara con una "métafora" con la que enfrentarse al mundo: "tomó para su vida y su filosofía la imagen del judío nómada (…), del que espera una palabra que no acaba nunca de oírse por completo, del que desprecia una cultura que no sabe de silencios sino del ruido" (Sádaba 17). Una vez más, de esas palabras que permiten comprender la imagen puede inferirse un profundo sentimiento de extrañeza y agobio en la figura de un filósofo que, como el pueblo judío, vagó errante toda su vida. De hecho, esto se reflejará en la película cuando (como se verá más adelante), al volver a Cambridge, a Ludwig le aseguren que se lo llevan "a casa" y él, extrañado, le pregunte "¿a dónde?", sin saber exactamente dónde poder localizar su hogar.

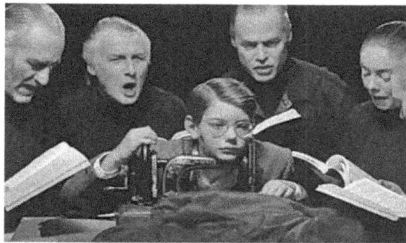 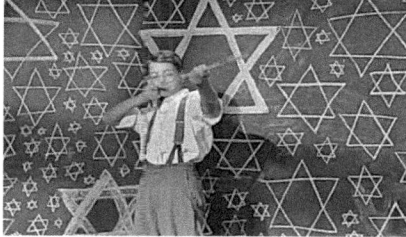

Fotograma 1: Wittgenstein acosado por sus tutores

Fotograma 2: Ante el fondo de estrellas de David

2) Cambridge

Antes de desarrollar las acciones en Inglaterra, el niño aparece en una escena que, por su carácter digresivo, se sitúa en un segundo nivel narrativo. En ella, Wittgenstein se encuentra con una especie de monstruo verde, un marciano que conversará con él sobre cuestiones filosóficas a lo largo de diversas escenas repartidas por toda la película o, lo que es lo mismo, por todas las etapas de la vida de Ludwig Wittgenstein. Suele señalarse que el Marciano, por las conversaciones filosóficas que mantiene con Wittgenstein siempre niño, así como por pertenecer por ello a un nivel que se superpone al hilo narrativo con el que se cuenta linealmente la vida del pensador, supone el recurso mediante el que Jarman introduce a través de ingeniosos y escuetos diálogos el contenido más filosófico de la cinta, complementado, además, por la propia manera "filosófica" en que se graba, dado que del mismo modo se han señalado una estética *wittgensteiniana* en la propia manera de rodar (Bowell). Un ejemplo de ello sería, además de la falta de decorado, la estructuración de la novela como una sucesión de lacónicas y concisas escenas a modo de "aforismos audiovisuales" que mucho recuerdan a las proposiciones del *Tractatus*, más aún si se tienen en cuenta las citas literales extraídas del libro y que se van esgrimiendo esporádicamente[3]. Sin embargo, pese a todo ello, aquí aportamos una interpretación complementaria para ese personaje que nace de la observación de Steven Burns (35) acerca de la relación entre el nombre del Marciano, llamado "Mr. Verde" y la proposición 3.323 del *Tractatus*: "… (En la proposición «Verde es verde» -donde la primera palabra es el apellido de una persona y la última un adjetivo-, estas palabras no tienen tan solo significado distinto, sino que son *símbolos distintos*)." Recordemos que el marciano es precisamente verde, por lo que, al llamarse Mr. Verde, estaría representado el tipo de enunciado del que Wittgenstein habla en la citada afirmación, a la que sigue inmediatamente la proposición 3.324: "surgen así las confusiones más fundamentales (de las que está llena la filosofía entera)"; a la que, a su vez, le sucede la 3.325: "para eludir estos errores tenemos que usar un lenguaje *sígnico* que los excluya" (*Tractatus* 17). A la vista de estas relaciones (que Steven Burns relaciona con el uso de los extraños chistes del pensador), podemos inferir que, a un nivel simbólico, el marciano de Jarman representa el demonio contra el que Wittgenstein, desde su temprana genialidad y hasta el momento de su muerte, luchó de manera desesperada y temeraria: la misma existencia de preguntas, aquellos interrogantes que la razón, perdida en laberintos lingüísticos, no parecía resolver.

Concluida esta, además de la escena de interés anecdótico en la que Russell acerca de si había o no un rinoceronte en la habitación[4], resulta especialmente significativa la escena posterior, en la que se observa a Russell y a Ottoline Morrell, su mujer, leyendo una carta que aquel le escribe. Aunque la carta no es real en sí misma, está compuesta en su totalidad por una serie de fragmentos reales y encontrados en la correspondencia de Russell (según puede leerse en Monk 56) del año 1912, fragmentos que Jarman selecciona y ordena de manera unitaria por motivos estéticos. Como testimonio real, resulta de gran valor a la

---

3 Como, por ejemplo, la escena en que más adelante se representa a Wittgenstein en el frente y tras él al Niño hondeando una bandera en la que se lee: "The word is everything that is the case", cita que coincide con la primera proposición del *Tractatus*.

4 Ray Monk (53) cuenta en su biografía esta anécdota y aclara lo extraño o absurdo de la misma explicando, como indica el propio personaje, que la cuestión para Wittgenstein no era empírica, sino metafísica, y nada tenía que ver con que hubiera o no realmente rinocerontes en la habitación, sino con qué tipo de cosas componen o pueden componer el mundo, reflejando la reflexión de la famosa proposición 1.1 del *Tractatus*: "el mundo es la totalidad de los hechos, no de las cosas" (57).

hora de reflexionar acerca de la vehemente y exhausta personalidad del pensador. El Russell de Jarman comienza:

> "Está colmado de una pasión intelectual pura, por eso le quiero. Dice que cada mañana comienza su trabajo con esperanza y cada noche termina desesperado. Los dos sentimos lo mismo: hay que comprender o morir".

Con estas primeras frases, aparte de demostrar la tan estrecha relación que mantiene con Wittgenstein, Russell aporta uno de los datos que mejor definían al vienés: la imperativa exigencia de ser un genio, el deber de alcanzar la excelencia o morir. Este convencimiento, como tantas veces se ha señalado a propósito de la faceta más neurótica del filósofo, hunde sus raíces en las ideas que Otto Weininger, una de las figuras culturales de mayor influencia en la Viena de Wittgenstein, esgrimió en su polémica obra *Sexo y carácter*: "la lógica y la ética son, pues, en el fondo una y la misma cosa: el deber para sí mismo (...)" (160). Adoptando estas reflexiones de forma literal, Wittgenstein convirtió su trabajo en un elemento purificador de su espíritu y por ello vivió siempre entre la espada y la pared, entre las tentativas de suicidio a las que le empujaba la frustración que sentía por no poder resolver los interrogantes que abordaba y el *autodesprecio* con el que se torturaba por no tener la valentía para cumplir con lo que creía su deber y, efectivamente, suicidarse. Como escribió alguna vez, "genio es el talento en el que se expresa el carácter", y, aunque él no consiguiera reconocerse, Russell sí que notó en su carácter el genio, y por eso continúa así su carta:

> "Es el joven que esperaba. Tiene el carácter del artista, intuitivo y temperamental. Me conmueve como yo te conmuevo a ti [a Ottoline]. He comprendido perfectamente lo que te molesta y deprime de mí observando cómo él me molesta y me deprime a mí. A la vez le quiero y le admiro".

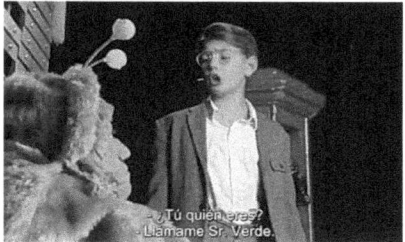 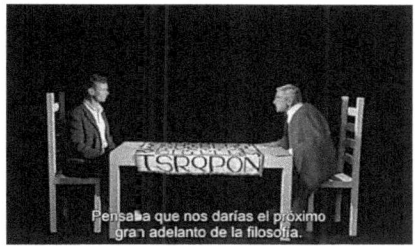

Fotograma 3: Conociendo a Mr. Verde   **Fotograma 4:** Discutiendo con Russell

3) Noruega y la guerra

Se nota en el sentir de Russell cierta ambivalencia que, adelantando las discusiones que un futuro acabarán por marchitar del todo sus relaciones, como resulta lógico, atiende a la inestable personalidad del filósofo. Pronto Wittgenstein, cada vez más asceta, aborrecerá la cargada atmósfera académica de Cambridge donde "no había oxígeno" y decidirá exiliarse en completa soledad a Noruega, algo que preocupará a Russell porque "tenía la fuerte sospecha de que Wittgenstein se volvería completamente loco y/o se suicidaría durante su solitaria estancia en Noruega" (Monk 99). Aunque lo cierto es que el catedrático temía que el hercúleo esfuerzo intelectual que Wittgenstein pretendía llevar a cabo, por su aparente imposibilidad, tornara su frustración en una locura, Jarman, con una visión más positiva pero menos realista de este episodio, se limita a poner en la pasiva boca de Russell los célebres (y verídicas) argumentos con los que el vienés defendió su particular odisea:

> "Le dije que hay mucha oscuridad; me dijo que odiaba la luz diurna. Le dije que estaría solo; me dijo que prostituía su mente hablando con gente inteligente. Le que estaba loco; rogó a Dios que le salvara del sano juicio".

Wittgenstein pasaría en Noruega algo menos de un año, entre 1913 y 1914. De su estancia en el pequeño pueblo de Skjolden sabemos lo que podemos leer en sus cartas: "Mis días transcurren entre la lógica, silbar, pasear y estar deprimido", lo que no alarma demasiado en comparación con otros testimonios: "con frecuencia pienso que me estoy volviendo loco" (Monk 103). Todas estas sensaciones las sintetiza Derek Jarman en una breve escena en la que aparece el filósofo remando en lo que se entiende que es el fiordo noruego, donde se pregunta (como en la realidad preguntó a Russell): "¿Cómo puedo ser un lógico antes que un ser humano?"; y a lo que responde eufórico, iluminado por la luz del que cree haber tomado el camino correcto: "¡Lo más importante es ajustar cuentas conmigo mismo!" (como también se respondió a sí mismo en realidad -ctd. en *ib*.104-). La escena, pese a su brevedad y aparente sencillez, si es leída a la luz de toda la caracterización psicológica latente en Wittgenstein, hace emerger una profunda complejidad por la manera paradójica en que tal monólogo debe leerse, porque, como bien se sabe y ya se ha dicho, para Wittgenstein la lógica supuso en esencia un medio para "poner la propia casa en orden" (ctd. en Casals 277). Su humanidad, de hecho, mantenía una relación *isomórfica* con su faceta de lógico, pues eran sus pensamientos de lo que se valía para purgar su espíritu, como tantas veces él mismo demostró[5]. Por este motivo, aunque a simple vista, dada la aparente alegría y claridad con la que el filósofo se muestra en la película, no lo parezca, más correcto parece interpretar de ese monólogo (tal y como puede hacerse de la carta de la que es extraído) una profunda confusión y turbación interior disfrazadas de falsa euforia.

De hecho, la realidad interior de Wittgenstein se ve obligada a emerger cuando, vuelto de Noruega a Viena para pasar unas vacaciones con las que poder huir de la temporada turística, Wittgenstein descubre a su indignada hermana los motivos por los que decide alistarse como voluntario en la Primera Guerra Mundial. La escena, igual que antes disfrazaba de alegría una profunda turbación, ahora enmascara con la música que emana del piano de Paul (a quien Wittgenstein está escuchando) la misma trágica tensión vital no resuelta que subyace en la contundente razón del vienés para ir al frente: "Cara a cara con la muerte tendré la oportunidad de ser un humano decente".

Jarman continúa su grabación mostrando a Ludwig en el mismo frente, disparando, gritando y rogando a Dios al mismo tiempo: "¡Dios, ilumíname! ¡Soy un gusano! ¡Que Dios haga que sea un hombre! ¡Que Dios me acompañe! ¡Amén!". La desesperación y el *autodesprecio*, protagonistas ahora, se mezclan de nuevo con las preocupaciones religiosas en el momento en el que Wittgenstein, a quien se le suponía un lógico racionalista, comienza a abrazar la mística en el momento en que sus reflexiones acerca de los fundamentos de la lógica empezaban a expandirse hasta los límites de la misma, precisamente esos que pretendía marcar para evitar mediante el silencio el tortuoso, desesperado e inútil intento de traspasarlos en su correlato lingüístico. Esta transición, plasmada en notas y cartas, es reflejada por Jarman en la reflexión que su Wittgenstein dirige a uno de los soldados: "Sé que el mundo existe. Pero su significado es problemático. ¿Soy bueno o soy malo? Cuando mi consciencia turba mi equilibrio es que no estoy en armonía con algo. ¿Qué es? ¿Es el mundo? ¿O es Dios?". Dicha reflexión, sintetizada por Jarman, se inspira en las notas que el vienés tomó en el campo de batalla el 11 de junio de 1916 (Monk 142-143), las que, precisamente comienzan por "sé que el mundo existe" y continúan por reflexiones muy concisas acerca de la influencia que uno, a través de la ética, tiene en el sentido del mismo, exterior a él y al que se le puede llamar "Dios".

---

5   En cartas del mismo periodo, por ejemplo, puede leerse: "…me encontraba tan agotado que no era capaz ni de pensar en trabajar un poco. ¡Es indescriptiblemente horrible el tipo de tortura mental que eso pude ser!" (ctd. en Monk, 2002: 105).

Esa mezcla de "simbolismo lógico y misticismo religioso" (en las palabras del Russell de Jarman) será la que llene las pocas páginas del conciso *Tractatus lógico-philosophicus*, el libro que Wittgenstein acabaría de redactar como prisionero de guerra en Monte Casino. De él acabaría afirmando a Ficker que "la finalidad del libro es ética" y que "constaba de dos partes: de la que está escrita, y de todo lo que no he escrito". En efecto, Wittgenstein concibió su obra como la solución a unos interrogantes le torturaban por el mero hecho de querer responderlos cuando, en realidad, su dilucidación estaba en su disolución, en la consciencia de que no podían ser respondidos por, precisamente, no ser preguntas al escapar su sentido de los límites lógicos y, por tanto, diluirse en la vastedad de lo místico, aquello ante lo que solo se puede callar. Y por eso escribió en la misma carta: "todo aquello acerca de lo cual muchos aún parlotean hoy en día lo he definido yo en mi libro guardando silencio" (ctd. en *ib.* 176-177).

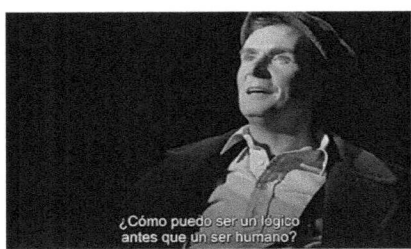

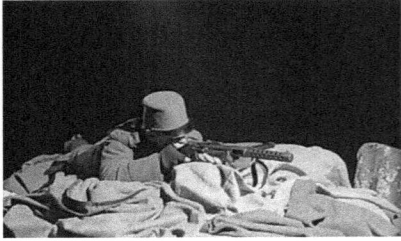

Fotograma 5: Remando en Noruega

Fotograma 6: Disparando en el frente

4) Vida como maestro de escuela y regreso a cambridge

Una vez que Wittgenstein puso fin a su patológica obsesión al darse cuenta de que lo que perseguía ansiosamente, aquello por lo que en múltiples ocasiones había sospesado seriamente quitarse la vida, no eran más que fantasmas, pareció poder descansar por un tiempo en el que, convencido de haber solucionado todos los problemas, abandonó completamente la filosofía y decidió volver a Noruega como maestro de escuela. Allí, aunque con un espíritu en calma, no pudo hacer desaparecer su vehemente y estricto carácter ni tampoco consiguió vencer su omnipresente frustración, originada esta vez por ser incapaz de hacer aprender a los niños, sobre los que proyectaba una violencia e ira excesiva que le pesó durante toda su vida. En la película, de hecho, es apreciable el miedo que causa en una niña a la que intenta enseñarle lógica y a la que, en actitud amenazante e irascible, asusta preguntándole estricto una y otra vez si entiende lo que dice. La niña, como les ocurría a todos los alumnos a los que Wittgenstein dio clase elemental en Noruega, poco podía entender, pues sus exigencias eran exageradas. La respuesta negativa de la niña provoca, tal y como se puede observar, un enorme sentimiento de frustración en Wittgenstein. De hecho, Monk (219) ofrece una carta escrita a su amigo Engelmann (famoso arquitecto) en la que este sentimiento vivido en aquella época se refleja a la perfección: "Sufro mucho por los seres humanos, o mejor dicho inhumanos, con los que vivo; ¡en resumen, como siempre!".

Y, como siempre, debió resignarse a la frustración, pero abandonó el magisterio. Probó suerte como jardinero de un monasterio, momento que coincidió con ciertas dudas acerca de las certezas a las que años antes había llegado con su *Tractatus*, unas dudas que más tarde viviría como una auténtica crisis de fe y que necesitó solucionar en Cambridge, a donde regresó, finalmente, en 1929.

Fue Jhonny (un estudiante de Cambridge que Keynes mandó a buscarle y con quien Wittgenstein mantendrá relaciones homosexuales en la película) el que le haga regresar tras encontrarlo regando con un fondo de cantos eclesiásticos. En la breve conversación que tiene con él, Derek Jarman, consciente de que su parte exclusiva del guion llegaba a su fin, sintetizó todo lo expuesto hasta el principio. Logró con ese breve fragmento resumir la febril y ambivalente relación de Wittgenstein con la filosofía, una relación en la que se refleja la permanentemente atormentada personalidad del filósofo, cuidadosamente construida a lo largo de toda la cinta mediante metáforas visuales y alegorías, así como también mediante acertados diálogos y reveladores monólogos:

"-W: Dime, Johnny, ¿tú eres filósofo?
-J: Sí.
-W: ¿Eres feliz?
-J ... *(agachando la cabeza)*
-W: ¿Sabes? Realmente deberías dejarlo. Déjalo, ahora que puedes".

Pronto se volverá aludir a la escena cuando Jhonny aceptando el consejo del filósofo de abandonar la filosofía, charle con Keynes al respecto y aquel le pregunte si cree que la filosofía es inútil, a lo que responderá melancólico: "Oh, no. Le sirve de terapia a Ludwig".

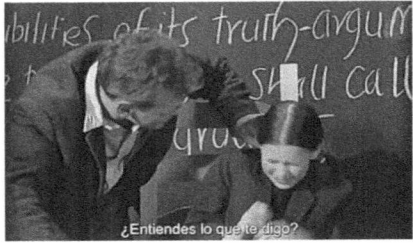
Fotograma 7: Maestro de escuela

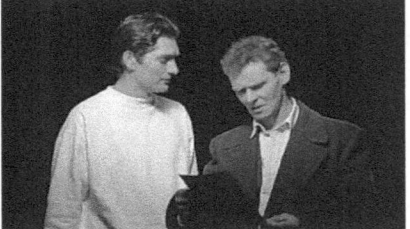
Fotograma 8: Jhonny le pide volver

Conclusiones

En resumen, a lo largo de este trabajo, aunque de forma escueta, se ha intentado condensar cierto análisis del fragmento de la película *Wittgenstein* que, exclusivo del guion del propio Derek Jarman, director y coguionista con Terry Eagleton, a nuestro parecer, refleja de una manera artísticamente brillante la complicada personalidad del pensador vienés. Él ocupa, como se ha dicho, los acontecimientos vitales clave del "primer Wittgenstein", desde su infancia y gestación del genio hasta su nacimiento en el *Tractatus lógico-philosophicus* y el exilio voluntario por sentir acabada la tarea. Más allá de las alusiones estrictamente filosóficas y de la estética *wittgensteiniana* de la película, hemos pretendido reflejar, al hilo de la biografía del pensador (sin olvidar su relación homogénea con su pensamiento), aquellos matices artísticos que, no demasiado estudiados, construyen la imagen que el director pudo tener del pensador: un genio atormentado, un hombre brillante pero neurótico; un perfecto personaje cinematográfico, en definitiva. Para conocer a Wittgenstein y su pensamiento hace falta sumergirse en el uno a través del otro para llegar al depresivo pensador y Jarman, a través de esta película y el tan original como brillante tratamiento artístico que desarrolla en ella, consigue, como afirmó Monk (ctd. en O' Pray 29), reflejar lo que ocurre dentro de la mente del pensador, haciendo así a la filosofía emanar desde dentro del hombre, otorgando un retrato honesto, completo y brillante, por tanto.

Bibliografía

Bowell, T. "Making Manifest: Viewing Wittgenstein's Philosophy through Derek Jarman's Lens". *Teaching Philosophy* 24.1, 2001: 133–142.

Casals, J. *Afinidades vienesas. Sujeto, lenguaje, arte*. Barcelona: Anagrama, 2003.

Jarman, D. *Wittgenstein*. BFI Video, 1993. (Película en formato digital, 2021)

MacCabe, C. et al. *Wittgenstein: The Terry Eagleton Script and The Derek Jarman Film*. London:, BFI Publishing, 1993.

Monk, R. *Ludwig Wittgenstein*. Barcelona: Anagrama, 2002.

O'Pray, M. et al. *W.ittgenstein at the movies: Cinemtic investigatios*. Plymouth: Lexington Books, 2011.

Peake, Tony. *Derek Jarman: A Biography*. New York: Overlook, 2000.

Scheman, N. "Forms of Life: Mapping the rough Ground. *The Cambridge Companion to Wittgenstein*. Cambridge: Cambridge University Press, 1996: 383–410.

Weininger, Otto. *Sexo y carácte*. Buenos Aires: Losada, 1942.

Wittgenstein, L. *Aforismos: cultura y valor* (Edición de G. H. vonWright y Heikki Nyman, traducción de Elsa Cecilia Frost y prólogo de Javier Sádaba). Madrid: S.L.U Espasa Libros, 2013.

Wittgenstein, L. *Tractatus logico-philosophicus e Investigaciones filosóficas*, (Traducido y anotado por Isidoro Reguera). Madrid: Gredos, 2017.

Soledad Atienza Valero

Patologías musicales: Beethoven y la sinestesia

La sinestesia

La sinestesia es una forma de percepción sensorial en la que se produce un cruzamiento entre dos de estas modalidades que, de forma conjunta, dan origen a una nueva variedad sensitiva. Por norma general, las personas que poseen este modo de percepción no son conscientes de ello en edades tempranas, dado que se trata de una más de sus herramientas de normalidad perceptiva (Ríos Lago). Las primeras investigaciones sobre la sinestesia se remontan a la escuela pitagórica en Grecia y fue, sobre todo, desde la segunda mitad del siglo XVII, cuando proliferaron las teorías y testimonios sobre la conjunción entre música y color, aunque hubo que esperar hasta 1810, cuando George Sachs describió la sinestesia desde un punto de vista médico, lo que la convertía en la primera definición científica de la misma (Lima 10-12). Posteriormente, Francis Galton publicó *Investigaciones humanas y su desarrollo*, en 1883, con el que introdujo el concepto "sinestesia", como percepción neurológica multimodal, pero fue ya en los años ochenta del siglo pasado cuando Richard Cytowic realizó los primeros estudios neurofisiológicos en Estados Unidos a pacientes sinestésicos, mientras que, paralelamente, en el Reino Unido, trabajaban John Harrison y Simon Baron-Cohen. Desde comienzos del siglo XXI son dos los investigadores más destacados en este campo, los neurólogos Vilayanur S. Ramachandran y Edward M. Hubbard, quienes han ideado una serie de experimentos para la sinestesia (Sacks 178-179. 191-196), sin olvidar a David Eagleman, creador y promotor de *Synesthesia Battery*, en 2005, para detectar variantes sinestésicas. (Cytowic 34)

La sinestesia congénita tiene una base poligenética apoyada en la condición neurológica en la cual, los estímulos de un modo de entrada sensorial producen algún tipo de percepción no solo en el sentido que le es propio, sino que también se ve implicado otro. Este hecho encuentra su razón en genes mutados en varios cromosomas, quizá el cromosoma 16q, lo que conllevaría que algunas estructuras neurales no hubieran llegado a formarse en su totalidad (Day 283). Todo apunta a que, de niños, todos somos sinestésicos[1], pero, con los procesos

---

1 En 1883, en un experimento realizado por el psicólogo Stanley Hall, el 40 % de los niños objeto de estudio mostraban esta peculiaridad en la relación entre color y música (Sacks 194).

de mielinización, que comienzan hacia los seis meses, y el de poda sináptica, se desconectan paulatinamente determinadas conexiones en el cerebro, que, para las personas sinestésicas, se mantienen (Day 283; Ríos Lago) en algunas regiones sensoriales de la corteza no habituales, cuya explicación se hallaría, bien en una diferente constitución cerebral[2], defendido por Cytowic, o bien a unas ramificaciones neuronales de mayor complejidad que implican la activación de la corteza visual con la escucha de sonidos, para Baron-Cohen, esto es, una coactivación o activación simultánea de dos o más áreas sensoriales en el córtex(Acevedo, 2003 4–6; Sacks 179).

El origen etimológico del término "sinestesia" es griego y es el resultado de la conjunción de *aisthesis*, sensación, percepción, y el sufijo *syn*, que significa unido, junto, lo que da como resultado esta singular palabra. La sinestesia es un *quale*, *qualia* en plural, término que en la filosofía de la mente se emplea para designar las cualidades subjetivas de las experiencias humanas y, en el caso que nos ocupa, las sensaciones que son evocadas a través de una modalidad sensorial desencadenan un *qualia* vívido que habitualmente se asocia a otra modalidad, en lo que se denomina percepción concurrente (Gómez Milán & Pérez Dueñas 4. 6; Ramachandran & Hirstein 442). El número de variedades sinestésicas es dispar según los autores, puesto que Day (282) las cifra en torno a las sesenta, mientras que Cytowic (38), apunta que hay más de 150. Una de las formas más habituales en las que se produce es la asociación grafema-color, o lo que es lo mismo, cuando los números o las letras aparecen coloreados, en un porcentaje del 64,9 %, seguido de la sinestesia entre unidades de tiempo y color, en un 23,1 %, y, después, el de sonido y color. En cuanto a la unión sonido/música-color, hay, al menos, diez tipos de sinestesias, las cuales están delimitadas por dos factores fundamentales, los colores y la velocidad con la que estos aparecen, proyecciones de colores que reciben el nombre de fotismos[3], además, estos colores no son elegidos por el sinésteta (Cytowic 18; Day 282–287; Gómez Milán et al. 226; Gómez Milán & Pérez Dueñas 4. 6). Para que se origine una sinestesia son necesarias unas cualidades básicas y estas son así: "Involuntaria y

---

2   El caso de la ceguera es significativo a este respecto porque se ha podido comprobar cómo se forman nuevas conexiones en el cerebro para paliar la falta de visión por medio de la imaginería y conexiones sinestésicas (Sacks 194–195).
3   Estas variedades son las siguientes: sonido de la escala cromática/color; grafema/color (en cifrado americano); frecuencia absoluta (oído absoluto)/color; tonalidad musical/color; acorde (estado fundamental o inversiones de acordes)/color; modos griegos/color; timbre (instrumento)/color; composición completa/color; obras del mismo compositor/color; sonido (musical o no)/color (Day 282–285).

automática. Localizable en el espacio. Consistente y genérica. Duradera. De una importancia emocional" (Gómez Milán et al. 226). A estos requisitos se pueden añadir otros: es idiosincrática, o sea, es percibida de una forma personal y siempre de la misma manera; tiene un funcionamiento unidireccional, es decir, aunque un sonido evoque un color, un color no tiene porqué remitir al mismo sonido, si bien es cierto que los casos bidireccionales también existen; es aditiva, se suma a la percepción normal y no la remplaza ni encubre; unida a la característica de la importancia emocional para quien la experimenta, su percepción es significante y real (Bragança et al. 17). Una de las tipologías más comunes de sinestesia es la que afecta al enlace entre los sentidos auditivo y visual, lo que ocasiona que, con la escucha de un determinado sonido, se proyecte un color en la mente del sinésteta; es lo que se conoce como sinestesia tonal o cromestesia[4] (Sacks 179). No existen muchas personas que posean esa conjunción de sensaciones de forma absoluta en lo que psicólogos y neurólogos han denominado "esterofonía de los sentidos", cuyo porcentaje es mayor en mujeres, 80 %, y que presenta un componente hereditario. Este fenómeno goza de un creciente

---

4   Además de la asociación de las notas de la escala diatónica, cromática, de una tonalidad, o de intervalos, la vinculación puede darse entre sonidos y cada uno de los días de la semana, con números, con letras, e, incluso, que sea el sentido del gusto el que percibe en relación con el sistema auditivo, al igual que cualquiera de estas últimas categorías en relación con colores y no con sonidos; las combinaciones, como se puede observar, son múltiples(Sacks 177–190).

Cytowic (38–40) elaboró una tabla basada en la frecuencia en la que se daba la sinestesia tras el estudio de 1143 personas y, de entre ellas, el porcentaje que exhibía algún tipo en relación con los sonidos o la música era el que sigue a continuación: emociones/sonidos 0,09 %; sabores/sonidos musicales 0,09 %; sonidos ambientales/visión 16,21 %; grafema/sonido 0,09 %; movimiento/sonido 1,05 %; dolor/sonido 0,09 %; personalidades/sonido 0,09 %; sonidos ambientales/sabores 5,00 %; sonidos ambientales/movimiento 0,96 %; sonidos ambientales/temperatura 0,53 %; sonidos ambientales/tacto 4,38 %; sonidos, notas musicales/visión 7,80 %; sonidos musicales/sabor 0,44 %; sonidos musicales/personalidad 0,09 %; sonidos musicales/temperatura 0,09 %; sonidos musicales/visión 18,05 %; olor/sonido 0,44 %; temperatura/sonido 0,09 %; unidades de tiempo/sonido 0,09 %; tacto/sonido 0,35 %; visión/sonido 3,07 %. En consecuencia, se advierte que despuntan sobre las otras formas de percepción los sonidos musicales y sus proyecciones visuales, al 18,05 %, seguida de los sonidos ambientales y sus respectivas proyecciones visuales, en un 16,21 %, notas musicales y la vista, con un 7,80 %, sonidos ambientales y sabores, al 5,00 %, sonidos ambientales y tacto, en un 4,38 %, visión que lleva a la escucha de sonidos, al 3,07 %, y movimiento que conduce a la escucha de sonidos, en un porcentaje del 1,05 %.

interés en los últimos años precisamente por su conexión entre la implicación de los diferentes mecanismos cerebrales que se activan en esta percepción, y el proceso de la emoción[5]. (Acevedo, 2003, 3–5; Ríos Lago)

El caso de beethoven

Al mismo tiempo que en estas páginas nos ocupamos de la interesante historia clínica y psiquiátrica de Ludwig van Beethoven, también lo hacemos de su peculiar variedad sinestésica. Como es sabido, el compositor nació en Bonn (Alemania), el 16 de diciembre de 1770, y tuvo como compañera de viaje durante gran parte de su vida a la sordera, motivo que no le impidió seguir componiendo hasta sus últimos días. Además de este trastorno, que retomaremos más adelante, en la historia clínica de Beethoven se atestiguan otro tipo de problemas fisiológicos y psicológicos; entre los primeros, se hallan patologías de índole digestiva[6] y hepática, oculares[7] y respiratoria, y pese a que las enfermedades le acompañaron durante toda su vida, algunas de ellas son de causa desconocida a día de hoy. En cuanto a los segundos, la impronta de la sordera favoreció su desarrollo, entre ellos se detectan la depresión, una baja autoestima, labilidad emocional, negligencia consigo mismo, aislamiento, melancolía, hipocondría, ideas paranoides y pensamientos suicidas. De niño, el pequeño Ludwig padeció viruela, lo cual le dejó algunas cicatrices en el rostro, y sufrió enfermedades de repetición en las vías respiratorias, en las que subyacía un asma bronquial[8]. La historia clínica de Beethoven puede dividirse en tres períodos, que coinciden,

---

5   Para diferenciar los dos fenómenos, los expertos se refieren a analogía intermodal, que hace referencia a una manifestación perceptiva similar, cercana a la sinestesia literaria, pero de origen emocional y no neurológico, que engendra sensaciones múltiples y subjetivas. No hay que confundir tampoco la sinestesia con la metáfora sinestésica procedente del *ornatus* de la retórica y empleada en los textos literarios u otro tipo de combinaciones perceptivas características de diferentes órganos sensoriales, ya que la sinestesia tiene una base neurológica, mientras que los fundamentos del resto son de carácter asociativo, incluso se pueden emplear las drogas para inducir estados sinestésicos (Acevedo, 2003, 3–5; Gómez Milán & Pérez Dueñas 18; Ríos Lago).
6   Estos comenzaron a manifestarse entre 1790 y 1795 (Llanos 51).
7   Parece ser que estaba aquejado de miopía y presbicia, con 4 y 3 dioptrías de graduación, respectivamente (Llanos 51. 58).
8   Tanto su padre como la madre de este eran alcohólicos, causa del fallecimiento de ambos, mientras que su madre y su hermano menor murieron afectados de tuberculosis(Kauffman-Ortega & Valdovinos-Díaz 375; Miranda 91).

grosso modo, con sus tres etapas compositivas: la primera, hasta 1802, aproximadamente, la segunda, desde esta fecha hasta 1815, cuando sus problemas auditivos se agravaron y, la última, la de sus últimos quince años de vida, en los que la sordera se hizo total y aparecieron otros problemas graves, como la enfermedad hepática, dolores articulares o ictericia(Kauffman-Ortega & Valdovinos-Díaz 375–377; Kubba & Young 167–168; Llanos 50–51; Mackowiak 392; Miranda 91–93).

La sordera de Beethoven es, a día de hoy, parte inseparable del genio y encierra, al igual que este, un enigma, puesto que su etiología no está aún clara. Los primeros síntomas de pérdida de audición en el oído izquierdo aparecieron en torno a 1796[9], que se agudizó entre 1798 y 1799, y que, entre 1801 y 1802, desencadenaron una verdadera crisis acompañada de *tinnitus*, zumbidos y molestos ruidos que, en origen, afectó a la escucha de las frecuencias agudas, y que, con el paso de los años, le llevaron a la pérdida total de audición con 47 años. La sordera se agravó desde 1812 y, para 1817, ya no podía escuchar música, época para la que empezó a emplear una trompetilla y unos cuadernos de conversación para comunicarse, no obstante, para 1824, fecha en la que estrenó su *Novena Sinfonía* ya no podía oír[10]. Los numerosos diagnósticos diferenciales formulados poseen una base neurosensorial, entre ellos destacamos los que parecen ser los más sustentables: en primer lugar, un consumo excesivo de plomo, dado que en sus huesos y cabello se encontraron restos ingentes de este material, más de cien veces mayor a lo habitual; en segundo lugar, síndrome de Cogan, que, igualmente, encuentra correspondencias con la enfermedad inflamatoria intestinal idiopática y puede ser causa de artritis; en tercer lugar, la enfermedad de Paget, que produce un crecimiento anormal del estribo, con lo que no es posible transmitir el sonido, lo que concuerda con el engrosamiento del cráneo en el hueso frontal, cefalea y *tinnitus*. Además de estas posibles causas, algunos autores se han remitido a otras, menos probables, como el maltrato de su padre siendo niño, la sífilis, la otosclerosis, la brucelosis, la tuberculosis o la sarcoidosis, incluso, el propio Beethoven y su círculo barajaban posibles opciones, como sus problemas digestivos, el tifus, haberse calado hasta los huesos tras

---

9 Aunque fue el oído derecho el que perdió la audición total en primer lugar.
10 Es célebre la anécdota en la que, al terminar la dirección de su *Novena Sinfonía* el día de su estreno, el compositor continuaba agitando los brazos en el aire, ignorando la ovación del público hasta que una de las contraltos del coro fue quien advirtió al Maestro (Miranda 92–93). De hecho, Beethoven se había retirado de la dirección en 1822 cuando aceptó que sus limitaciones auditivas no le permitían desempeñar esta tarea (Kubba & Young 168).

sorprenderle la lluvia mientras componía, el reuma, una presunta debilidad de los canales auditivos, o, de carácter más psicológico, como el hecho de sentirse frustrado y la ira[11](Kauffman-Ortega & Valdovinos-Díaz 375-376; Kubba & Young 167-168; Llanos 58-66; Miranda; 92-93; Solomon 141-143).

En lo que respecta a sus dolencias físicas subrayamos solo las más relevantes a nuestro juicio por su intensidad y/o extensión a lo largo del tiempo. Entre los 17 y los 22 años, tras la muerte de su madre, comenzaron sus padecimientos digestivos, cuyos dolores se veían incrementados en episodios depresivos y de estrés, pero, parece ser que, además de aliviarse con algunas medicinas o baños en el Rin, mejoraban con el alcohol. Con los datos de su autopsia se ha podido concluir que, lo más probable, es que padeciera enfermedad inflamatoria intestinal o síndrome del intestino irritable[12], acompañada de una más que probable pancreatitis crónica derivada del consumo de alcohol, vino, principalmente. Por otra parte, las dolencias hepáticas comenzaron a manifestarse cuando contaba con 51 de edad, con un posible diagnóstico asociado también al exceso de alcohol, que derivaron en una cirrosis hepática que le condujo a acabar sus días, tal y como desveló su autopsia. Falleció el 26 de marzo de 1827[13] y sus restos fueron exhumados dos veces, en 1863 y en 1888, aunque no sirvió para solucionar los misterios en cuanto a su salud que habían quedado sin resolver (Erfurth 387; Kauffman-Ortega & Valdovinos-Díaz 376-378; Kubba & Young 167-170; Llanos 51-52. 58-66; Mackowiak 390; Mai 259-262; Miranda 91. 93-95; Solomon 341-342).

La bibliografía en cuanto a las dolencias de tipo psicológico que Beethoven pudo padecer son mucho menos numerosas que las que se refieren a sus problemas de salud física, lo cual podemos atribuirlo a que durante la época en la que el compositor vivió no existían las definiciones que a día de hoy tenemos para determinados síndromes y trastornos y, por otra parte, para la psiquiatría moderna resulta difícil precisar un diagnóstico sin poder observar al paciente, son meras conjeturas (Erfurth 382-383). A lo largo de los años de vida del compositor se alternaron episodios depresivos con períodos de mayor energía,

---

11 Beethoven creía que su sordera se la había provocado él mismo con su propia cólera (Solomon 144-145).
12 Pese a que se ha apuntado hacia otros diagnósticos como colitis ulcerosa o una posible enfermedad de Crohn (Miranda 94-95).
13 A su funeral acudió una gran multitud, más de diez mil personas, incluso hasta el triple, entre las que se encontraba Schubert, su favorito y heredero musical declarado, quienes acompañaron el cortejo fúnebre el 29 de marzo de 1827, para despedirle desde su domicilio hasta la iglesia de la Trinidad y, posteriormente, al Cementerio de Währing, en Viena (Solomon 341-342).

irritabilidad e ira, pensamientos suicidas y violencia contra sí mismo, especialmente. De hecho, los trastornos bipolar y límite de personalidad, que también se postularon, quedan excluidos en favor de un comportamiento hipertímico, personalidad que encajaría con la de Beethoven, con cierta conexión con el trastorno bipolar, caracterizado por una necesidad de atención y en el que se alternan periodos de euforia y gran creatividad, resiliencia, con otros depresivos, lo que le pudo llevar a una mayor ingesta de alcohol. El consumo de alcohol frecuente puede acarrear problemas de estado anímico, si bien, hay que añadir que los hábitos de Beethoven podrían haber sido patológicos, además de que se da un componente genético en este trastorno, entre el 40-60 %, y, la historia familiar de dependencia está presente en su padre y en su abuela[14]. Se considera, igualmente, la posibilidad de que el genio de Bonn aumentase el consumo como parte del proceso creativo, pero, si lo hizo con esta intención, bien es cierto que esta dolencia no se ve reflejada en su obra; el alcohol acortó su vida, dadas las evidencias halladas en su autopsia, pero no afectó a sus creaciones. Tanto es así que, según la definición de trastorno por abuso de alcohol de la *American Psychiatric Association in its Diagnostic and Statistical Manual of Mental Disorders*, Beethoven exhibía varios de los síntomas conducentes a un trastorno severo causado por este (Erfurth 384-387; Ferreira-García, Nardi & da Mota 273-274; Wien 2).

La actividad física, por otra parte, podría actuar como protección frente a enfermedades de etiología psicológica, debido a que produce un incremento en la secreción de dopamina, lo que conlleva una sensación de satisfacción que podría haber sido de utilidad, como contrapunto al abuso de alcohol, y Beethoven tenía el hábito de caminar todas las mañanas, acompañado por las Musas, como él afirmaba, en su profunda necesidad de conexión con la Naturaleza (Ferreira-García, Nardi & da Mota 273-274). Ante un diagnóstico sobre algún tipo de trastorno mental, sería más plausible pensar en que las dolencias psicológicas del compositor fueron producto, además del alcoholismo, de su sordera, ya que, la enfermedad le causó una pérdida de autoestima, desmoralización, ira y un estado anímico deprimido, lo que podría llevar a un diagnóstico de depresión con ideas suicidas o trastorno adaptativo. Sin embargo, dado su temperamento sería más razonable sugerir que le aquejaba una crisis existencial acompañada de ansiedad más que un trastorno depresivo mayor, al menos en 1802, cuando redactó su conocido testamento de Heiligenstadt, de lo cual puede deducirse que sus obras mayores se compusieron en este periodo y los años sucesivos, pese a que, desde la perspectiva actual, bien podría tratarse de

---

14   Su abuelo paterno, Ludovico (1712-1773), regentaba un negocio de vinos (Erfurth 387).

una depresión moderada, cuyos síntomas se habrían mitigado con antidepresivos, lo que podría haber repercutido negativamente en su capacidad creativa. No obstante, aunque el compositor manifestase este tipo de comportamientos depresivos e ideas suicidas, en sus propios escritos hay atisbos de esperanza, puesto que él mismo es consciente de su misión creadora y de su condición privilegiada (Wein 1-3).

Beethoven y la sinestesia

Frente a otros destacados compositores, son escasas las referencias a una variante sinestésica en Beethoven. Pese a ello, hay indicios de que podría presentar una variante de cromostesia, dado que según Marks (314-315), la escala de Si menor mostraba una tonalidad negra para él, además, parece ser que, pocos días antes de su muerte, le confesó a Franz Schubert que, al pulsar las teclas del piano veía colores y, no solo eso, sino que los objetos que se encontraban en su habitación producían notas musicales (Arenas; Beltrando, Dacciavo & Fernández). Más allá de estas referencias hay otra interesante variedad de sinestesia a la que aún no habíamos aludido y que, en el caso de este compositor, le asistió durante todos los años en los que la sordera se convirtió en su compañera (Arenas; Beltrando, Dacciavo & Fernández; Güell 19; Narbona), y que el propio genio explica a Schubert en su postrera visita (Güell 19-20):

> Además, ser sordo me ha regalado el don de la sinestesia. La conjunción de los sentidos, la asimilación de diferentes sensaciones en un mismo acto perceptivo. En mi interior puedo visualizar la música antes de componerla y a partir de ella creo imágenes que reúnen múltiples impresiones. La capacidad de percepción conjunta está presente en toda mi obra. Muy pronto, mientras componía los *Tríos para piano* op. 1., empecé a sentir los efectos devastadores de mi sordera. Mis últimas obras: la *Novena Sinfonía*, la *Misa Solemne* y la *Gran Fuga*, son quizás los ejemplos más claros de sinestesia. Me alegra mucho que hayas podido experimentarlo. El mundo conseguirá también comprender. Hace falta esperar.

En este tipo sinestésico entrarían en juego unos componentes de especial relevancia: la memoria, unida a un buen oído musical, la red de imaginería musical y las emociones (Bragança et al. 22). Cuando una pieza musical se aprende es incorporada al repertorio de nuestra memoria musical y esto facilita su interpretación automática, dado que nuestro cerebro la ha memorizado, pero no solo se trata de una memorización a nivel cognitivo, ya que, este proceso mnemotécnico exige la intervención conjunta de memoria auditiva, visual y motora, que serán extrapolados a la interpretación instrumental/vocal. El conjunto de composiciones que recordamos conforman nuestro léxico musical, gracias al que, aunque no nos acordemos con todo lujo de detalles de una pieza, somos capaces de identificarla (Soria-Urios et al. 47–49). Relacionado con la memoria musical y la sinestesia nos encontramos ante el fenómeno del oído absoluto, don que todo parece indicar que poseyó Beethoven, y que se trata de la capacidad extraordinaria de memoria auditiva solo desarrollada en músicos profesionales que habrían iniciado sus estudios musicales antes de los 9–12 años, con 1 entre 10.000 personas, y que son capaces de distinguir la altura de un sonido sin contar con ninguna referencia. Gracias a la fMRI, *functional Magnetic Resonance Imaging* (imagen por resonancia magnética funcional), se ha podido constatar cómo el oído absoluto y la sinestesia tono-color comparten el mismo mecanismo potenciado de activación sensorial, que nutre la experiencia auditiva en el oído absoluto y la experiencia visual en la sinestesia (Loui et al. 5; Soria-Urios et al. 46).

La imaginería musical consiste en la imaginación de la música en nuestra mente, ya sea bien porque recordamos una melodía o porque nos imaginamos tocando un instrumento. Estas concomitancias suceden porque en el cerebro, las zonas que se encargan de percibir y de ejecutar el sonido, son las mismas, y, sintetizando, estas son el córtex auditivo y el córtex frontal (Soria-Urios et al. 48). Por otro lado, es un hecho aceptado y avalado por la comunidad científica que la música es capaz de originar en nosotros respuestas de tipo emocional, de mover nuestros afectos, en la terminología del Barroco. La música transmite información emocional y, como otro estímulo de esta clase, induce cambios fisiológicos. A pesar de que el procesamiento de la música y de las emociones que esta evoca no son las mismas, ambos fenómenos, música y emoción, comparten estructuras cerebrales, entre las que sobresale el sistema límbico. La amígdala y el córtex orbitofrontal se conectan de manera recíproca y, del mismo modo, están interconectadas con representaciones corticales de todas las modalidades de tipo sensorial, lo que da como resultado un circuito funcional con información sensorial. Se han postulado también conexiones entre la red de imaginería, no específicamente musical, con la sinestesia, que sería el resultado de una poda sináptica defectuosa, o, mejor dicho, fortificada, causa potencial de la mejora de la imaginería eidética visual, pero que podría darse, de igual modo, en otras variedades sinestésicas. (Brang & Ramachandran 173; Soria-Urios et al. 48–49)

Entre todas las partituras beethovenianas, si hay una esencialmente bucólica y vinculada con la Naturaleza, que tan querida era para el genio, esa es la *Sexta Sinfonía*, op. 68, si bien es cierto que se encuadra en su segunda etapa compositiva, estrenada en 1808, quizá en un intento de plasmar su imagen de la Naturaleza como reflejo de su mundo interior que comenzaba a desmoronarse fruto de sus problemas auditivos. De todas sus partituras sinfónicas, esta destaca sobre las demás por su alegría, ternura, dulzura, serenidad y optimismo, hasta un cierto punto naif, si la comparamos con otras composiciones contemporáneas del propio autor, como la *Quinta*, en las que trabajó a la par, en lo que, para nada, aparenta ser la creación de una persona con algún trastorno de índole depresiva. En esta composición pionera del género programático, además de por el hecho de ampliar su número de movimientos de cuatro a cinco, tanto la propia sinfonía, subtitulada *Recuerdos de la vida campestre*, como cada uno de estos movimientos tienen un título que el mismo Beethoven les dio[15].

Pero ¿cómo podemos rastrear en esta obra la existencia de la sinestesia? Vamos a explicarlo mediante dos hitos significativos que desembocan en una misma idea principal: la omnipresencia y magnificencia de la Naturaleza que tan bien amada era para Beethoven; en primer lugar, por la tonalidad general que domina la obra, Fa Mayor. Desde la Teoría del *Ethos* griega, por la que a cada uno de los modos musicales se les asociaba unas cualidades perceptibles que podían influir en los ánimos de quien los escuchaba, en el Barroco floreció una reinterpretación del *Ethos* griego en la teoría de los afectos, por medio de la cual los principales teóricos de la época atribuían diferentes características a cada una de las tonalidades musicales a imagen del *Ethos* griego, si bien no había unanimidad de criterios y cada uno de los tratadistas tenía sus propias ideas al respecto. Como vimos al citar las diferentes modalidades sinestésicas, una de ellas es la que vincula colores a las tonalidades musicales, pero, en el caso concreto de Beethoven podría ser que esta tonalidad fuera la representación, el reflejo de la Naturaleza como tal. Curiosamente, su sonata n.º 5 para violín y piano, estrenada en 1802[16], se subtituló *Primavera*, en esta ocasión no por Beethoven, sino por uno de sus editores, y también está compuesta en esta tonalidad, obra que sobresale por unos tintes bucólicos similares a los que hacíamos referencia para la *Sexta*, caracterizada por un lirismo relajado, una tranquilidad y dulzura sin el dramatismo y patetismo tan típicos de la escritura beethoveniana, que no parecen tener cabida en estas[17]. Por otro lado, el segundo

---

15 El nombre de cada uno de los movimientos es el siguiente: *Erwachen heiterer Empfindungen bei der Ankunft auf dem Lande* (Despertar de alegres sentimientos al encontrarse en el campo); *Szene am Bach* (Escena junto al arroyo); *Lustiges Zusammensein der Landleute* (Animada reunión de campesinos); *Donner und Sturm* (Truenos y Tormenta); *Irtengesang. Frohe und dankbare Gefühle nach dem Sturm* (Himno de los pastores. Alegría y sentimientos de agradecimiento después de la tormenta). (Wyn Jones 1–2)

16 Por consiguiente, correspondiente a su primera etapa compositiva, mientras que la *Sexta Sinfonía*, está circunscrita en la segunda, como ya indicamos.

17 Salvo compases puntuales, como en la *Tormenta* de la *Sexta*, que bien poco tienen que ver si nos remitimos tan solo a las primeras frases de la *Quinta*, su coetánea.

de los términos a los que hacíamos mención en líneas anteriores es el empleo de recursos que propiamente imitan a la Naturaleza, que impregnan toda la obra, y que alcanzan su apogeo en el segundo movimiento, sin olvidarnos, de nuevo, de la *Tormenta*, como fenómeno natural en sí mismo. Este segundo movimiento, que recibió el nombre de "Escena junto al arroyo", está escrito en un compás de 12/8, con subdivisión ternaria, que pretende imitar el movimiento, incluso el balanceo, de las calmadas aguas (Imagen 1), al igual que del canto característico de varias aves que Beethoven incluyó en su partitura: el cuco, la perdiz, el ruiseñor y el jilguero (Imagen 2), los dos primeros transcritos de forma literal a como es su canto en la Naturaleza y, los dos últimos, en lo que podríamos llamar una adaptación musical satisfactoria, dada su imposibilidad de transcribir con sonidos o medidas musicales que sean su fiel reflejo.

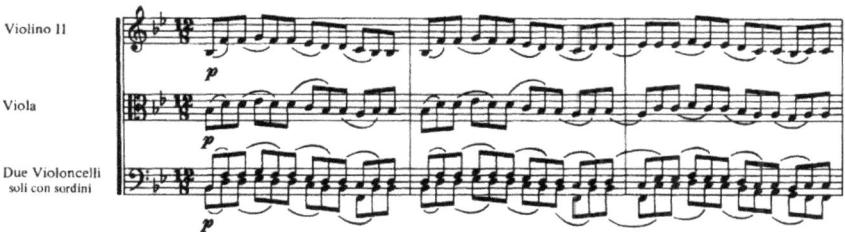

Imagen 1. Compases 1 a 3 de "Escena junto al arroyo" en el que se aprecia el ritmo de subdivisión ternaria que emula el vaivén de las aguas calmadas. (Jander 515)

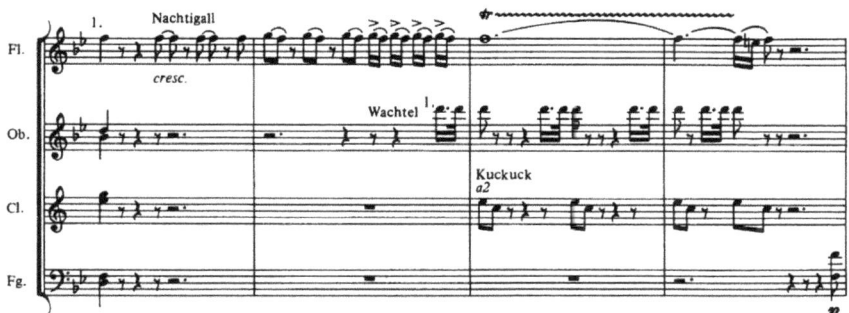

Imagen 2. *Compases 129 a 132 de "Escena junto al arroyo". En el pentagrama superior, una flauta imita al ruiseñor; en el inmediatamente inferior, un oboe, a la perdiz; y, por último, dos clarinetes al cuco. (Jander 509)*

De esta manera, quedaba plasmado lo que ya no podía oír, como le habría indicado a su biógrafo, Anton Felix Schindler, cuando en abril de 1823 acompañó al genio de Bonn a un paseo campestre por Heiligenstadt, lugar donde se había inspirado para su "Escena del arroyo", y donde preguntó al autor de su biografía si era posible escuchar los jilgueros, que, aun no citados de forma explícita por el compositor, a diferencia de las otras tres especies de aves, tienen una presencia prominente a lo largo de este segundo movimiento por medio de un arpegio ascendente en una figuración de semicorcheas, semejante a la que se advierte en *Il Gardellino* de Antonio Vivaldi, su presunto punto de partida (Imagen 3)[18] (Grove 14-15; Jander 508-529).

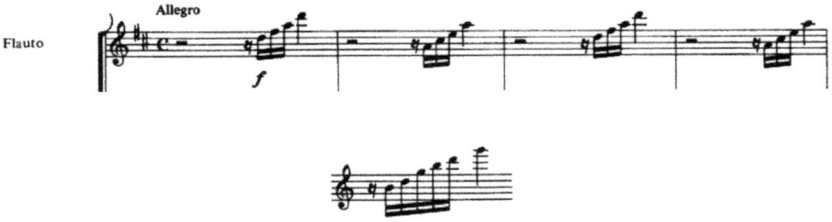

Imagen 3. *En el registro superior, primeros compases de la flauta solista del concierto "Il Gardellino", de Antonio Vivaldi; en el inferior, arpegio ascendente que representa el canto del jilguero en la "Sexta Sinfonía".* (Grove 15; Jander 520-521)

Conclusiones

Ludwig van Beethoven era consciente de sus limitaciones humanas, pero, estaba al servicio de algo más grande, de la Providencia y, por encima de todo, del

---

18 En algunos compases, es de seis semicorcheas ascendentes y una negra (esta puede encontrarse igualmente en el registro grave), pero también aparece con cinco o incluso cuatro semicorcheas. Se cree que Beethoven se basó para esta figuración en el concierto para flauta de Vivaldi, *Il Gardellino* (El Jilguero), por lo tanto, las similitudes, son más que evidentes, además de que emplea un despliegue ascendente del acorde similar, sin olvidarnos, de igual modo, de la *Primavera* de los cuatro conciertos para violín que componen las *Cuatro Estaciones* del italiano. El empleo de recursos que simulan el canto de varias aves en esta partitura fue fuente de críticas por parte de los contemporáneos al compositor, mas deben entenderse con un cierto tono de burla, dado el carácter bromista del mismo Beethoven (Grove 14-15; Jander 518-524).

arte: vivía y existía para sus creaciones y su obra trascendió más allá del compositor. El espíritu del Romanticismo, del que, sin lugar a dudas, se encontraba imbuido, pudo acrecentar sus padecimientos: la soledad del genio creador, en su caso incrementada por el aislamiento de su falta de audición, le arrastraron, como puede resultar obvio a nuestras mentes del siglo XXI, a este tipo de problemas de tipo psicológico. En cuanto a los posibles diagnósticos sobre patologías mentales de Beethoven, de la única que podemos tener certeza a día de hoy, son los síntomas asociados al alcoholismo, lo demás son meras presunciones. Es más, sabemos que ese abuso del alcohol fue, a su vez, una de las causas de sus problemas digestivos, hepáticos, pancreáticos y nefrológicos, o, si no fue el origen, evidentemente los agravó hasta llevarle a la muerte. Por otra parte, él mismo era consciente de esta condición especial que le confirió la sordera y que, en contrapartida, no fue otra que haber sido bendecido con la sinestesia, curiosa, lo menos, esta visión de Beethoven cuando, en su época, aún no poseía una definición clara y sí unas condiciones de dudosa reputación, con lo cual, demuestra que el genio creador no fue tan solo un innovador en lo que a composición musical se refiere, sino que también podría haber estado al tanto de las investigaciones de Sachs, o Goethe, con quien sabemos que mantenía relación.

No obstante, nuestro propósito es que estas páginas sean el comienzo de una investigación más profunda sobre las percepciones sinestésicas de Beethoven que se sustentan en una procedencia de la música de orden interno, que emana del interior, sin necesidad de escucha alguna ni referente físico, en la que la memoria musical, unida al oído absoluto, la imaginería musical y las emociones, hicieron las veces de medicina para paliar su sordera. La ciencia avala que cuando un órgano sensorial ve sus capacidades perceptivas disminuidas, otro tiene un mayor desarrollo y, quizá, para Beethoven, no fue otro de los sentidos el encargado de asumir esta parte de la que había sido privado, sino que, de alguna forma, su cerebro se adaptó, reestructuró y perfeccionó de tal manera para no dejarnos privados de sus excepcionales composiciones.

Bibliografía

Acevedo, María. "La percepción sinestésica. Vínculos entre lo auditivo y lo visual". *Música y Educación* 56 (2003): 109–121.

Arenas, Isabel-Cristina. "Xavier Güell: La música sobre la palabra". *Continuidad De Los Libros*. Web. 27 Feb. 2022.

Beltrando, M., Pablo Dacciavo y Gabriel Fernández. "Escuchar en colores". *DiscoCuadrado*. Web. 27 Feb. 2022.

Bragança, Guilherme Francisco F., João Gabriel Marques Fonseca, and Paulo Caramelli. "Synesthesia and music perception." *Dementia & Neuropsychologia* 9 (2015): 16-23.

Brang, David, and Vilayanur S. Ramachandran. "Visual field heterogeneity, laterality, and eidetic imagery in synesthesia." *Neurocase* 16.2 (2010): 169-174.

Cytowic, R. E. *Synesthesia: A union of the senses*. Massachusetts, MIT Press. 2018. ePub Version 1.0.

Day, Sean A. "Regarding types of synesthesia and color-music art." *СИНЕСТЕЗИЯ: СОДРУЖЕСТВО ЧУВСТВ И СИНТЕЗ ИСКУССТВ* (2008): 282-288.

Erfurth, Andreas. "Ludwig van Beethoven—a psychiatric perspective." *Wiener Medizinische Wochenschrift* 171.15 (2021): 381-390.

Ferreira-García, Rafael, Antonio Egídio Nardi, and Marleide da Mota Gomes. "Ludwig van Beethoven: psychosocial determinants of mental health." *Jornal Brasileiro de Psiquiatria* 70 (2021): 273-274.

Gómez Milán, E., et al. "Neurotermografía y termografía psicosomática." *Granada [ES], Ediciones Fundación Internacional Artecittà* (2015).

Gómez Milán, E. & Carolina Pérez Dueñas. "Capítulo 17. Sinestesia". El rompecabezas del cerebro: la conciencia. (2007): 1-23.

Grove, George. "The birds in the Pastoral Symphony." *The Musical Times and Singing Class Circular* 33 (1892): 14-15.

Güell, X. *La Música de la Memoria*. Barcelona, Galaxia Gutemberg S. L., 2015.

Jander, Owen. "The Prophetic Conversation in Beethoven's "Scene by the Brook"." *The Musical Quarterly* 77.3 (1993): 508-559.

Kauffman-Ortega, E., & M. A. Valdovinos-Díaz. "In memoriam Ludwig van Beethoven. Historia clínica y posibles diagnósticos del genio de la composición musical en el silencio." *Revista de Gastroenterología de México* 85.4 (2020): 375-378.

Kubba, Adam K. & Madeleine Young."Ludwig van Beethoven: a medical biography." *The Lancet* 347.8995 (1996): 167-170.

Lima, Eduardo Sola Chagas. "Cross-sensory experiences and the enlightenment: music synesthesia in context." *Revista Música Hodie* 19 (2019).

Llanos López, Osvaldo. "Las enfermedades de Ludwig van Beethoven." *ARS Medica. (Santiago)* (2007): 49-66.

Loui, Psyche, Anna Zamm, and Gottfried Schlaug. "Absolute pitch and synesthesia: two sides of the same coin? Shared and distinct neural substrates of music listening." *ICMPC: Proceedings/edited by Catherine Stevens…[et al.]*.

International Conference on Music Perception and Cognition. NIH Public Access, 2012.

Mackowiak, Philip A. "François Martin Mai, Diagnosing genius: the life and death of Beethoven". *Journal of the History of Medicine* 63 (2008): 390-393.

Mai, François MM. "Beethoven's terminal illness and death." *Journal-Royal College of Physicians of Edinburgh* 36.3 (2006): 258-263.

Marks, Lawrence E. "On colored-hearing synesthesia: cross-modal translations of sensory dimensions." *Psychological bulletin* 82.3 (1975): 303-331.

Miranda, Marcelo. "Ludwig van Beethoven, el genio de Bonn atormentado por sus enfermedades: su historia médica." *Revista médica de Chile* 146.1 (2018): 91-95.

Narbona, Rafael. "Xabier Güell: La Música de la Memoria". *El Imparcial*, 15 Aug. 2015. Web. 27 Feb. 2022.

Ramachandran, Vilayanur S., and William Hirstein. "Three laws of qualia: What neurology tells us about the biological functions of consciousness." *Journal of Consciousness Studies* 4.5-6 (1997): 429-457.

Ríos Lago, Marcos. "Cuando la música tiene color o el sonido tiene sabor". Ed. M.ª Teresa Pérez Albéniz Martínez. *Serie Formación Continua en Radio 3*, 03 Oct. 2013. CanalUNED.es. Web. 20 Jan. 2022.

Román, Alejandro. *Análisis Musivisual: Guía de Audición y Estudio de la Música Cinematográfica*. Madrid, Visión Libros, 2017.

Sacks, Oliver W. *Musicophilia. Tales of Music and the Brain*. Londres, UK: Picador, 2011.

Solomon, Maynard. *Beethoven*. New York: Schirmer Trade Books, 2012.

Soria-Urios, Gema, Pablo Duque, and José M. García-Moreno. "Música y cerebro: fundamentos neurocientíficos y trastornos musicales." *Revista de neurología* 52.1 (2011): 45-55.

Wein, Simon. "What if Beethoven had been given an SSRI with a benzodiazepine chaser?." *Palliative & Supportive Care* (2021): 1-3.

Wyn Jones, David. *Beethoven. Pastoral Symphony*. USA, Cambridge University Press, 1995.

Susana Gómez-Redondo

Juan R. Coca

María Yolanda Ahedo

Montserrat Cabrejas

Ana María Santamaría

Entorno y barreras socioeducativas del alumnado con enfermedades raras: una aproximación a la visión de las familias[1]

1. Introducción y justificación

Estas páginas recogen una aproximación exploratoria y descriptiva a las percepciones que las familias con enfermedades raras (ER) tienen sobre el contexto socioeducativo y sus experiencias en él. El estudio, de carácter aproximativo, se enmarca en una investigación más extensa, destinada a detectar las barreras y los facilitadores que el entorno próximo, especialmente el escolar, impone u ofrece a dicho colectivo. Así, se exponen los primeros resultados de un trabajo cuya finalidad es contribuir a la inclusión social y educativa del alumnado con una patología poco frecuente. Se trata, por tanto, de una investigación a caballo entre los aspectos personales de dicho alumnado y sus familias (microsistema) y los aspectos funcionales del ambiente que les rodea (mesosistema). El objetivo es que, a medio y largo plazo, los resultados se inserten en un abordaje más amplio (macrosistema), de vocación transformadora.

Las ER presentan grandes divergencias en los tratamientos, la complejidad, las interacciones moleculares, los posibles efectos psicológicos, las consecuencias sociales, etc. (Berman). A esto se une el contexto y los componentes subjetivos e intersubjetivos de la persona y la familia. Gómez-Redondo *et al.* han

---

1 Este trabajo se encuentra enmarcado en el *Estudio de necesidades socioeducativas de los menores con enfermedades raras,* acuerdo de colaboración entre Creer y UNISSER. Parte del mismo forma parte del proyecto de investigación titulado *Detección de necesidades socioeducativas para la inclusión de las personas con Enfermedades Raras* (Proyemer- 2021–62), financiado por la Universidad de Valladolid.

mencionado la dificultad taxonómica de la investigación socioeducativa en torno a las ER. Se trata de un fenómeno con una enorme diversidad de síndromes, contextos y problemáticas sanitarias y sociales. De ahí las dificultades epistemológicas de utilizar el concepto de ER como categoría lógica. En este sentido, el abanico de condicionantes y experiencias, unido a las diferencias en las percepciones sobre las barreras y/o facilitadores (sociales y/o autoimpuestas) de las personas y su entorno, convierte, pues, el objeto de estudio en un reto epistemológico.

Una enfermedad tiene baja prevalencia (es poco frecuente o *rara*) cuando la tienen menos de un determinado número de personas. En Europa se consideran ER aquellas patologías cuya prevalencia está por debajo de 5 de cada 10.000 personas, fijándose en 7,5 en los Estados Unidos y en 4 en Japón o Australia. Según datos del portal sobre enfermedades raras y medicamentos huérfanos Orphanet, se estima que existen más de 7.000 ER, de las cuales se han identificado hasta el momento 6.172. De estas, solo un 5 % cuenta con tratamiento en la actualidad. A pesar de esta heterogeneidad, 1 de cada 17 personas tiene una, lo que se traduce en más de trescientos millones de personas en el mundo. Solo en la Unión Europea, el porcentaje oscila entre el 6 y el 8 % de la población, es decir, de 27 a 36 millones de habitantes (Comisión Europea). En España este número es de tres millones de personas (FEDER/Creer). Ahora bien, este rango podría estar infravalorado (Berman), puesto que existe un conjunto de personas con patologías no diagnosticadas, sospechosas de ER o con diagnósticos en espera de confirmación o erróneos. Además, lo que en una parte del mundo es *raro* (poco prevalente) en otra puede no serlo, y en el conjunto se incluyen enfermedades cuya prevalencia o, si se nos permite el término, *raridad*, es muy diversa (raras, en proceso de no serlo, ultrarraras, etc.).

El 28 de febrero de 2021, Día Mundial de las ER, Juan Carrión, presidente de la Federación Española de Enfermedades Raras (FEDER), recordaba que la mitad de las familias con una ER han de esperar más de cuatro años para lograr un diagnóstico, en tanto que un 20 por ciento aguarda más de una década (RTVE). Además, Carrión denunciaba la inequidad en los cribados neonatales entre las comunidades autónomas (algunas no alcanzan el mínimo de diez que establece el Ministerio en tanto que otras incluyen hasta cuarenta), así como la desigualdad en el acceso a medicamentos huérfanos.

Sin embargo, y a pesar de tales discrepancias, podemos concluir que, bajo el término 'paraguas' de *raras*, se engloban patologías en su mayor parte genéticas, tendentes a la cronicidad y muchas veces muy limitantes (ya sea en el área cognitiva, motora, sensorial, multidiscapacitantes…), que pueden llevar aparejadas alteraciones severas en el lenguaje y la cognición, así como un deterioro en la autodeterminación y la calidad de vida. De esto se deduce que las personas y familias con una ER forman un colectivo que comparte necesidades sociosanitarias específicas (Seco y Ruiz), y que enfrenta desigualdades y carencias estructurales sociales, desconocimiento, aislamiento (o dispersión) y rechazo (FEDER).

Desde el punto de vista sanitario, el corpus ha crecido considerablemente en las últimas décadas, insistiendo en que las ER representan uno de los mayores retos de investigación (Sánchez-Valverde y García) de este siglo. Es obvio que el esfuerzo en este sentido es urgente. No obstante, la investigación social y la interdisciplinariedad en el aporte de soluciones a estas personas y sus familias son evidentes. Al fin y al cabo, Tumiene y Graessner indican que la falta de atención a las necesidades de esta población genera exclusión social, disminución de la salud mental y de la calidad de vida. Incluso puede llegar a afectar negativamente a la vida personal y profesional, así como a la situación socioeconómica de las personas con ER y sus familias (Castro *et al.*, Tumiene y Graessner). Por esta razón, Castro *et al.* consideraron que era fundamental proporcionar una acción integrada y del tipo de "ventanilla única" a este colectivo. De esto se deduce que la complejidad del fenómeno trasciende el ámbito biomédico, para demandar trabajos y propuestas de corte social y educativo.

Los estudios ENSERio (FEDER/Creer) de 2009 y 2017 insisten en la necesidad de una atención integral en educación, con apoyos y adaptaciones dentro y fuera del sistema escolar que, en muchos casos, superan las curriculares. Asociaciones, familiares y educadores señalan la escasez de recursos ajustados a las necesidades específicas de este alumnado como uno de principales obstáculos (Ramírez, Gaintza *et al*, Seco y Ruiz). Ambos colectivos destacan, juntos o por separado, la necesidad de información y formación por parte de los educadores para aplicar en el aula (Gaite *et al.*, Ahedo, Fernández *et al*, Castro y García-Ruiz, Gaintza *et al*, Darretxe *et al.*, Alfaro y Negre).

Hablamos de patologías que habitualmente se manifiestan en la edad pediátrica. De ahí que se calcula que en torno a la mitad de la población afectada son menores. Ello implica que muchas de estas personas se enfrentan, desde el nacimiento o la temprana infancia, a una enfermedad crónica severa, de difícil tratamiento, diagnóstico tardío y con escasa investigación (Avellaneda *et al.*, Esteban y Ruíz). Las barreras que, en muchas ocasiones, vienen aparejadas a una ER pueden impedir una plena inclusión en el entorno próximo, alterar la participación y problematizar las relaciones de niños, niñas y adolescentes con sus iguales y familiares (Gaite *et al.*).

Se constata la dificultad taxonómica y epistemológica señalada. Resulta necesario emprender trabajos que profundicen en las problemáticas de las patologías específicas. No obstante, parece imprescindible impulsar también tentativas de investigación y acción socioeducativa compartidas, capaces de consolidar un marco epistemológico y abordaje social común. Esta es la justificación de afrontar trabajos como el que aquí se presenta.

2. Objetivos e hipótesis

El objetivo de esta investigación es comprender las percepciones de las familias con una ER sobre el fenómeno de la escolarización, y en qué medida estas perciben que la enfermedad mediatiza la interacción socioeducativa.

Como objetivos específicos a corto y medio plazo, podemos señalar los siguientes:

- Realizar una aproximación transversal, exploratoria y descriptiva, a las experiencias socioeducativas de las familias con hijos en edad escolar con alguna ER.
- Indagar sobre sus percepciones acerca de las barreras y facilitadores vividas en el entorno próximo (socioeducativo).
- Interpretar y comprender sus visiones y experiencias en torno a la inclusión y la exclusión de las personas con ER y sus familias en dicho entorno.

Partimos de varias hipótesis básicas: los niños, niñas y adolescentes con una ER, así como sus familias, se enfrentan a una realidad socioeducativa de gran complejidad, derivada de las barreras con las que se encuentran en el entorno próximo (H1). Nuestra segunda hipótesis es que tal vivencia de complejidad va en aumento a lo largo de la experiencia socioeducativa, encontrando más barreras y menos facilitadores a medida que el alumnado pasa de curso y etapa (H2). Como tercera hipótesis, contemplamos que la complejidad biomédica del síndrome no siempre es directamente proporcional al grado de percepción de las barreras y el grado de inclusión o exclusión (dimensión de positividad/negatividad y de expectativas) de las familias (H3). Como se ha mencionado, se parte de la idea de que la vida de todo el núcleo familiar se ve considerablemente influida por la existencia de la enfermedad, pasando la patología a ser una cuestión de familia (progenitores y hermanos fundamentalmente). La dificultad estriba en entender la gradación de las barreras y facilitadores que las condiciones, tanto causales como contextuales, les imponen u ofrecen a las familias, así como interpretar y comprender cómo estas las perciben y experimentan. En este sentido, y dada la complejidad social, personal y familiar de cada caso, intervendrán condicionantes tanto causales como contextuales; esto es, variables extrañas situacionales, características de la demanda (dependientes del entorno y su interpretación) y de las propias de las personas participantes.

3. Metodología

La metodología empleada es de corte interpretativo-hermenéutico, para que nos ayude a profundizar en la comprensión de las visiones de las familias que tienen ER. Nuestro estudio es de tipo exploratorio y descriptivo. Se ha desarrollado a partir de una muestra de 36 entrevistas semiestructuradas. Dichas entrevistas han sido recogidas en el Centro de Referencia Estatal de Atención a personas con Enfermedades Raras y sus Familias (Creer), asentado en Burgos y dependiente del Imserso. Han sido realizadas por el equipo educativo del centro, integrado por una pedagoga y dos docentes, teniendo lugar en su mayoría (32) a lo largo de 2021 y las cuatro (4) restantes entre los meses de octubre y diciembre de 2020. De carácter voluntario, las entrevistas forman parte del proceso de seguimiento que el centro realiza a los menores usuarios de este. Desde Creer se ofrecen a las familias de los menores en edad escolar, siendo los requisitos haber sido valorados por su equipo profesional, estar recibiendo atención por parte del mismo y encontrarse cursando enseñanza obligatoria (si bien excepcionalmente también se incluye población de menos de 6 años que esté escolarizada). La recogida de datos se realiza en papel (a cumplimentar por la persona participante) o en entrevista efectuada cara a cara por alguna de las profesionales del equipo. Para su posterior codificación y análisis se ha utilizado la herramienta informática MaxQDA, *software* adecuado para el tratamiento de datos cualitativos y mixtos.

El acceso a la muestra y recogida de datos, unido al carácter y los objetivos de la investigación, nos ha inducido a considerar el grupo familiar como núcleo fuertemente influido por la realidad socioeducativa derivada de la ER. Tal perspectiva parece ajustarse a la naturaleza del estudio, si bien puede conllevar un cierto riesgo de *familismo* (con sus consiguientes sesgos de género), que se suma a las complejidades ya indicadas. En este sentido, es necesario señalar que, tras el análisis de las respuestas obtenidas (sometidas al proceso de anonimización) se deduce que la mayoría de las personas entrevistadas son madres. Ocasionalmente se hace alusión a ambos progenitores y rara vez o nunca parece ser el padre el que responde solo a las entrevistas. Este dato encaja con la feminización del cuidado que, de forma reiterada, se constata en quienes se responsabilizan de la dependencia en general y de las enfermedades raras en particular[2]. Convenimos plenamente en la necesidad de impulsar estudios que incorporen la perspectiva de género en el abordaje social e investigador sobre ER, tanto en

---

2 Según datos aportados por la Federación Española de Enfermedades Raras (FEDER) en 2021, el 64 % de quienes realizan el papel de cuidadoras de las personas con ER son mujeres.

el ámbito de las pacientes como de las cuidadoras[3]. No obstante, dicha tarea excede este trabajo en el que, como puede adivinarse, las variables de investigación no corresponden a las personas entrevistadas (progenitores) sino a sus hijos e hijas (ver abajo tabla 2).

A tenor de la complejidad taxonómica, y en vista de la heterogeneidad de síndromes y personas entrevistadas, se decidió ordenar y clasificar la muestra siguiendo un simple criterio cronológico de realización de las entrevistas. De otra parte, y si tenemos en cuenta la diversidad psicopedagógica y la complejidad socioeducativa y sanitaria que las acompaña, la edad no parecía pertinente como criterio de clasificación. En el caso de tener más de una entrevista el mismo día, sí se ha optado por darle un orden de edad (de menor a mayor edad del niño o la niña), decisión que asimismo responde a un criterio convencional de ordenamiento, y no a razones taxonómicas o categoriales.

El flujo de trabajo queda establecido del siguiente modo: una vez realizada la aproximación al texto (compuesto por las 36 entrevistas), y comprobada la dificultad epistemológica y taxonómica del análisis, se da paso a un micronálisis (análisis línea por línea), destinado a proponer una primera y amplia codificación. El objetivo es establecer códigos flexibles y propios, que apoyen las categorías propuestas. Tales códigos son posteriormente reducidos y debidamente categorizados para su interpretación, en un trabajo en el que los analistas están especialmente alertas a los códigos relacionados con las posibles barreras socioeducativas (tanto escolares como relacionales, socioafectivas, etc.), los apoyos o facilitadores y la dicotomía inclusión/exclusión. En esta fase se opta por un establecimiento amplio de códigos, que facilite realizar un barrido interpretativo capaz de percibir subcategorías emergentes y potenciales relaciones entre ellas.

En el planteamiento se establecen diferentes fases y niveles de profundidad, que se irán abordando a lo largo de todo el proyecto desde presupuestos hermenéuticos y de espiral comprensiva. Una vez más insistimos en el carácter liminar de este capítulo, pues nos encontramos en las primeras fases de estudio: la codificación inicial, su categorización y subcategorización y el análisis exploratorio de las mismas. El entrecruzamiento inter e intracategorial, (intersección y solapamiento de códigos y subcódigos y revisión de categorías), así como el aumento de los grados de abstracción conceptual, serán abordados en posteriores trabajos y fases de la investigación. La exploración y descripción inicial de

---

3   En 2021, FEDER firmó con el grupo Kyowa Kirin un convenio para el desarrollo del proyecto *La perspectiva de género y las enfermedades raras*.

las categorías se realiza desde técnicas mixtas, basadas en una primera aproximación cuantitativa a las variables de código. No obstante estas técnicas de aproximación, la pregunta de investigación marca un eminente carácter cualitativo a todo el proceso.

Tabla 1. Categorías y subcategorías (fase 1). Fuente: Elaboración propia

Barreras	Apoyos / facilitadores	Inclusión / Exclusión	Comunicación	Expectativas
Físicas	Escolares	Escuela	Intrainstitucional	Presentes
Sanitarias	Extraescolares	Otros espacios del entorno próximo	Sanitaria	Futuras
Participación			Educativa	
Sociales y relacionales				
Cognitivas y de aprendizaje				
Rasgos físicos (dismorfias...)				

4. Resultados y discusión

Aunque se han contemplado más variables de cara a posteriores análisis (como la edad de diagnóstico, la movilidad escolar o el uso de la Atención Primaria y la Educación Infantil), la siguiente tabla recoge las variables más significativas para este primer análisis

Tabla 2. Variables más significativas. Elaboración propia

Edad	Género	Síndrome	Tipo centro en la actualidad
11	masculino	Síndrome de Dravet	Educación Especial
6	femenino	Microduplicación 8p. 23	Ordinario de escolarización preferente
3	masculino	Microdeleción cromosómica 15q24	Ordinario
8	masculino	Enfermedad de Legg-Calvé-Pertrhes y TDAH	Ordinario
11	masculino	Trastorno desintegrativo de la infancia / S. Down	Educación Especial
3	masculino	Síndrome de Angelman	Educación Especial
5	masculino	Síndrome de Piit-Hopkins	Educación Especial
7	femenino	Neurofibromatosis tipo 1	Ordinario de escolarización preferente
14	masculino	Síndrome de Alla-Hendon-Dudley	Ordinario
11	masculino	Síndrome de regresión Caudal	Ordinario de escolarización preferente
12	masculino	Holoprosencefalia lobar	Educación Especial
9	masculino	Microdeleción 16p 11. 2	Aula class en ordinario
8	femenino	Duplicación/inversión 15q11	Educación Especial
4	femenino	Síndrome de Sturge Weber	Ordinario
19	masculino	Histiocitosis de células	Ordinario
12	masculino	Síndrome de Williams	Escolarización combinada
17	masculino	Síndrome de Edward	Educación Especial
22	femenino	Rubinstein Taybi	Ordinario
15	masculino	Simbraquidactilia, mano derecha	Ordinario
15	masculino	Hipoplasia Pontocerebelosa	Educación Especial
10	femenino	Síndrome Polimalformativo sin filiar	Ordinario
13	femenino	Esclerosis tuberosa	Educación Especial
6	masculino	Mutación DEAF1	Ordinario de escolarización preferente
14	masculino	Trastorno desintegrativo de la infancia	Educación Especial
12	masculino	Paraparesia Espástica Familiar	Ordinario
16	masculino	S. ADNP / Helsmoortel-Van der Aa syndrome	Ordinario
10	masculino	Adrenoleucodistrofia ligada al X	Ordinario
12	femenino	Sospecha de ER	Educación Especial

Tabla 2. Continuada

Edad	Género	Síndrome	Tipo centro en la actualidad
7	femenino	Exostosis / encondromatosis	Ordinario
6	femenino	Microcefalia primaria autosómica recesiva	Ordinario de escolarización preferente
9	masculino	Tetrasomía 9p	Ordinario
4	masculino	Esclerosis tuberosa	Ordinario con persona de apoyo y Aula Class
8	masculino	Síndrome de Sotos	Ordinario
10	masculino	Microdeleción 16p 12. 2	Ordinario
10	masculino	Síndrome FG tipo 1	Ordinario
9	masculino	Neurofibromatosis tipo 1	Ordinario

Como se puede comprobar en la tabla 2, solo hay dos enfermedades que se repiten dos veces (Neurofibromatosis tipo 1 y trastorno desintegrativo de la infancia, en este último caso con la diferencia de que uno de los niños tiene además síndrome de Down). Este hecho confirma la dificultad taxonómica señalada.

Respecto a las edades que, a fecha de entrevista, tenían los participantes, estas oscilan entre los 3 y los 22 años, siendo la franja de 8 a 12 años, con una frecuencia entre 3 y 4 y un porcentaje de 8,3 a 11,1 %, la muestra más numerosa. Ya se ha dicho, sin embargo, que, dada la diversidad de síntomas, afecciones y consecuencias en el desarrollo de la persona, esta variable no representa un criterio taxonómico en sí misma.

En cuanto al tipo de colegio al que acuden hoy en día, se observa una mayoría de alumnado escolarizado en un centro ordinario (17 personas, lo que supone un 47,2 por ciento), seguido por la educación especial (11 personas, esto es, un 30,6 por ciento), en tanto que 5 estudiantes acuden a un centro ordinario de escolarización preferente, lo que supone un 5 por ciento de la muestra. Con una frecuencia de una persona (2,8 por ciento) se registran las siguientes modalidades: escolarización combinada (1); *aula class* en centro ordinario (1) y *aula class* con apoyo personal en centro ordinario (1). En estos dos últimos casos, el *aula class* (con y sin apoyo) en centro ordinario arrojaría un total de dos (2) estudiantes. Si se analiza la movilidad escolar, se observa que en varias ocasiones se ha pasado de educación ordinaria a combinada y, más tarde, a centro de educación especial. Los índices de satisfacción son en general más elevados en el caso de la educación especial. Asimismo, a medida que el alumnado va pasando de etapas, las barreras suelen ir en aumento. Estos datos plantean un importante debate en torno a las derivas sociopolíticas sobre la educación inclusiva y segregada. Dada la importancia de la cuestión, quede esto como simple apunte, a desarrollar e interpretar en futuras ocasiones de un modo más reflexionado y profundo. Con el fin de realizar una aproximación interpretativo-comprensiva del objeto de estudio y su marco epistémico, exponemos un breve análisis de las categorías establecidas.

C.1. Barreras

De los 551 segmentos codificados en las 36 entrevistas a partir de las cinco categorías establecidas, 216 variables de código pertenecen a la categoría de *Barreras*. Si descendemos a los subcódigos, 105 corresponden a las barreras *relacionales y sociales*; 103 a las de *participación*; 54 a las *cognitivas y de aprendizaje*; 41 a las *físicas*; 15 a las *barreras sanitarias* y 8 las derivadas de *rasgos físicos característicos*, como dismorfias y otras casuísticas. Es necesario tener en cuenta que un mismo código puede pertenecer a dos o más categorías o subcategorías, pues un dato puede dar lugar a diferentes niveles de significación y conceptualización.

Así, en una primera aproximación se observa que hay un protagonismo de las barreras sociorrelacionales, que, junto a las barreras de participación, parecen ocupar el mayor espacio en las vivencias y/o las preocupaciones de las familias. Como se ha señalado, las dos categorías no pueden ser interpretadas como sumativas, pues muchos de los segmentos codificados corresponden a ambas. El tercer lugar en la codificación lo ocupan las barreras cognitivas y de aprendizaje, seguidas por las de tipo físico (tales como accesibilidad, tanto arquitectónica como de movilidad, autonomía, etc.), las sanitarias (acceso a los centros de salud, tratamientos…) y los rasgos característicos o aspecto físico.

Teniendo en cuenta que nos hallamos en el ámbito socioeducativo, parece justificado que las barreras de aprendizaje y cognitivas se encuentren por delante de otras como las sanitarias, siendo posible la existencia de un sesgo en la investigación en favor de las primeras. No obstante, es destacable que tales barreras, directamente relacionadas con el ámbito académico, vayan por detrás de aquellas vinculadas a factores socioafectivos, relacionales y de participación. Este dato podría arrojar una cuestión importante a tener en cuenta sobre la necesidad de incidir en facilitadores y líneas inclusivas.

C.2. Apoyos / facilitadores

Con relación a los apoyos, se observa un descenso en la presencia de la variable, siendo 88 los segmentos codificados. El mayor número lo ocupan los escolares (62), especialmente aquellos que incluyen personal de apoyo educativo como docentes de pedagogía terapéutica (PT), audición y lenguaje (AL), auxiliares técnicos educativos (ATE) y fisioterapia. En cuanto a los extraescolares (26) tienen que ver sobre todo con la rehabilitación, seguido del refuerzo académico y la terapia ocupacional. Es necesario destacar que, en ocasiones, tales apoyos entran en conflicto con las barreras de participación y las relaciones fuera del centro, ya que en un elevado porcentaje el alumnado no acude a actividades extraescolares colectivas y de ocio, sino individuales y destinadas a la rehabilitación o el refuerzo. En cierto modo, este hecho puede ser interpretado a la vez como facilitador (en tanto apoyo en el desarrollo) y factor limitante (barrera relacional y participativa) en lo que a vida social y extracadémica se refiere.

C.3. Inclusión / exclusión

Los aspectos inclusivos/excluyentes conforman otra de las categorías con mayor peso, siendo 116 las variables codificadas en este sentido. De ellas, 63 pertenecen al centro educativo y sus dinámicas, en tanto que las 53 variables restantes guardan relación con otros aspectos, como el transporte o las actividades extraescolares. Es necesario señalar que en el primer grueso se han incluido los procesos de escolarización que no han podido tener lugar en un centro ordinario, por lo que es necesaria una revisión de categorías y subcategorías, así como una conceptualización más profunda para un análisis más riguroso y pertinente. Asimismo, resulta imprescindible aplicar técnicas de intersección y solapamiento para relacionar la categoría con las barreras, pues se trata de un fenómeno que permea el texto y el contexto socioeducativo a muchos niveles.

Resulta muy llamativo que, salvo en contadas excepciones, la no aceptación (exclusión pasiva) del menor no se vive como rechazo propiamente dicho, reconociéndose solamente los procesos discriminatorios cuando el acoso es activo. Así, y si bien el acoso o el insulto se manifiestan expresamente en muy pocas ocasiones, la no aceptación (no tener grupo de amigos, no ser invitado a cumpleaños, recreos, extraescolares...) es elevada. Sin embargo, la mayor parte de los entrevistados manifiestan que su hijo o hija no ha sufrido rechazo o discriminación. Tal contradicción puede ser interpretada como resultado de una *indefensión aprendida*, en la que el adulto en particular o el núcleo familiar en su conjunto asumen la no aceptación como un 'mal menor', no asimilable al rechazo. Este hecho, que nuevamente requiere de una reflexión e investigación profundas, puede ser reflejo de una naturalización social de procesos de *inclusión excluyente*.

C.4. Comunicación

La categoría de comunicación (81 segmentos codificados) se muestra dividida en tres subcategorías, en función de los agentes que participan en la interacción: familia-centro; sanitarios-familia y comunicación intrainstitucional. En las tres se detecta una actividad, cuando menos, insuficiente, siendo en ocasiones inexistente. Destaca que la menos presente es la intrainstitucional (con 16 segmentos), siendo la familia la que proporciona de forma casi sistemática (33 de 34) la información al centro (ambos progenitores o, en caso de ser uno solo, la madre). En cuanto a las dos personas restantes, una de ellas ha proporcionado información parcial (y solamente cuando se ha tenido que hacer pruebas de madurez al menor), evitándose en el segundo caso por temor a la "estigmatización". En cuanto a la información otorgada por el personal sanitario, salvo contadas excepciones que se muestran satisfechas con el proceso comunicativo, el resto lo declara insuficiente o incluso, en diez (10) ocasiones, ausente o nulo.

C5. Expectativas

La categoría de expectativas (40 segmentos codificados) derivó en dos subcategorías (emergentes), al detectar que, en muchas ocasiones, las familias no tienen propiamente expectativas de futuro, viviendo "al día" o, incluso, "a la hora". Así, se estableció una diferenciación momento presente-futuro, que trataba de recoger esta visión. Somos conscientes, empero, de que la primera subcategoría (expectativa presente) representa un oxímoron en sí misma, que, entendemos, denota no obstante las contradicciones (emocionales, intelectuales, experienciales...) que manifiestan los progenitores de hijos e hijas con ER. Como en anteriores ocasiones, esta reflexión exige en sí misma trabajos de índole más profunda y de enfoque interdisciplinar, que atiendan a diversos aspectos vinculados a esta cuestión. De momento, baste decir que 23 segmentos guardan relación con las expectativas futuras en tanto que 21 lo hacen con las presentes.

Se constata que la complejidad biomédica del síndrome no siempre es directamente proporcional al grado de percepción de las barreras y el de inclusión o exclusión (dimensión de positividad). Sin embargo, sí está relacionada con la formulación de expectativas, el cortoplacismo, el miedo o la falta de proyecciones futuras

En la siguiente imagen trasladamos una nube de códigos, que refleja gráficamente el peso que ocupan en las percepciones de las familias las diferentes categorías establecidas:

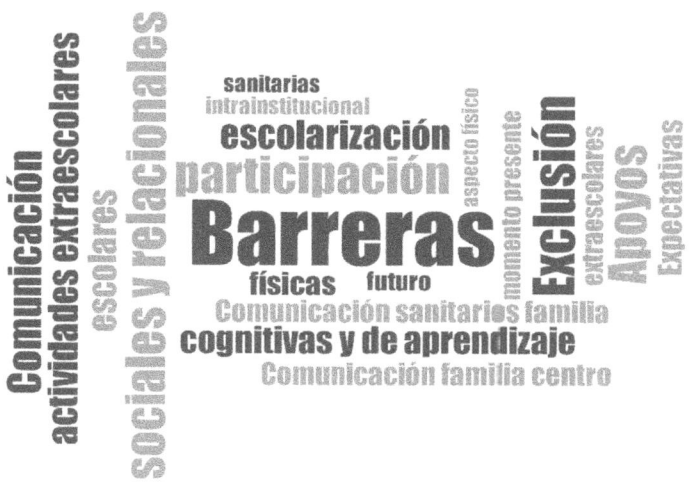

Imagen 1.
Fuente: elaboración propia

5. Conclusiones y líneas futuras

Como apuntábamos en la hipótesis H1, los niños, niñas y adolescentes con una ER se enfrentan a una realidad socioeducativa cuya complejidad se deriva sobre todo de las barreras en el entorno próximo. Como se ve en la nube de códigos (imagen 1), tales barreras ocupan el máximo espacio en las percepciones y preocupaciones de sus familias.

En lo que respecta al centro educativo, las barreras están asociadas especialmente a la participación, las relaciones sociales y el aprendizaje. En el estudio se constata que tales dificultades suelen ir en aumento a lo largo de la vida educativa, en tanto que se reducen los facilitadores. Este dato, que tiene relación la hipótesis H2, requiere de un mayor análisis y profundidad en trabajos futuros, para ser reflexionada y validada de forma más rigurosa. También la hipótesis H3 propone líneas que analicen y comprendan mejor la relación entre la complejidad del síndrome, las dimensiones de positividad/negatividad sobre las barreras y la formulación de expectativas.

Como ya hemos dicho, el presente estudio tiene carácter exploratorio y de aproximación descriptiva, por lo que dejamos para posteriores trabajos la revisión del sistema categorial y la intersección y solapamiento de códigos y subcódigos. Para ello se habrán de establecer herramientas analíticas de corte hermenéutico, que ayuden a interpretar las categorías y subcategorías, así como sus relaciones, con un mayor nivel de profundidad y abstracción. La búsqueda de un marco epistemológico común exige trascender en lo posible las especificidades de cada enfermedad, sin obviar la diversidad exigible a toda intención inclusiva. Esto requiere seguir indagando en el establecimiento de aspectos concluyentes y convergentes, respetuosos con las diferencias y las divergencias. En el proceso es fundamental contar con la participación y visiones de los diferentes actores y agentes implicados.

Bibliografía

Ahedo, Yolanda. Enfermedades Raras. Creer Recuperado de: https://creenfermedadesraras.imserso.es/creer_01/documentacion/boletindigitalcreer/ano_2010/news_noviembre/editorial_nov/ Consulta: 27 de diciembre de 2021

Alfaro Consuegra, Alma y Francisca Negre Bennasar. "Análisis de las necesidades de información que presentan los docentes respecto a la atención educativa del alumnado con enfermedades raras." *Revista electrónica interuniversitaria de formación del profesorado* 22.1 (2019). https://doi.org/10.6018/reifop.22.1.326341.

Avellaneda, Alfredo, Maravillas Izquierdo, Josep Torrent-Farnell y José Ramón Ramón. "Enfermedades raras: enfermedades crónicas que requieren un nuevo enfoque sociosanitario". *Anales del sistema sanitario de Navarra* 30.2 (2007): 177–190.

Berman, Jules, J. *Enfermedades raras y medicamentos huérfanos. Claves para entender y tratar las enfermedades comunes.* Barcelona: Elsevier, 2015.

Booth, Tony y Mel Ainscow. *Guía para la educación inclusiva: desarrollando el aprendizaje y la participación en los centros escolares.* FUHEM: OEI, 2015.

Castro, Raquel et al. "Bridging the Gap between Health and Social Care for Rare Diseases: Key Issues and Innovative Solutions." *Advances in experimental medicine and biology* vol. 1031 (2017): 605–627. https://doi.org/10.1007/978-3-319-67144-4_32

Castro Zubizarreta, Ana y Rosa García-Ruiz. "La escolarización de niños con enfermedades raras: Visión de las familias y del profesorado." *REICE. Revista Electrónica Iberoamericana sobre Calidad, Eficacia y Cambio en Educación* (2014). https://repositorio.uam.es/handle/10486/661492.

Comisión Europea. *Rare diseases. Salud pública.* Recuperado de https://ec.europa.eu/health/ph_threats/non_com/docs/rare_com_es.pdf Consulta: 8 de enero de 2022.

Coca, Juan R. y Juan Antonio Rodríguez Sánchez. "Transformaciones en las fronteras socio-biomédicas: análisis teórico sobre las Enfermedades Raras." *Las sociedades difusas. La construcción/deconstrucción sociocultural de fronteras y márgenes*. Barcelona: Anthropos, 2020: 315– 340.

Echeita, Gerardo. *Educación para la inclusión o educación sin exclusiones*. Madrid: Narcea Ediciones, 2018.

Esteban Bueno, Gema y Dyanne Ruiz Castañeda. *Perspectiva biopsicosocial de las enfermedades raras: el síndrome de Wolfram como modelo* (Vol. 2). Soria: CEASGA-Publishing, 2020.

Federación Española de Enfermedades Raras (FEDER). Disponible en https://www.enfermedades-raras.org/ Consulta: 8 de enero de 2022

FEDER/Creer. *Estudio sobre situación de Necesidades Sociosanitarias de las Personas con Enfermedades Raras en España. Estudio ENSERio. Datos 2016-2017*. Madrid: FEDER/Creer, 2018.

Fernández, María Paz, Aníibal Puente, María José Barahona y J. Aurelio Palafox. "Rasgos conductuales y cognitivos de los síndromes Rett, Chi-Du-Chat, X-Frágil y Wiliams". *Revista de Neurología* 16 (2010): 39–50.

Gaintza, Zuriñe, Igone Aróstegui, Naiara Berasategi, Nagore Ozerinjauregi, Leire Darretxe José Ramón Orcasitas y Javier Monzón *La innovación escolar desde la perspectiva de personas con enfermedades raras en el País Vasco: historias de vida, prácticas escolares, necesidades del sistema educativo y propuestas de mejora para una escuela y sociedad inclusiva*. Bilbao: FEDER Euskadi, 2015.

Gaite, L., M. García Fuentes, D. González Lamuño y J. L. Álvarez. "Necesidades en las enfermedades raras durante la edad pediátrica". *Anales del sistema sanitario de Navarra* 31 (2008): 165–175.

Galende, Isabel. "La inclusión educativa y las enfermedades poco frecuentes. Hacia un modelo de coordinación socio educativa y sanitaria en torno a las Enfermedades Minoritarias". *Revista nacional e internacional de educación inclusiva* 7.3 (2014): 84–96.

Gómez Redondo, Susana; Juan R. Coca y Alberto Soto "Enfermedades Raras e inclusión socioeducativa en entornos próximos: miradas y acciones desde la universidad." *Oportunidades y retos para la enseñanza de las artes, la educación mediática y la ética en la era postdigital*. Madrid: Dykinson, 2021.

Orphanet Portal sobre enfermedades raras y medicamentos huérfanos. https://www.orpha.net/consor/cgi-bin/index.php. Fecha de consulta: 23 de enero de 2022

Puente-Ferreras, Aníbal, M.ª José Barahona-Gomariz y M.ª Paz Fernández-Lozano. "Las enfermedades raras: naturaleza, características e intervención biopsicosocial." *Portularia* 11.1 (2011): 11–23.

Ramírez Díaz-Bernardo, Jesús. "Introducción". Maravillas Izquierdo y Alfredo Avellaneda (Eds.). *Enfermedades raras: un enfoque práctico*. Madrid, Instituto de Salud Carlos III, 2004: 13–15

RTVE. Del diagnóstico al tratamiento: cinco "retos" pendientes en la atención a las enfermedades raras en España. Recuperado de: https://www.rtve.es/noticias/20220222/enfermedades-raras-diagnostico-tratamiento/2294440.shtml. Consulta: 15 de enero de 2022

Sánchez-Valverde, Félix y M. García "Enfermedades raras: el reto de la medicina en el siglo XXI". *Anales del Sistema Sanitario de Navarra* 31.Supl.2 (2008): 5–8.

Seco, María Olga y Ramón Ruiz "Las enfermedades raras en España. Un enfoque social". *Prisma social* 17 (2017): 373–395.

Tumiene, Birute y Holm Graessner. "Rare disease care pathways in the EU: from odysseys and labyrinths towards highways". *Journal of community genetics* 12.2 (2021): 231–239. https://doi.org/10.1007/s12687-021-00520-9

www.ingramcontent.com/pod-product-compliance
Ingram Content Group UK Ltd.
Pitfield, Milton Keynes, MK11 3LW, UK
UKHW041912140426
5217IPUK00002B/12